MANUAL PRÁCTICO SOBRE HERIDAS

Guía rápida para estudiantes de Enfermería en prácticas

COORDINADORES:

Gorka Vallejo De la Hoz
Irrintzi Fernández Aedo
Sendoa Ballesteros Peña

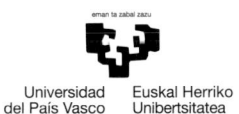

eman ta zabal zazu

Universidad   Euskal Herriko
del País Vasco   Unibertsitatea

CIP. *Biblioteca Universitaria*

Manual práctico sobre heridas : guía rápida para estudiantes de enfermería en prácticas / coordinadores, Gorka Vallejo De la Hoz, Irrintzi Fernández Aedo, Sendoa Ballesteros Peña. – [Leioa] : Universidad del País Vasco / Euskal Herriko Unibertsitatea, Argitalpen Zerbitzua = Servicio Editorial, D.L. 2024. – 302 p.: il. – (Unibertsitateko Eskuliburuak = Manuales Universitarios)
Incluye referencias bibliográficas.
D.L.: BI 01476-2024. — ISBN: 978-84-9082-877-9

1. Lesiones y heridas – Tratamiento. I. Vallejo De la Hoz, Gorka, coord. II. Fernández Aedo, Irrintzi, coord. III. Ballesteros Peña, Sendoa, coord.

616-001

© Servicio Editorial de la Universidad del País Vasco
Euskal Herriko Unibertsitateko Argitalpen Zerbitzua

ISBN: 978-84-9082-877-9
Depósito legal/Lege gordailua: BI-01476-2024

«SER ENFERMERA CAUTIVADA POR LAS HERIDAS ES...»

Una sospechosa desviación para algunos, una responsabilidad y un reto para todos, y una manera hermosa y concienzuda de ayudar a las personas heridas que sufren por ellas.

Creo muy sinceramente que es una «marca» identitaria, un sello, casi una forma de vida de la que no me puedo ni quiero apearme.

Ser enfermera de las heridas es obligatoriamente una aleación singular de Ciencia, durante tiempo negada, y Arte para cercar estos problemas de salud tan numerosos, y a menudo complejos, como ignorados y poco halagadores a la vista de muchos, enteramente conquistadores para nuestro sentir.

Es ayudar a que la naturaleza obre ese milagro de la cicatrización controlando los muchos procesos perturbadores, es aprender a leer el lenguaje especial y no siempre sencillo de las heridas y su alma. Un lenguaje que te informa sobre su situación, la de hoy, te dicta qué hacer y te anticipa casi siempre su devenir. Es rendirse a la última evidencia disponible que marcará la acción elegida, es, sin restar rango a tu valiosa experiencia, y alejado de infructíferos fundamentalismos, obrar según su fértil y seguro dictado.

Ser enfermera de las heridas es llevar impreso en nuestro código operativo la necesidad de activar decididas y tempranas acciones preventivas ante muchas lesiones cutáneas que pueden ser evitables, especialmente entre los más frágiles y dependientes.

Ser enfermera de las heridas, para mí, es aprender cada día, compartir tus conocimientos con otros profesionales, pacientes y cuidadores, es trabajar y velar por un cercano futuro con normalización para las enfermeras especialistas y unidades de heridas que atiendan a esas personas con problemas complejos, y siempre es sentirte muy orgulloso con esta loable, cercana, apasionante y cautivadora misión.

J. Javier Soldevilla Agreda
Director GNEAUPP
Enfermera de las Heridas

AUTORES

COORDINADORES

Gorka Vallejo De la Hoz
Enfermero. Doctor en Fisiología. Hospital Universitario Galdakao-Usansolo, Osakidetza-Servicio Vasco de Salud. Profesor Asociado a la Facultad de Medicina y Enfermería, Universidad del País Vasco/Euskal Herriko Unibertsitatea (UPV/EHU). Profesor en el Experto Universitario: Cuidado Integral de Personas con Heridas complejas, crónicas y de difícil cicatrización (UPV/EHU). Investigador adscrito al Instituto de Investigación Sanitaria Biobizkaia.

Irrintzi Fernández Aedo
Enfermero. Doctor en Farmacia. Profesor en Enfermería. Facultad de Medicina y Enfermería, Universidad del País Vasco/Euskal Herriko Unibertsitatea (UPV/EHU). Director del Experto Universitario: Cuidado Integral de Personas con Heridas complejas, crónicas y de difícil cicatrización (UPV/EHU). Investigador adscrito al Instituto de Investigación Sanitaria Biobizkaia.

Sendoa Ballesteros Peña
Enfermero. Doctor en Salud Pública. Adjunto a la Dirección de Enfermería. Hospital Santa Marina, Bilbao. Osakidetza-Servicio Vasco de Salud. Profesor asociado a la Facultad de Medicina y Enfermería, Universidad del País Vasco/Euskal Herriko Unibertsitatea (UPV/EHU). Profesor en el Experto Universitario: Cuidado Integral de Personas con Heridas complejas, crónicas y de difícil cicatrización (UPV/EHU). Investigador adscrito al Instituto de Investigación Sanitaria Biobizkaia.

AUTORES

Iván Durán Sáenz
Enfermero. Doctor en Ciencias de la Salud por la Universidad de Alicante. Máster en Gestión Integral e Investigación de las Heridas Crónicas. Personal Docente e Investigador en la Escuela Universitaria de Vitoria-Gasteiz. Profesor en el Experto Universitario: Cuidado Integral de Personas con Heridas complejas, crónicas y de difícil cicatrización (UPV/EHU).

Paz Beaskoetxea Gómez
Enfermera. Supervisora de la Unidad Multidisciplinar de Heridas de la OSI Barrualde-Galdakao. Máster Universitario en Deterioro de la Integridad Cutánea: Úlceras, Heridas y Ostomías (Universidad Católica de Valencia). Profesora en el Experto: Manejo de las Úlceras por Insuficiencia Venosa Crónica (Universidad Alfonso X el Sabio). Profesora en el Experto Universitario: Cuidado Integral de Personas con Heridas complejas, crónicas y de difícil cicatrización (UPV/EHU).

Melina Vega de Ceniga
MD, PhD. FEM Angiología y Cirugía Vascular. Hospital Universitario de Galdakao-Usansolo, Osakidetza-Servicio Vasco de Salud. Profesora asociada en el Departamento de Cirugía, Radiología y Medicina Física de la Universidad del País Vasco/Euskal Herriko Unibertsitatea (UPV/EHU). Profesora en el Experto Universitario: Cuidado Integral de Personas con Heridas complejas, crónicas y de difícil cicatrización (UPV/EHU).

María José Gómez Zabala
Enfermera de la Unidad Multidisciplinar de Heridas Complejas de la OSI Barrualde-Galdakao. Experta en Atención Global a personas con heridas complejas por la Universidad de Castilla-La Mancha (UCLM). Profesora en el Experto Universitario: Cuidado Integral de Personas con Heridas complejas, crónicas y de difícil cicatrización (UPV/EHU).

Irune Loza Quintero
Enfermera. Master en Cuidados Paliativos por la UNIR. Personal Docente e Investigador en la Escuela Universitaria de Vitoria-Gasteiz.

Raquel Tejero Velasco
Enfermera. Coordinadora de Enfermería y referente de Heridas en la Unidad de Atención Primaria (UAP) de Salburua (OSI Araba). Experta Universitaria en Cuidado Integral del Personas con Heridas Complejas, Crónicas y de Difícil Cicatrización.

Nati Romero Haro
Enfermera especialista en Epidermólisis Bullosa. Coordinadora de actividad asistencial y formativa.

Ondiz Díez Zaballa
Enfermera. Subdirectora de Enfermería (Gestión de personas y entornos de trabajo saludables) de la OSI Ezkerraldea-Enkarterri-Cruces. Profesora en el Experto Universitario: Cuidado Integral de Personas con Heridas complejas, crónicas y de difícil cicatrización (UPV/EHU).

Naiara Santín Pérez
Enfermera clínica de la Unidad de Grandes Quemados de la OSI Ezkerraldea-Enkarterri-Cruces. Experta en atención clínica de lesiones cutáneas por la Universidad de Alcalá. Profesora en el Experto Universitario: Cuidado Integral de Personas con Heridas complejas, crónicas y de difícil cicatrización (UPV/EHU).

7

Raquel García Cendón
Enfermera. Adjunta a la Dirección de Enfermería OSI Uribe. Experta en Estomaterapia por la Universidad de Alcalá de Henares (Madrid).

Gorka Vallejo De la Hoz
Enfermero. Doctor en Fisiología. Hospital Universitario Galdakao-Usansolo, Osakidetza-Servicio Vasco de Salud. Profesor Asociado a la Facultad de Medicina y Enfermería, Universidad del País Vasco/Euskal Herriko Unibertsitatea (UPV/EHU). Profesor en el Experto Universitario: Cuidado Integral de Personas con Heridas complejas, crónicas y de difícil cicatrización (UPV/EHU). Investigador adscrito al Instituto de Investigación Sanitaria Biobizkaia.

ÍNDICE

PRÓLOGO

Sin duda, la atención a personas con heridas y lesiones cutáneas de distintos tipos constituye una de las actividades de cuidados enfermeros más frecuente en todos los contextos asistenciales.

A este respecto, los programas formativos del Grado de Enfermería tienen como objetivo proporcionar a las estudiantes habilidades, teóricas y prácticas (conocimientos, destreza y actitud), para apoyar la toma de decisiones apropiadas en la aplicación de dichos cuidados. Sin embargo, es conocido que existe gran variabilidad en relación a los conocimientos y abordaje de las heridas, tanto en créditos como en contenidos y planes de estudios, entre las diversas universidades españolas.

No cabe duda de que unos adecuados cuidados en prevención y tratamiento de la integridad cutánea requieren de una amplia formación de los profesionales, siempre actualizada y acorde al conocimiento científico más reciente. Por ello, es todavía más importante y relevante esta iniciativa del sistema universitario del País Vasco, que se concreta en la publicación de un manual de heridas dirigido a que el alumnado universitario de enfermería en prácticas disponga de una obra para consulta y aclarar dudas, complementando así su formación y posibilitando una mejor toma de decisiones.

Es para mí un honor presentar este **«Manual práctico sobre Heridas: Guía rápida para estudiantes de Enfermería en prácticas»**. Se trata de un manual multidisciplinar, en el que la mayoría de autores son enfermeras, muchas de ellas buenas amigas y todas, me consta, con destacada y amplia experiencia asistencial y docente en el cuidado de las heridas.

Una obra que aborda los principales tipos de lesiones cutáneas y heridas, tanto agudas como crónicas, pero sin olvidar otras de menor prevalencia pero igual relevancia, finalizando con un capítulo dedicado al tratamiento de pacientes con «heridas complejas», partiendo de la utilización de conceptos clínicos claros, de directrices actualizadas, así como de imágenes e infografías prácticas, que guiarán el proceder terapéutico de las futuras enfermeras.

Estoy plenamente convencido de que se convertirá en un manual de referencia y que servirá como pilar fundamental para potenciar esa ansiada, necesaria e imprescindible «Cultura de Seguridad» en las nuevas promociones de enfermeras. Mi felicitación al Servicio Editorial de la Universidad del País Vasco por editar esta obra tan importante, y por ponerla a disposición de la comunidad universitaria y científica.

No quiero finalizar sin mostrar también mi reconocimiento a todos los profesionales implicados en la ardua tarea de que este manual haya podido desarrollarse y publicarse, pero sobre todo a los autores, por compartir su tiempo, conocimientos y experiencia. Muchas gracias por permitirme el honor de formar parte de ello.

Luis Arantón Areosa

Enfermero. Centro de Salud de Narón (Sergas)
Doctor por la Universidad de A Coruña (UDC)
Académico de Número. Academia de Enfermería de Galicia
Miembro del Comité Director del GNEAUPP (Grupo Nacional para el Estudio
y Asesoramiento en Úlceras por Presión y Heridas Crónicas)

TEMA 1. PIEL Y CICATRIZACIÓN

Gorka Vallejo De la Hoz
Iván Durán Sáenz

La piel constituye el órgano más visible, expuesto y extenso del cuerpo. Si bien depende de la talla y peso de la persona, la piel tiene aproximadamente 2 m² de superficie media, con un peso de entre 4 y 5 kg. La piel también es denominada tegumento; y al conjunto de la piel y sus anejos (uñas, pelo, glándulas sebáceas y sudoríparas) se le define como sistema tegumentario.

1.1. ANATOMÍA Y ESTRUCTURAS DE LA PIEL

La piel está formada por 3 capas; epidermis, dermis e hipodermis.

1.1.1. Epidermis

La epidermis es la capa más externa de la piel y en la que se producen la mayoría de las funciones barrera. La epidermis recubre toda la superficie del cuerpo y está constituida por tejido epitelial plano poliestratificado y queratinizado. En la epidermis no existen terminaciones nerviosas ni vasos sanguíneos, de tal forma que los capilares del tejido conjuntivo de la dermis son los que nutren e irrigan por difusión la epidermis.

15

La epidermis está compuesta diferentes *tipos de células*. En primer lugar, están los *queratinocitos*, que constituyen entre el 80-90 % de las células de la epidermis, cuya función principal es la protección de la piel y la producción de queratina. Por otra parte, están los *melanocitos*, que forman parte del sistema tegumentario y son los responsables de la síntesis de melanina. Además de proteger la piel frente a los rayos ultravioletas (RUV), intervienen directamente en la coloración de la piel. Cabe reseñar que la cantidad de melanocitos es similar en todas las razas; sin embargo, la variación en el color de la piel responde a la cantidad de melanina que los melanocitos son capaces de sintetizar. La epidermis, en menor medida, está compuesta por *células de Langerhans*, cuya intervención se centra en la respuesta inmune detectando la invasión de agentes microbianos. Y, por último, están las *células de Merkel*, que desarrollan un relevante papel en el sistema nervioso, ya que son células sensoriales que proporcionan información relacionada con el sentido del tacto.

El *grosor* medio de la epidermis es de en torno a los 0,1 mm; sin embargo, este espesor es diferente dependiendo del área anatómica o de lo expuesta que esté a la fricción; oscilando de los 1-2 mm de la piel de los pies o de las palmas de las manos a los 0,004 mm de los párpados o 0,02 mm de la cara. Estas diferencias clasifican la piel en gruesa (mayor proporción de queratina) y delgada.

Cabe señalar que la **epidermis** está formada por **4 estratos o capas**: *capa córnea* (incluye la capa lúcida de los pies y de las palmas de las manos), *granular, espinosa y basal*. Las capas más *externas* (córnea y lúcida) están compuestas por células muertas. Y las capas más *profundas* (espinosa y basal) están formadas por células vivas. La capa granular, por su parte, se sitúa entre las capas externas y profundas, en un espacio intermedio.

Cada uno de estos estratos desempeña diferentes funciones. En base a esa funcionalidad, se diferencias 3 zonas:

- *Zona proliferativa*: se encuentra en la capa basal y es la responsable de la epidermopoyesis (renovación celular).
- *Zona de diferenciación*: situada entre la capa espinosa y la granular. En esta zona se desarrolla la diferenciación y maduración de las células.
- *Zona funcional*: se encuentra en la capa córnea y desempeña dos funciones: la eliminación de celular, y la síntesis de la capa córnea con funciones de protección.

La epidermis es un tejido vivo y activo, ya que está continuamente en mutación y se renueva constantemente. Entre la neoformación celular y la descamación debe existir un equilibrio. Diariamente se sintetizan cerca de 1.200 células/mm^2, y éstas migran hasta la superficie de la piel. El periodo desde la formación celular hasta su eliminación (denominado queratinización), suele producirse en un tiempo aproximado de 28 días. Cabe indicar que únicamente el 60 % de las células que se forman proliferan. El otro 40 % de las células neoformadas se queda en reserva, activándose exclusivamente en los casos de patologías de la piel o en el proceso de cicatrización y/o curación de las heridas.

Finalmente, destacar que la epidermis se une a la dermis mediante los hemidesmosomas; complejos proteicos que favorecen la unión mecánica y resistente entre ambas capas cutáneas. De hecho, cuando se produce una alteración en estas uniones, se producen ampollas cuyo origen puede ser muy variado (quemaduras, radiaciones, epidermólisis bullosa, etc.).

1.1.2. Dermis

Constituye la capa intermedia de la piel. Es la estructura de soporte y aporta elasticidad y resistencia. El espesor es variable dependiendo de la localización anatómica. En la dermis, a diferencia de la epidermis, se pueden encontrar vasos sanguíneos y linfáticos, folículos pilosos, glándulas subcutáneas, y nervios. Sin embargo, está formada por diferentes **tipos de células**: *fibroblastos*, encargados de la síntesis de la matriz extracelular; *macrófagos o histiocitos*, responsables de la fagocitosis bacteriana, de células muertas, cuerpos extraños, etc.; y *mastocitos* o células cebadas, cuya función es la secreción de mediadores inflamatorios (heparina, serotonina e histamina).

Cabe indicar que la dermis está compuesta principalmente por tejido conjuntivo (fibroblástico): *matriz extracelular*, compuesta por fibras de colágeno (aproximadamente 75 %) y elastina. Tanto las citadas células como los elementos fibrosos están mezclados por una sustancia tipo gel, denominada sustancia fundamental. Esta sustancia gelatinosa ejerce de amortiguador, oponiendo resistencia a la compresión; pero, además, favorece la difusión de metabolitos, hormonas y nutrientes entre la sangre y las células.

La **dermis está compuesta** por **2 capas**:

1. *Capa papilar*, llamada así por albergar papilas en las que se encuentran las asas capilares que nutren la epidermis. En esta capa se hallan los receptores del dolor, tacto, picor y los *vasos linfáticos.*

2. *Capa reticular:* Es más profunda y gruesa que la papilar. Formada por tejido conjuntivo (fibras de colágeno y elastina), ofrece elasticidad a la piel. En los espacios que se encuentran libres de fibras, se encuentran vasos sanguíneos, glándulas sudoríparas y sebáceas, nervios y folículos pilosos.

17

La *matriz extracelular* se encuentra en constante cambio y remodelación, regenerando sus componentes mediante el equilibrio entre la degradación y la elaboración de los mismos. En la degradación de la matriz es fundamental el papel proteolítico de las enzimas, especialmente de las *metaloproteinasas de la matriz (MMP)*. De hecho, en la cicatrización y curación de las heridas las MMP ejercen una función muy importante; con intervenciones relevantes en la limpieza del tejido desvitalizado, favoreciendo la migración de los queratinocitos, formando parte de la neovascularización y remodelando el nuevo tejido conjuntivo. Es preciso señalar que en la cicatrización de las heridas las MMP son sintetizadas por células inflamatorias activadas (neutrófilos y macrófagos) y por células de la propia herida (células epiteliales, endoteliales vasculares y fibroblastos). Sin embargo, cuando se sintetizan por primera vez, las MMP están en un estado latente, siendo activadas por otras proteasas.

1.1.3. Hipodermis

La hipodermis es la tercera capa de la piel y la más interna, denominada también tejido subcutáneo. Su espesor, al igual que ocurre con las otras capas de la piel, varía en relación a la localización, si bien influyen otros factores como el estado nutricional, edad, etc.

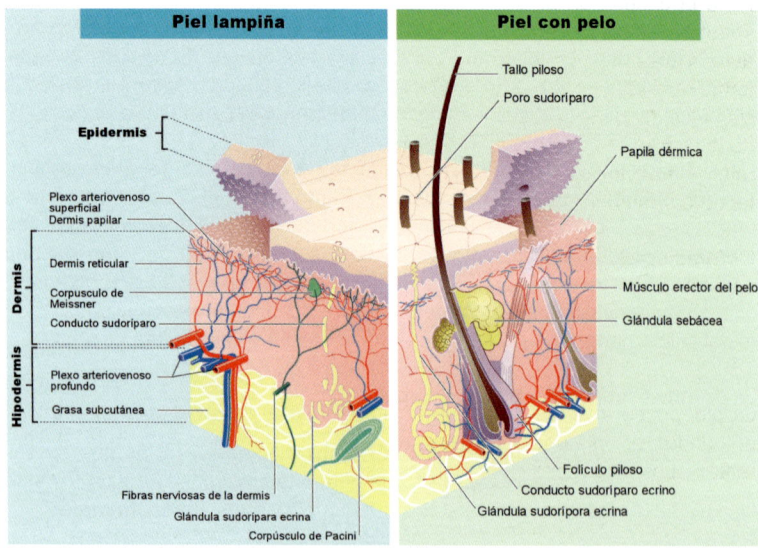

Fuente: Madhero88 y M. Komorniczak, CC BY-SA 3.0 <https://creativecommons.org/licenses/by-sa/3.0>, vía Wikimedia Commons.

Imagen 1.1

Estructura anatómica de la piel

La hipodermis es la capa más profunda de la piel y está constituida por tejido adiposo. En esta capa se hallan vasos linfáticos, vasos sanguíneos y nervios. Precisamente las terminaciones nerviosas son sensibles a la vibración y a la presión.

La hipodermis desempeña diversas funciones, entre las que destacan el aislamiento térmico, la reserva de energía y la protección mecánica frente a los traumatismos. Además, facilita la movilidad de la piel sobre otras estructuras más profundas. La hipodermis da continuidad a la fascia, músculo, grasa y hueso o cartílago.

1.2. VASCULARIZACIÓN E INERVACIÓN DE LA PIEL

1.2.1. Vascularización cutánea

La piel está altamente vascularizada; de hecho, aglutina el 10 % de la sangre corporal. La circulación de la piel ejerce fundamentalmente dos funciones: la termorregulación y la nutrición cutánea y de los anejos de la piel.

Termorregulación corporal. En la regulación de la temperatura que desempeña la circulación de la piel se estima vital la función que desarrollan las anastomosis arteriovenosas de los capilares de la piel. El flujo de la piel aumentará o disminuirá en función de la pérdida de calor ocasionada, de tal forma que, si la temperatura ambiental aumenta, se producirá una vasodilatación y se generará una pérdida de calor. Ante un aumento del flujo sanguíneo de la piel, el calor es conducido hasta la piel para desprenderlo. Si la temperatura ambiental es fría y el flujo cutáneo se reduce, en cambio, el organismo tenderá a retener el calor.

Coloración de la piel. El color de la piel de una persona depende del flujo sanguíneo y de la cantidad de melanina sintetizada por los melanocitos.

1.2.2. Inervación de la piel

La piel posee muchas terminaciones nerviosas. Algunas regulan las funciones de los componentes cutáneos y otras recogen información externa (aferentes). Los receptores de la piel se clasifican en 3 grupos:

- **Termorreceptores**: son receptores que responden a estímulos térmicos. Los *corpúsculos de Krause* son los receptores del frío y se activan cuando la temperatura corporal disminuye de 37 ºC. Mientras que los *corpúsculos de Ruffini* son los receptores del calor, y se activan cuando la temperatura oscila entre los 37-45 ºC. Mientras que a partir de los 45 ºC se activan los receptores del dolor.

19

—**Nociceptores (receptores del dolor)**: responden a lesiones celulares o tisulares. Los nociceptores responden a estímulos químicos, térmicos y mecánicos que generen daño en los tejidos.

—**Mecanorreceptores**: existen diferentes receptores en relación al tipo de estímulo. Las terminaciones nerviosas libres se activan con el tacto y la presión; los *corpúsculos de Meissner* lo hacen con golpeteos suaves y aleteos; los *corpúsculos de Paccini* responden frente a la vibración; los *corpúsculos de Ruffini* se activan con el estiramiento cutáneo; y los *discos de Merkel* responden frente a los estímulos de presión constante y textura.

1.3. FUNCIONES DE LA PIEL

La piel es la primera barrera protectora frente a las diversas agresiones a las que está expuesta: químicas, físicas, biológicas o mecánicas. Además, participa en la defensa del organismo debido a su capacidad de respuesta inmunológica. La piel funciona como un órgano de defensa primaria contra el medio ambiente e incluso favorece la comunicación con el medio, ya que permite la transmisión de la información desde el exterior al interior del organismo (vía aferente). La piel cuenta con numerosos receptores sensoriales que ayudan a la percepción de una elevada cantidad de estímulos. De igual forma, la trasmisión de información hacia el exterior también se puede canalizar a través de la piel; como ocurre, por ejemplo, con las emociones (sudoración, palidez, rubor, etcétera).

Por otra parte, el estado de la piel también proporciona información sobre posibles patologías y/o alteraciones del organismo. La piel también ejerce una importante función endocrinológica, ya que participa en la síntesis de vitamina D, tan importante en diversos procesos metabólicos. Una característica de la piel es que puede ser impermeable a ciertas sustancias (hidrofóbica). Sin embargo, es permeable a otras, fundamentalmente a sustancias liposolubles (lipofílica); hecho que favorece la absorción de aplicaciones en la piel (fármacos tópicos, por ejemplo).

Cabe destacar la importancia que tiene la piel en el equilibrio hidroelectrolítico, regulando y controlando la pérdida hídrica, además de controlar el volumen y la composición electrolítica del sudor. Estas funciones se producen en el estrato córneo, la capa más superficial de la piel. El estrato córneo es fundamentalmente impermeable al agua, salvo por un pequeño influjo, que permite mantener su hidratación y flexibilidad. En este sentido, es esencial la hidratación de las capas superficiales para favorecer la descamación, esto es, el desprendimiento de la piel en la superficie de la misma. Otra de las funciones esenciales de la piel es el control de la temperatura corporal (termorregulación), produciendo o eliminando calor en función de los cambios de la temperatura corporales y/o ambientales.

Funciones de la piel

- **Barrera o protección frente agresiones:**

  —**Físicas**: especialmente frente a las radiaciones ultravioletas (RUV) mediante la melanina, pigmento derivado del aminoácido tirosina (en los animales), con una eficiente capacidad fotoprotectora derivada de sus propiedades químicas. Absorbe las RU nocivas y las transforma en calor. La melanina dérmica se produce en los melanocitos.

  —**Químicas**: derivadas de sustancias nocivas y/o agresivas, como, por ejemplo: sustancias químicas, fluidos corporales, productos de limpieza, etc. El mecanismo de protección se realiza mediante la impermeabilidad.

  —**Biológicas:** producidas por la colonización o invasión de microorganismos patógenos. La protección frente a estos gérmenes se consigue haciendo una descamación continua, y mediante secreciones que forman una barrera hidrolipídica (ácida).

  —**Mecánicas:** ocasionadas por golpes, contusiones, fricción, presión, cizallamiento, etc. La protección frente a estas agresiones mecánicas viene derivada de las propiedades elásticas de la piel, y de su capacidad de resistencia.

- **Transmisión y comunicación de información:**

  —La piel es capaz de detectar y captar **estímulos externos** (medioambientales) a través de sus **receptores sensoriales**: tacto, temperatura, dolor y presión.

  —Se pueden mostrar y **exteriorizar emociones e información** a través de la piel mediante las terminaciones del sistema nervioso autónomo, manifestándose en forma de piloerección, liberación de feromonas, cambios vasculares (rubor, palidez, etc.).

- **Homeostasis:**

  —La piel ayuda a controlar la **termorregulación**, ya que ejerce de aislante térmico, favorece la eliminación del calor y la evaporación del sudor, entre otras funciones.

  —Para lograr la homeostasis, es fundamental lograr el **equilibrio hidroelectrolítico**. En este sentido, la piel regula el volumen y la composición de los electrolitos de la sudoración.

• **Metabólica y endocrina:**

—En la piel se produce la síntesis de **vitamina D**, debido a la acción de los rayos ultravioletas (RUV).

—La piel **regula y transforma la síntesis de otras hormonas**, tales como la testosterona, hormonas tiroideas, hormonas estimulantes de los melanocitos, etc.

• **Inmunológica:**

—La piel constituye la **primera barrera defensiva** frente a agentes patógenos, tiene la capacidad de crear **respuesta inmunitaria** de manera innata y adaptativa, y participa en el proceso **inflamatorio** de las heridas.

• **Reparación:**

—La piel posee capacidad de **regeneración** celular y **reparación** de heridas y/o lesiones cutáneas.

• **Absorción y excreción:**

—A través de la piel se produce la **excreción** de sales minerales, tóxicos, amoniaco, urea, etc.

—Además, la piel permite la **absorción** de medicamentos tópicos (corticoides), gases (oxígeno y anhídrido carbónico), sustancias liposolubles (Vit. A, D, E y K), tóxicos (metales pesados), etc.

• **Reservorio de sangre:**

—Los capilares de la dermis son capaces de transportar entre el 8 y 10 % de la sangre de una persona en reposo.

1.4. HIDRATACIÓN DE LA PIEL

La hidratación de la piel, fundamentalmente, hace referencia a la cantidad de agua en la epidermis. En condiciones normales, en personas jóvenes la epidermis contiene entre el 10-20 % del total del agua corporal. Sin embargo, la hidratación de la piel está condicionada por varios factores:

• **Barrera de lípidos**: si se pretende que esta barrera ejerza su función de manera eficaz, tiene que ser completa, continua, con permeabilidad selectiva y con una estructura compuesta por lípidos. La barrera de lípidos que rodea los corneocitos está compuesta por ceramidas, ácidos grasos libres, colesterol, etc.

- **Factor natural de hidratación** (*natural moisturizing factor*): compuesto por aminoácidos libres, ácido úrico, amoníaco (NH_3), otros ácidos orgánicos, ácido pirrolín carboxílico, etc. De hecho, varios de estos componentes se encuentran en diversos productos emolientes y humectantes.

- **Otros factores**: para mantener el equilibrio del estrato córneo existen diversos factores. De hecho, ciertas enzimas participan en la descamación por degradación de los corneocitos, tales como la SCCE (*stratum corneum chrymotryptic enzyme*), catepsina E y D. Otro de los factores relacionado con el contenido de agua, las enzimas y la humedad es el pH, porque regula la permeabilidad e integridad de la barrera epidérmica y la cohesividad del estrato córneo.

Deshidratación de la piel

Si se producen alteraciones en los factores que influyen en la hidratación de la piel, pueden provocar un estado de deshidratación. Las manifestaciones más frecuentes de una piel deshidratada son las siguientes: la piel se muestra rugosa, tirante, con falta de flexibilidad y apagada. Además, se puede dar la presencia de escamas diseminadas por toda su superficie y arrugas finas; denominadas estrías de deshidratación. Consecuencia de la deshidratación se puede producir irritación, prurito y escozor.

Existen diversos factores que pueden influir directamente en la deshidratación de la piel:

1. **Factores endógenos**: edad avanzada; ciertos medicamentos (diuréticos, laxantes, corticoides, etc.); eliminación hídrica anormal (quemaduras, vómitos, etc.); herencia genética (ictiosis, dermatitis atópica, etc.); enfermedades (psoriasis, diabetes, insuficiencia renal, hipotiroidismo, etc.).

2. **Factores exógenos:** agresiones climáticas y/o de carácter doméstico (calor, calefacción, sequedad, viento, sol, aire acondicionado, polución, etc.). Y las agresiones químicas: cosméticos, excesiva higiene, disolventes, detergentes, productos alcalinos tales como los jabones, lociones depilatorias, etc.

1.5. MICROBIOTA Y MICROBIOMA

La **microbiota** define a la población microbiana que existe en un organismo; término diferente al de **microbioma** que, además de los agentes microbianos, incluye su material genético. El microbioma está compuesto mayoritariamente por bacterias, protozoos, levaduras, hongos, virus, helmintos y parásitos. Los microorganismos hallados en la piel pueden ser patógenos, potencialmente patógenos u organismos simbióticos inocuos.

Estos agentes microbianos residen en el organismo, fundamentalmente en la piel, mucosas, tracto digestivo, tracto respiratorio y vagina.

La piel del ser humano está colonizada mayoritariamente por **bacterias** del tipo: *actinobacterias* (*Actinomyces, Corynebacterium, Mycobacterium, etc.*); *firmicutes* (*Staphylococcus aureus, Staphylococcus epidermidis, Bacillus, Clostridium, Streptococcus, etc.*); *proteobacterias* (*Pseudomonas aeruginosa, Escherichia coli, Yersinia pestis, etc.*); y *bacteriodetes* (*Cytophagia*, Flavobacteria, etc.). La mayoría de estas bacterias se encuentran en la superficie de la epidermis (cercanas a las glándulas sudoríparas y sebáceas); y menos frecuentemente dentro de la piel. Es preciso mencionar que el tipo de bacterias está condicionado por la localización anatómica y su microclima.

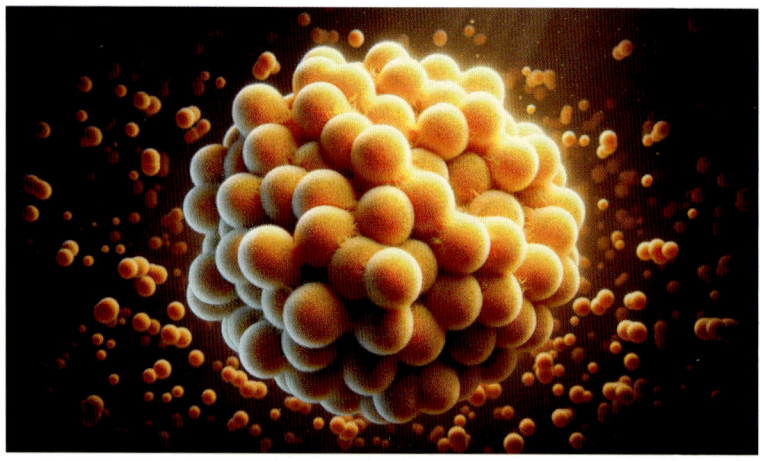

Imagen 1.2

Staphylococcus aureus

Sin embargo, además de las bacterias, en la piel humana también residen otro tipo de microorganismos tales como **hongos** (tipo *Candida*, etc.), **virus** (poxvirus, herpes zoster, virus papiloma humano, etc.), **ácaros** (*Demodex folliculorum, Demodex brevis, Sarcoptes scabiei,* etc.).

24

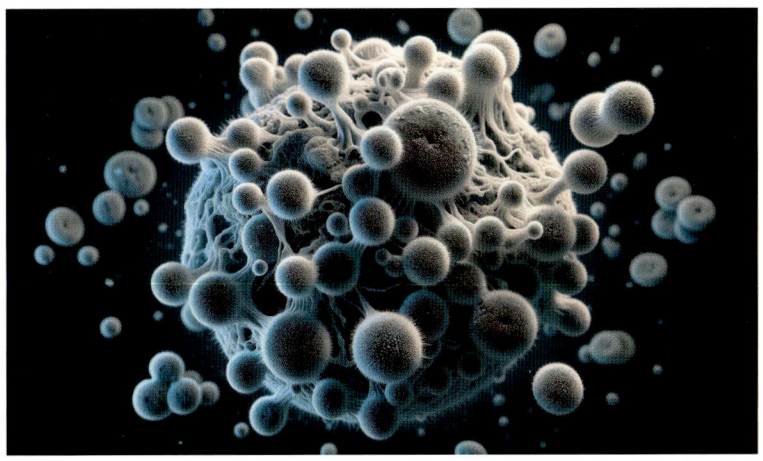

Imagen 1.3

Candida albicans

1.6. BIOFILMS

Los biofilms son microorganismos que crecen en una matriz de exopolisacá-ridos, adheridos a un tejido vivo o superficie inerte. El crecimiento en biofilms constituye una de las formas frecuentes de crecimiento bacteriano en la naturaleza. Sin embargo, la capacidad de formación de biofilms no parece que esté restringida únicamente a algunos microorganismos. De hecho, en condiciones ambientales idóneas, todos los microorganismos poseen la capacidad de formar biofilms.

La *formación de biofilms* consta de diferentes *etapas*: en primer lugar, está la *adhesión*, en la que, si se producen las condiciones adecuadas, los microorganismos se sitúan en la superficie y comienzan su adhesión a la misma. La segunda etapa se denomina *colonización*, en la que las células microbianas forman colonias. En este punto, la adhesión es irreversible. Posteriormente, se produce la *formación*, etapa en la que las células microbianas inician la formación de la matriz extracelular, generando un biofilm maduro. La cuarta etapa se llama *crecimiento,* en la que se produce la formación de canales e intersticios en el interior del biofilm, cuya finalidad será el transporte de nutrientes y de agua. Y para finalizar, la *dispersión*, última etapa en la formación de biofilms, en la que se produce el desprendimiento de fragmentos de biofilm y su posterior adhesión a otras superficies. De esta forma, se favorece la expansión del biofilm.

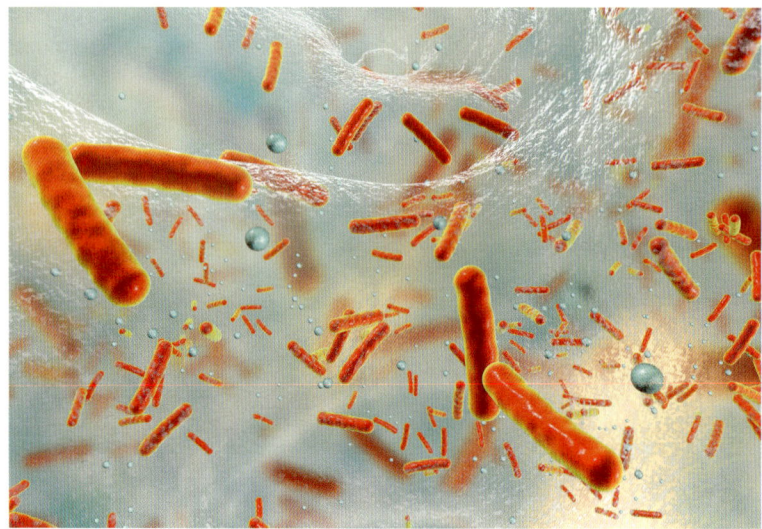

Imagen 1.4

Biofilms

Cabe señalar que, si bien habitualmente los biofilms bacterianos se asocian con procesos infecciosos, algunos biofilms tienen un papel protector. Uno de los ejemplos de biofilms beneficiosos lo constituyen los que se forman en la superficie dental, ejerciendo una acción protectora frente a la colonización de otros patógenos externos. En este sentido, es preciso indicar que, en los biofilms, las bacterias están protegidas del ataque de las células fagocitarias, de la acción de los anticuerpos y de los tratamientos antibióticos.

1.7. PROCESO BIOLÓGICO DE LA REPARACIÓN DE HERIDAS. CICATRIZACIÓN

Una herida es la pérdida de la continuidad o ruptura de la piel y/o mucosa ocasionada por un agente físico o químico. Es un estado patológico que genera diversos signos y síntomas, tales como dolor, hemorragia, inflamación, separación de los bordes de la herida, etc. Cuando se produce una herida, el organismo pone en marcha sus mecanismos de regeneración y reparación. En la *regeneración* se facilita la recuperación de los tejidos y de su funcionalidad, mientras que, en la *reparación*, el organismo pretende recuperar la funcionalidad. En este caso, la herida o el tejido dañado es reemplazado por elementos no diferenciados, creando una cicatriz. En el organismo el mecanismo de curación más frecuente es la reparación. Sin embargo, es preciso destacar que los mecanismos de cicatrización de las heridas son iguales en todos los tejidos.

La cicatrización es un mecanismo de reparación de las heridas que se produce de manera continua y las fases que la componen se superponen y se desarrollan de manera simultánea.

La cicatrización de las heridas se puede producir de cuatro formas:

- **Primera intención**: aplicable a heridas limpias no contaminadas, en las que, mediante una sutura precisa, se pueden aproximar adecuadamente los bordes por primera intención. La cicatriz es más estética, pero precisa una pequeña formación de nuevo tejido.

- **Segunda intención:** este tipo de cicatrización se produce en heridas contaminadas o infectadas y/o en las que se produce una pérdida de sustancia relevante. Si fueran suturadas, se podría formar un seroma, con el riesgo de aglutinar agentes bacterianos e infectar la herida.

- **Tercera intención:** este tipo de cicatrización está indicada cuando la herida está contaminada o tiene alto riesgo de infección. La herida se deja abierta varios días (2-6) y, una vez se ha resuelto la infección, se procede al cierre aproximando sus bordes.

- **Cuarta intención**: se acelera el proceso de cicatrización mediante injertos cutáneos.

La cicatrización requiere los mismos procesos bioquímicos y celulares, con independencia del tipo y naturaleza de la herida. El proceso de cicatrización comienza en el mismo momento de producirse la lesión, o herida, y el tiempo que precisa para la reparación está determinado por varios factores, entre los que destacan: superficie dañada, profundidad, afectación vascular, área anatómica lesionada, etc.

1.7.1. Fases de la cicatrización de las heridas

1.7.1.1. Fase inflamatoria

Es la fase más temprana de la cicatrización, ya que se produce entre el 1.er y el 4.º día. En esta fase se produce la limpieza y el cierre. Se produce una respuesta de defensa inmediata, con objeto de limitar el daño y prevenir su aumento. Se trata de una fase *inflamatoria* y una de las primeras respuestas acaecidas es la **hemostasia** (mecanismo de protección del organismo).

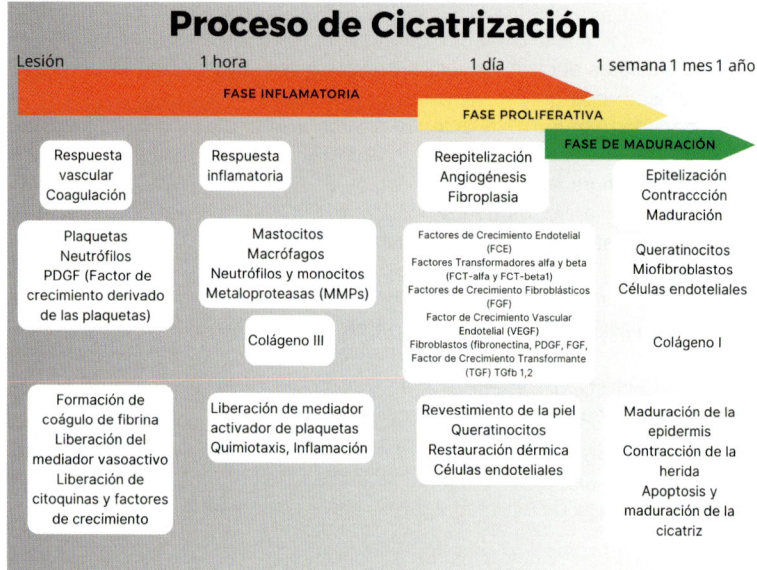

Imagen 1.5

Proceso de la cicatrización

Cuando se produce una herida, se genera un sangrado, cuyo fin es la limpieza de la herida. Sin embargo, esa pérdida de sangre podría ser elevada. Para evitar una pérdida hemática excesiva, se genera una **vasoconstricción inicial** de los vasos dañados durante un tiempo limitado; lo suficiente para generar un taponamiento provisional. Por otra parte, los bordes libres de los vasos dañados disminuyen su luz replegándose sobre sí mismos.

Posteriormente se produce la **vasodilatación de los vasos adyacentes** a la herida, aumentando la irrigación del área afectada. Este proceso aumenta la temperatura de la herida y la permeabilidad capilar, favoreciendo la liberación en la herida de componentes sanguíneos (plaquetas, leucocitos, etc.) y la difusión del plasma al espacio intersticial; hecho que provoca el edema que, junto a la disminución de oxígeno del área afectada, hace dolorosa esta primera fase.

La coagulación ha podido comenzar en este momento. En este proceso, inicialmente las plaquetas se agregan y unen entre sí, pero únicamente se impide la salida de elementos formes de la sangre, no del plasma. De tal forma que, para que se produzca un sellado completo y un aislamiento con el exterior, debe formarse una malla de fibrina sobre el tapón inicial de plaquetas, dando lugar al coágulo.

Coagulación

La hemostasia es el cese fisiológico de un sangrado o hemorragia mediante un mecanismo que genera un cambio en el estado físico de la sangre, ya que tiene lugar una transformación de líquido a sólido (fibrina) y su posterior unión a un coágulo en una malla no soluble. Para que se produzca la coagulación de la sangre es preciso que varios componentes reaccionen de manera específica, entre los que se encuentran las superficies celulares (plaquetas, fibroblastos, monocitos y células endoteliales).

La hemostasia se clasifica en dos. Por una parte, está la *hemostasia primaria*, en la que se produce la interacción entre las plaquetas y el endotelio; y, por otro lado, la *hemostasia secundaria o coagulación*, en la que los factores de coagulación (FC) participan activa y decisivamente en la formación de una red de fibrina que integra el coágulo de sangre.

Hemostasia primaria

En la hemostasia primaria es de vital importancia la interacción entre las plaquetas y las células endoteliales. En condiciones fisiológicas, las plaquetas no se adhieren a los vasos sanguíneos. Esta situación únicamente se produce cuando existe la lesión de un vaso y queda expuesta la colágena del endotelio; hecho que permite la activación plaquetaria. En la hemostasia primaria se desencadenan una serie de mecanismos secundarios a la lesión vascular, cuyo fin es la creación del tapón hemostático plaquetario: adhesión de las plaquetas al subendotelio vascular dañado y expuesto; agregación plaquetaria primaria; liberación de compuestos plaquetarios; agregación plaquetaria secundaria al tapón hemostático; consolidación y retracción del coágulo; y formación del tapón de hemostasia definitivo de fibrina y cese de la hemorragia.

Hemostasia secundaria o coagulación

En la hemostasia secundaria adquiere una gran importancia la participación de los factores de coagulación. El proceso de coagulación implica factores celulares (plaquetas) y factores de coagulación, si bien el objetivo final es la formación de la fibrina. Para que se produzca la coagulación han de desencadenarse una serie de reacciones enzimáticas en cascada en las que la protombina se convierte en trombina; la trombina activa el fibrinógeno transformándolo en fibrina y, a partir de ahí, se consolida una malla de fibrina que constituye el coágulo.

1.7.1.2. Fase proliferativa

Es la fase intermedia de la reparación, comprendida entre el 4.º y el 21.er día desde la lesión. En la herida se forman nuevos vasos sanguíneos (neovascularización), comienza la formación de tejido (granulación y epitelización), y se produce la contracción de la herida.

Cuando la herida se limpia y se sella, está preparada para cubrirse con nuevo tejido, pero para ello es vital una correcta irrigación sanguínea. Dos días después de haberse producido la lesión/herida, comienza la neoformación de vasos sanguíneos (neoangiogénesis), cuyo origen son los vasos circundantes al área dañada.

Simultáneamente se da la formación de nuevo tejido que recubrirá la herida. Se trata de un tejido provisional, denominado **tejido de granulación**, que aumenta hasta cubrir toda la superficie de la herida. El tejido generado procede de diversos tipos de células con funciones concretas, que han ido migrando desde los tejidos no dañados adyacentes (fascia, músculo, etc.). Entre este grupo de células destacan los *fibroblastos*, cuya función es la síntesis de colágeno y matriz extracelular. Precisamente este tejido de granulación se convertirá en tejido definitivo, rico en colágeno. Cabe indicar que, para que se produzca una cicatrización normal, debe darse un equilibrio entre la síntesis y degradación del colágeno; y para tal fin, es clave la acción enzimática de la colagenasa.

Conforme se produce el tejido de granulación, de manera simultánea se produce la **contracción de la herida**, con objeto de aproximar los bordes de la herida y disminuir el tamaño de la misma. La contracción tiene lugar gracias a un tipo de fibroblastos diferenciados presentes en el tejido de granulación. En este proceso se produce la disminución de la herida entre un 40-80 %.

Posteriormente a la granulación, tiene comienzo la **epitelización**. Las células epiteliales comienzan a cubrir la herida estableciendo una barrera con el medio exterior. Sin embargo, para que se pueda dar la migración y proliferación de los queratinocitos desde los bordes hacia el interior debe existir tejido vivo; es por ello que una herida precisa rellenarse previamente con tejido de granulación.

1.7.1.3. Fase de maduración

Es la fase tardía de la cicatrización, cuya duración oscila desde el día 21 posterior a la lesión/herida hasta un tiempo que puede ser prolongado (años) e indeterminado. En esta fase comienza la **remodelación del tejido**. Se trata de la reorganización definitiva de la cicatriz. El colágeno tiende a alinearse sobre las líneas de tensión; sin embargo, la resistencia a la tracción del nuevo tejido nunca será como la del tejido normal. En este sentido, debido a que la actividad de esa área disminuye, los vasos sanguíneos son innecesarios y se eliminan. Es por ello que la herida adquiere una tonalidad más pálida y pierde su aspecto eritematoso. Cabe señalar que en este nuevo tejido no existen melanocitos, ni glándulas sebáceas ni sudoríparas, y tampoco existe la presencia de vello o pelos.

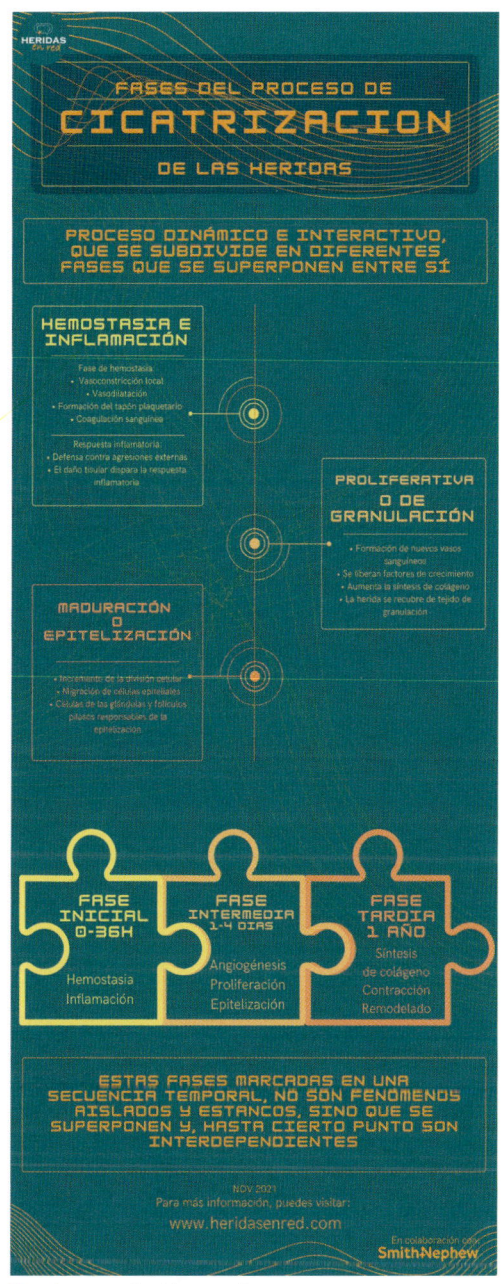

Fuente: www.heridasenred.com

Imagen 1.6

Infografía «Fases del proceso de cicatrización»

Es preciso indicar que en el proceso de cicatrización cobran especial relevancia dos tipos de leucocitos en la limpieza y desbridamiento de la herida: los neutrófilos y los macrófagos. Los **neutrófilos**, una vez se ha producido la hemostasia e inflamación, son los primeros en acudir a la herida (4-6 h), fundamentalmente para la defensa frente a agentes bacterianos y eliminación de los detritus de los tejidos. En ambos casos actúan mediante fagocitosis y secreción de enzimas citotóxicas: elastasa y mieloperoxidasa. Mientras que, a los 2-4 días de la lesión, los leucocitos mayoritarios son los **macrófagos**; células imprescindibles en la cicatrización, sobre todo por las funciones que desarrollan en la limpieza, reclutamiento y activación celular, síntesis de la matriz y la neoformación vascular. Los macrófagos consiguen acelerar la epitelización y disminuir la inflamación mediante las citadas funciones.

1.8. ALTERACIONES EN LA CICATRIZACIÓN DE LAS HERIDAS

En la cicatrización de las heridas pueden influir diversos factores con capacidad para retrasar el tiempo de curación e incluso cronificar la herida. Se define herida crónica aquella que supera el tiempo medio de cicatrización (4-6 semanas), cuyo cierre se produce por segunda intención. Los factores que condicionan y prolongan el tiempo de curación de una herida se subdividen en 2 grupos:

- **Factores locales** (relativos a la propia herida): hipoxia, isquemia, necrosis, edema, infección local, lesión o traumatismo, exudado excesivo, deshidratación, radiaciones, presencia de cuerpos extraños, localización anatómica de la herida, etc.

- **Factores sistémicos**: infección sistémica, inmunosupresión, patologías metabólicas, patologías vasculares, alteraciones de la funcionalidad, edad, trastornos del tejido conjuntivo, consumo de tóxicos (alcohol, tabaco, etc.) y diversos tratamientos farmacológicos. Existen ciertos fármacos que pueden inhibir la cicatrización de las heridas, tales como: Apixabán, ácido acetil salicílico (AAS), clopidogrel, corticosteroides inmunodepresores, ibuprofeno, metotrexato, naproxeno, ciclosporina, warfarina, etcétera.

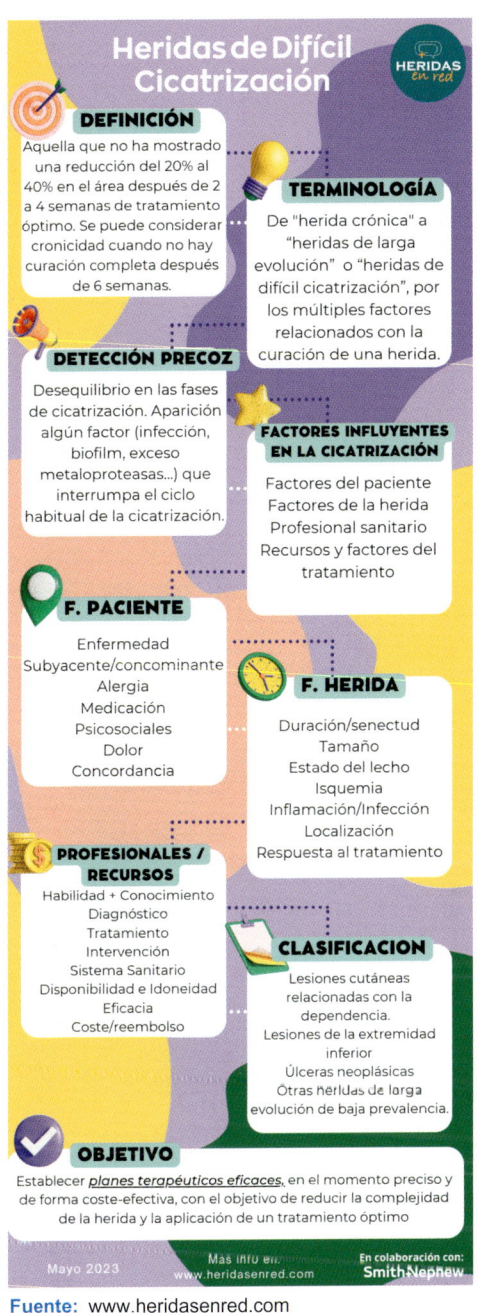

Heridas de Difícil Cicatrización

HERIDAS en red

DEFINICIÓN

Aquella que no ha mostrado una reducción del 20% al 40% en el área después de 2 a 4 semanas de tratamiento óptimo. Se puede considerar cronicidad cuando no hay curación completa después de 6 semanas.

TERMINOLOGÍA

De "herida crónica" a "heridas de larga evolución" o "heridas de difícil cicatrización", por los múltiples factores relacionados con la curación de una herida.

DETECCIÓN PRECOZ

Desequilibrio en las fases de cicatrización. Aparición algún factor (infección, biofilm, exceso metaloproteasas...) que interrumpa el ciclo habitual de la cicatrización.

FACTORES INFLUYENTES EN LA CICATRIZACIÓN

Factores del paciente
Factores de la herida
Profesional sanitario
Recursos y factores del tratamiento

F. PACIENTE

Enfermedad
Subyacente/concominante
Alergia
Medicación
Psicosociales
Dolor
Concordancia

F. HERIDA

Duración/senectud
Tamaño
Estado del lecho
Isquemia
Inflamación/Infección
Localización
Respuesta al tratamiento

PROFESIONALES / RECURSOS

Habilidad + Conocimiento
Diagnóstico
Tratamiento
Intervención
Sistema Sanitario
Disponibilidad e Idoneidad
Eficacia
Coste/reembolso

CLASIFICACION

Lesiones cutáneas relacionadas con la dependencia.
Lesiones de la extremidad inferior
Úlceras neoplásicas
Otras heridas de larga evolución de baja prevalencia.

OBJETIVO

Establecer *planes terapéuticos eficaces,* en el momento preciso y de forma coste-efectiva, con el objetivo de reducir la complejidad de la herida y la aplicación de un tratamiento óptimo

Mayo 2023

Más info en:
www.heridasenred.com

En colaboración con:
SmithNephew

Fuente: www.heridasenred.com

Imagen 1.7

Infografía «Heridas de difícil cicatrización

1.9. SUTURA DE HERIDAS

Para la cicatrización por primera intención mediante sutura existen diferentes materiales que pueden utilizarse. Entre los más empleados están los hilos de sutura, las grapas (sutura mecánica), la sutura adhesiva o puntos de aproximación y los adhesivos tisulares (pegamentos).

Sutura con hilo. Entre sus ventajas destacan que favorecen un cierre meticuloso y que se produce una tensión máxima de soporte. Sin embargo, también existen desventajas en esta técnica de sutura: en primer lugar, suele requerir anestesia local; existe mayor reacción de los tejidos; precisa mayor tiempo de intervención que otras alternativas; requiere una segunda intervención para la retirada de puntos; el coste es más elevado; y existe riesgo de punción y/o accidente biológico.

Las suturas de hilo garantizan mayor soporte en la herida, una tasa de dehiscencia muy baja y proporcionan un cierre con seguridad. La elección del hilo de sutura viene determinada por la zona anatómica y las características de la herida y del paciente. Por otro lado, el tipo de hilo (grosor) y el tiempo recomendado para la retirada de puntos estará condicionado por el tipo de herida. Cabe indicar que los hilos pueden ser reabsorbibles o no reabsorbibles, y compuestos de monofilamentos o multifilamentos.

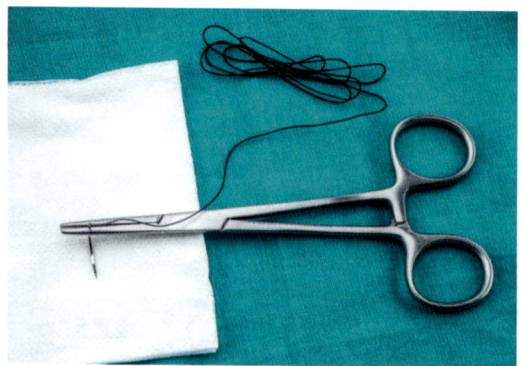

Imagen 1.8

Sutura con hilo

Sutura mecánica mediante grapas. Su cierre es menos meticuloso, pero la técnica requiere menor tiempo y la reactividad de los tejidos es menor. Las grapas penetran parcialmente en la piel (no así en la sutura con hilo), por lo que se produce una menor prevalencia de infección y de isquemia tisular.

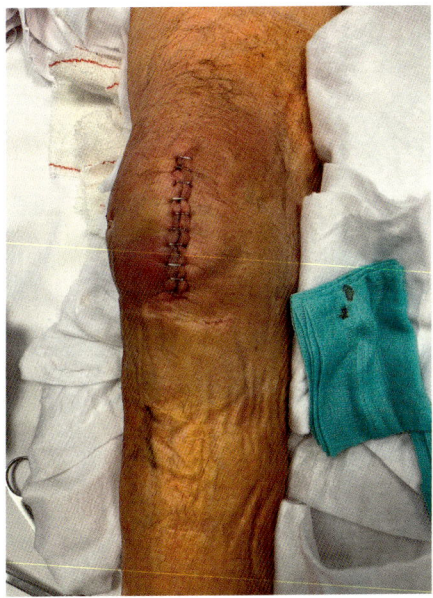

Imagen 1.9
Sutura mecánica con grapas

Suturas adhesivas. Su principal inconveniente es la escasa tensión de soporte que se genera en la herida. Su principal ventaja es que apenas produce reactividad tisular.

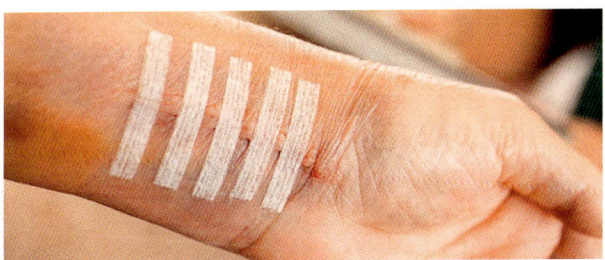

Imagen 1.10

Sutura con puntos de aproximación

Adhesivos tisulares (pegamentos). Son de rápida aplicación, pero generan una escasa tensión en la herida. No producen malestar en el paciente, la

35

prevalencia de infección es baja y no existen riesgos derivados de punciones. Tienen mayor riesgo de dehiscencia y no son útiles en heridas profundas. Principalmente empleados en niños/as.

1.9.1. Procedimientos de sutura

El objetivo principal de una sutura es aproximar los bordes de la herida con objeto de favorecer y agilizar el proceso de cicatrización. Es preciso tener en cuenta ciertos aspectos para realizar una correcta sutura y evitar complicaciones. En primer lugar, debe evitarse el exceso de *tensión* en la herida, fundamentalmente porque puede generar un déficit de vascularización de los bordes de la herida, ocasionando problemas de cicatrización y aumentando el riesgo de infección. Otro de los aspectos que debe valorarse es la *eversión de los bordes de la herida*. Consecuencia de la contracción de las cicatrices, los bordes de una herida tienden a elevarse, pero con el tiempo, se aplanan logrando un resultado estéticamente adecuado. En este sentido, las heridas que no se everten durante el cierre, pueden producir una cicatriz invertida. Cabe añadir que, si existe mucha tensión o la herida es muy profunda, puede valorarse el *cierre por planos*. Además, la sutura debe mantenerse el tiempo preciso para que no tatúe la entrada y salida del hilo (marcas de puntos); de tal forma que deben retirarse los puntos a la mayor brevedad recomendable. Por último, la elección del tipo de sutura y el grosor del hilo son aspectos muy importantes a tener en cuenta.

1.9.2. Tipos de sutura

Suturas discontinuas

Cada punto de la sutura es independiente del siguiente. La sutura se realiza punto a punto, uno a uno. Son las más empleadas y adecuadas en procedimientos de cirugía menor, principalmente porque la distribución de la tensión es más fácil, favorecen el drenaje de la herida, y la retirada de puntos es menos dificultosa.

- **Punto simple** (percutáneo): Es la sutura de elección para la piel y su ejecución es relativamente sencilla. La aguja y el hilo debe penetrar la piel y parte de la dermis y tejido subcutáneo. El anudado siempre será exterior y la longitud del ancho y de la profundidad debe ser la misma.

- **Punto simple con nudo invertido**: Se utiliza con objeto de aproximar planos más profundos. Se disminuye la tensión y evitan espacios muertos. Es un tipo de punto no indicado en las heridas superficiales. En este caso, el material a emplear tiene que ser reabsorbible, ya que el nudo de la sutura queda enterrado. Para disminuir al máximo la cantidad de material extraño en la profundidad de la herida, el nudo debe cortarse a ras.

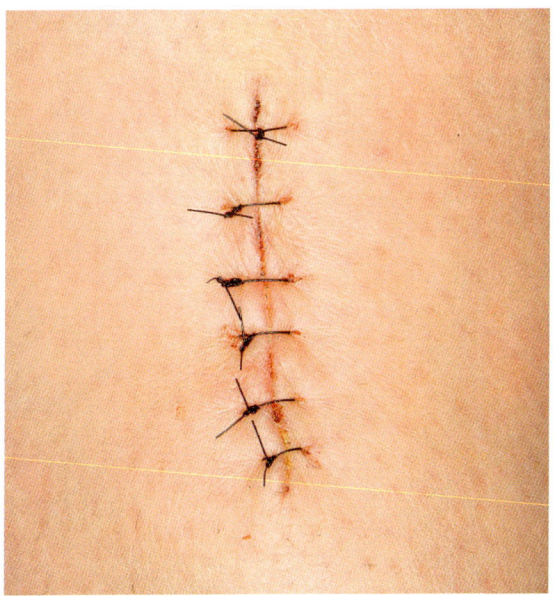

Imagen 1.11

Sutura punto simple

- **Punto colchonero (de ida y vuelta o en U)**: Se trata de puntos que van desde un borde al otro y posteriormente retornan al borde inicial (ida y vuelta), donde los dos cabos de la herida se anudan en el mismo borde. Existen tres tipos:

  - *Punto de colchonero horizontal*: es una sutura que ofrece una adecuada eversión de borde, y se emplea en áreas en las que la dermis es gruesa (planta del pie, palma de la mano, espalda, etc.).
  - *Punto de colchonero horizontal semienterrado*: habitualmente utilizado en bordes quirúrgicos de diferente grosor, o para la sutura de esquinas de heridas.
  - *Punto de colchonero vertical*: es un tipo de sutura empleada en áreas de piel laxa (codo, dorso de la mano, etc.), en la que los bordes de la herida tienden a invaginarse. Este tipo de sutura oblitera espacios muertos y proporciona una adecuada eversión.

37

Suturas continuas

Son un tipo de suturas que están contraindicadas en heridas muy contaminadas o en las que existe sospecha de infección, fundamentalmente porque no facilitan el drenaje de la herida. No se pueden retirar los puntos en diferentes momentos o sesiones, deben quitarse conjuntamente el mismo día. Además, los puntos ofrecen mayor dificultad en su retirada.

- ***Sutura continua simple.*** Es una sutura que no se emplea mucho en cirugía menor porque es difícil fijar una tensión adecuada y no siempre se obtiene una eversión óptima de los bordes. Consiste en una sucesión de puntos mediante un doble nudo, uno inicial y el otro al final.

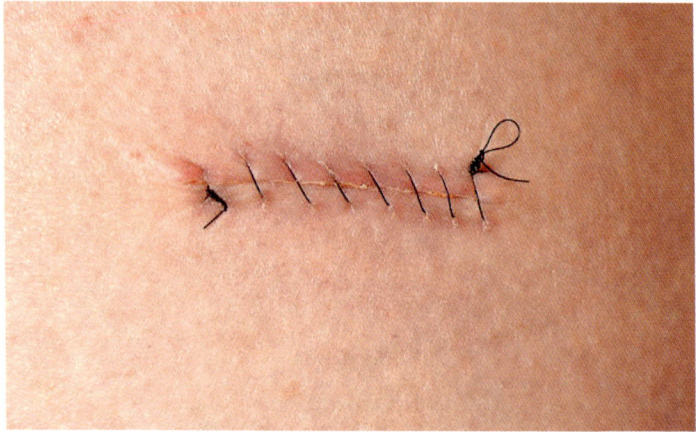

Imagen 1.12

Sutura continua simple

- ***Sutura continua intradérmica.*** Es un tipo de sutura que se realiza sin necesidad de atravesar la piel, ofreciendo un resultado estético muy aceptable debido a que no se producen las cicatrices por marcas de puntos. Es un tipo de sutura que se emplea en heridas en las que la sutura se va a mantener bastante tiempo (>15 días), siempre que no exista tensión en la herida. La técnica consiste en realizar la sutura en la dermis de manera horizontal a lo largo de toda la herida. En los extremos de la herida, la sutura puede anudarse en el interior (*sutura intradérmica no extraíble*); en este caso el material de sutura debe ser hilo reabsorbible; o puede anudarse en el exterior de la herida atravesando la piel (*sutura intradérmica extraíble*), en cuyo caso el material de sutura será hilo no reabsorbible monofilamento.

En la técnica de sutura con hilo es muy importante el manejo del portaagujas y la propia aguja; sin embargo, es fundamental el anudado del hilo para la fijación del punto. Existen 2 modalidades: el anudado instrumental y el manual.

Anudado manual

Se utiliza cuando el manejo del portaagujas es complicado (cavidades, etc.) o cuando la sutura está sometida a mucha tensión. En cirugía menor esta técnica también se emplea para anudar las ligaduras. Existen diferentes formas de realizar el anudado manual (zapatero, etc.).

Anudado instrumental

Este tipo de anudado se realiza utilizando el portaagujas (en el caso de las agujas curvas). El nudo instrumental es la técnica de elección en cirugía menor cuando se trata de heridas superficiales y de fácil acceso. Ofrece una precisión en la sutura, necesitando una menor cantidad de material. El anudado que debe realizarse es el denominado **nudo de cirujano**, en el que a una lazada doble le siguen varias simples. En el nudo de cirujano, la seguridad y estabilidad radican en la lazada doble, evitando que el nudo se deshaga conforme se acometen las siguientes lazadas. En el nudo de cirujano deben realizarse varios pasos:

I. Coger con la mano izquierda el hilo de la sutura que trae la aguja. Con la mano derecha ha de cogerse el portaagujas. Deben darse dos lazadas alrededor de la parte distal del portaagujas, rodeándolo completamente en 2 ocasiones consecutivas.

II. Coger mediante el portaagujas el extremo corto del hilo y pasarlo a través de las dos lazadas.

III. Posteriormente, tirar de los dos extremos con el fin de aproximar los bordes de la herida y apretar el nudo. En el momento de bajar el nudo es recomendable cruzar los cabos para conseguir un nudo plano.

IV. Liberar el extremo corto del hilo y realizar una nueva lazada, en esta ocasión simple y en dirección contraria.

V. Nuevamente coger el extremo corto del hilo y debe pasarse a través de la lazada.

VI. Posteriormente, tirar de los dos extremos hasta que el nudo pueda contactar con el anterior.

VII. Repetir los citados pasos, alternando la dirección en cada nueva lazada.

39

Si se trata de hilo multifilamento (seda, por ejemplo), con tres lazadas es suficiente (la primera doble y las dos siguientes simples). En los casos de monofilamento (polipropileno, nailon, etc.), en aras de mejorar la seguridad del nudo, es recomendable hacer una lazada adicional. Cabe destacar que los nudos deben situarse en uno de los bordes de la herida, no encima de la incisión. El nudo en un lateral de la herida afectará menos a la cicatrización, favorecerá la visualización de la herida y facilitará la retirada de puntos.

BIBLIOGRAFÍA

Arribas-Blanco JM *et al. Suturas básicas y avanzadas en cirugía menor (III)*. Semergen 2002;28(1): 89-100.

Blanco-Zapata RM, López-García E, Quesada Ramos C. *Guía de actuación para la prevención y cuidados de las úlceras por presión*. Osakidetza, 2017. ISBN: 978-84-944367-2-7.

Bellido-Vallejo JC. *Cuaderno enfermero sobre cirugía menor, heridas y suturas*. Ilustre Colegio Oficial de Enfermería de Jaén. ISBN: 978-84-690-4691-3.

Cogen AL, Nizet V, Gallo RL. *Skin microbiota: a source of disease or defence?* Br J Dermatol. 2008 ;158(3): 442-455.

García-Fernández FP, Soldevilla Agreda JJ, Torra i Bou JE. *Atención integral de las heridas crónicas*, 2.ª edic. ISBN: 978-84-608-5924-6.

Gibson D, Cullen B, Legerstee R, Harding KG, Schultz G. *MMP made easy*. Wounds International 2009; 1(1). Disponible en http://www.woundsinternational.com

Guarín-Corredor C, Quiroga-Santamaría P, Landínez-Parra NS. *Proceso de Cicatrización de heridas de piel, campos endógenos y su relación con las heridas crónicas*. Rev Fac Med 2013; 61(4): 441-448.

Lasa I, del Pozo JL, Penadés JR, Leiva J. *Biofilms bacterianos e infección*. Anales Sistema Sanitario de Navarra 2005; 28(2): 163-175.

Llagostera-Pagès M. *Cuidados de la piel*. Atención Primaria. 2006;38(2):65-71.

Levine JM. *The effect of oral medication on wound healing*. Adv Skin Wound Care. 2017;30(3):137-142.

Lucha-Fernández V, Muñoz-Mañez V, Fornes-Pujalte B, Garcia-Garcerá M. *La Cicatrización de las Heridas*. Enfermería dermatológica, 2008; 2(3): 8-15.

Lucha-Fernández V, Muñoz-Mañez V, Fornes-Pujalte B, García-Garcerá M. *La cicatrización de las heridas*. Enfermería dermatológica 2008; 3:8-15.

Marcano ME, González F. *Barrera cutánea*. Dermatología Venezolana 2006; 44(2): 5-12.

Martínez-Murillo C. *Mecanismos de activación de la coagulación*. Rev Med Inst Mex Seguro Soc 2006; 44 (Supl 2): 51-58.

Mateusz S. Wietecha MS. *Activin-mediated alterations of the fibroblast transcriptome and matrisome control the biomechanical properties of skin wounds.* NATURE COMMUNICATIONS ,2020; 11:2604.https://doi.org/10.1038/s41467-020-16409.

Muñoz MJ. *Hidratación cutánea.* OFFARM 2008; 27(11): 48-51.

Page-McCaw A, Ewald AJ, Werb Z. *Matrix metalloproteinases and the regulation of tissue remodelling.* Nat Rev Mol Cell Biol 2007; 8(3): 221-33.

Palomar-Llatas F *et al.* *Prevalencia de envejecimiento cutáneo crónico (dermatoporosis) en ancianos institucionalizados de centros sociosanitarios de Valencia.* Enferm Dermatol. 2019; 13(38): 48-54. doi: 10.5281/zenodo.3575030.

Paniagua-Asensio ML. *Lesiones relacionadas con la dependencia: Prevención, clasificación y categorización.* Documentación clínica 2020. Documento reconocido de interés por la GNEAUPP.

Patiño LA, Morales CA. *Microbiota de la piel: el ecosistema cutáneo. Rev Asoc Colomb Dermatol.* 2013; 21:(2): 147-158.

Omar A, Wright JB, Schultz G, Burrell R, Nadworny P. *Microbial Biofilms and Chronic Wounds.* Microorganisms, 2017; 5 (9):1-15.

Orsted HL *et al.* *Normal Changes and Differences in Skin.* Wound Care Can. 2016; 14(1):10-12.

Orsted HL *et al.* Skin: *Anatomy, Physiology and Wound Healing.* Wound Care Can. 2018; Foundations of Best Practice for Skin and Wound Management, 1-26.

Rumbo-Prieto JM, Arantón-Areosa L, Cortizas-Rey JS. *Mapa microbiano de la piel humana: conociendo a nuestros huéspedes.* Enferm Dermatol. 2018; 12(34).

Rumbo-Prieto JM, Porto-Basoa CM. *Aplicaciones móviles que nos ayudan a proteger y cuidar la piel.* Enferm Dermatol. 2018; 12(34):35-39. DOI: 10.5281/zenodo.2528690.

Teller P, White TK. *Fisiología de la cicatrización de la herida: de la lesión a la maduración.* Surgical Clinics 2009; 89(3):599-610. (34).

Valencia-Gómez LE, Martel-Estrada SA, Vargas-Requena CL, Rodríguez-González CA, Olivas-Armendariz I. *Apósitos de polímeros naturales para regeneración de piel.* Rev Mex. de Ing. Biomed, 2016; 37 (3): 235-249.

Yew YW *et al.* *Topical treatments for eczema: a network meta-analysis (Protocol).* Cochrane Database of Systematic Reviews 2018, Issue 12. Art. No.: CD013205. DOI: 10.1002/14651858.CD013205.

TEMA 2. LESIONES CUTÁNEAS RELACIONADAS CON LA DEPENDENCIA (LCRD)

María José Gómez Zabala
Gorka Vallejo De la Hoz

Antes de la publicación del modelo teórico propuesto por García-Fernández *et al.* en 2014, diferentes tipos de lesiones eran definidas con un único término, **úlceras por presión (UPP)**. Sin embargo, a partir de la publicación del Documento Técnico de la GNEAUPP: *Clasificación-categorización de las lesiones relacionadas con la dependencia,* estas lesiones fueron clasificadas en relación al mecanismo de producción y denominadas de forma diferente. En cualquier caso, todas estaban englobadas bajo una denominación común: **Lesiones relacionadas con la dependencia**; entendiendo dependencia (parcial o total; permanente o transitoria), como un elemento común a todos/as los/as pacientes que padecían estas lesiones. Cabe destacar que, a partir de aquella nueva propuesta de diferenciación etiológica más precisa, ya que ofrecía definición, mecanismo de producción, características y categorización, los profesionales podían identificar correctamente las lesiones para prevenirlas y tratarlas adecuadamente.

Con la publicación de la 3.ª edición del citado documento técnico de la GNEAUPP en el 2021, este tipo de lesiones fueron denominadas **Lesiones cutáneas Relacionadas con la Dependencia (LCRD)**. De tal forma que el GNEAUPP define las LRCD como: *El daño de la piel y/o tejidos subyacentes que afecta a personas con limitación o pérdida (temporal o permanente) de la autonomía física, mental, intelectual o sensorial debido a la discapacidad, edad, proceso o enfermedad y que requieren de ayuda para sus actividades básicas.*

Cabe destacar que, en el nuevo documento técnico, han sido revisadas las definiciones de los diferentes tipos de lesiones (úlceras por presión y cizalla, lesiones cutáneas asociadas a la humedad, lesiones por roce-fricción, y las lesiones combinadas o mixtas) y ha sido añadido un nuevo tipo de lesión: los desgarros cutáneos.

2.1. ÚLCERAS POR PRESIÓN Y CIZALLA

Definición

De acuerdo al modelo teórico de García-Fernández *et al.*, el GNEAUPP define las **úlceras por presión (UPP)** como:

Una lesión localizada en la piel y/o el tejido subyacente por lo general sobre una prominencia ósea, como resultado de la presión, o la presión en combinación con las fuerzas de cizalla. En ocasiones, también pueden aparecer sobre tejidos blandos sometidos a presión externa por diferentes materiales o dispositivos clínicos.

Etiopatogenia

La principal causa de las UPP es la **presión mantenida** entre dos planos duros, la estructura ósea del individuo y la superficie externa o el dispositivo sobre la que apoya (colchón, sillón, dispositivos clínicos, etc.); provocando una hipoperfusión de los tejidos secundaria a la oclusión de los vasos por aplastamiento. El **daño** resultante será directamente proporcional al **nivel de presión ejercido** y al **tiempo** de exposición a la presión.

El valor de referencia de **presión son 20 mmHg**. A partir de esa presión se produce una oclusión capilar y se origina un proceso isquémico si la presión ejercida es de 70 mmHg y se mantiene durante dos horas.

Las áreas corporales que permanecen apoyadas superan la presión de 20 mmHg, sobre todo cuanto mayor cercanía existe de una prominencia ósea. El cuerpo se reposiciona y se produce una **hiperemia reactiva** (reperfusión de los tejidos tras un periodo de isquemia). Sin embargo, si la presión se mantiene, el proceso isquémico se prolongará produciendo necrosis tisular.

Además de la presión directa (perpendicular), pueden generarse fuerzas de cizalla de tipo tangencial, que ocasionan una disminución de flujo sanguíneo venoso y arterial en planos superficiales o profundos, pudiendo disminuir el flujo entre un 20 % y un 40 %.

Al daño directo producido por estas fuerzas, se pueden añadir los daños indirectos, tales como: la acción de los radicales libres de oxígeno, los elementos tóxicos que se forman en la reperfusión tras un periodo de hipoxia/anoxia tisular, la dificultad en la circulación linfática, la eliminación de sustancias de desecho, etc.

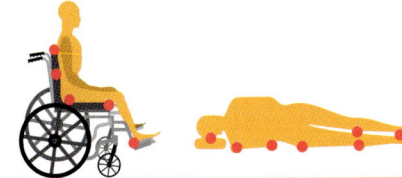

ÚLCERAS POR PRESIÓN
Y LESIÓN MEDULAR @CREATIVE_NURSE

Las úlceras por presión (UPP) son una complicación grave y frecuente producidas por la falta de sensibilidad y movilidad. Es muy importante su prevención, ya que su aparición puede ocasionar cambios importantes en el estilo y calidad de vida.

QUÉ LO CAUSA

CÓMO SE PREVIENE

QUÉ LO CAUSA		CÓMO SE PREVIENE
Inmovilidad prolongada en cama y/o silla		Pulsiones durante la sedestación **cada 15 min** Cambios posturales **c/2-3 horas** en cama
Calzado inadecuado		Usar calzado que no apriete y transpire
Falta de higiene y secado inapropiado de la piel		Higiene con jabón pH neutro No utilizar alcoholes
Falta o uso inapropiado de cojín o colchón		Uso de cojines y colchones especiales para el manejo de la presión
Ropa ajustada y/o con costuras prominentes		Usar ropa de la talla adecuada Alimentación equilibrada
Exceso de humedad en zona perianal		Secado correcto Hidratación
Arrugas en la ropa		Evitar cubrecolchones o sábanas que se arruguen con facilidad

Infografía realizada por EnfermeriaCreativa.com para ASELME Asociación Española de Enfermería Especializada en la Lesión Medular Espinal

Fuente: Silvia Sánchez (www.enfermeriacreativa.com).

Imagen 2.1

Infografía «Úlceras por presión y lesión medular»

Factores predisponentes UPP

- **Factores intrínsecos:**

  —Edad.

  —Estado nutricional.

  —Alteraciones sensitivas.

  —Alteraciones respiratorias y circulatorias: disminución del aporte de oxígeno.

  —Movilidad: restricción moderada o grave por diferentes motivos.

  —Patologías que alteren la perfusión (diabetes, HTA, Insuficiencia Cardiaca Congestiva, etc.).

  —Tratamientos inmunosupresores.

- **Factores extrínsecos:**

  · Hábitos higiénicos inadecuados.

  · Humedad en el área anatómica sometida a presión.

  · Condiciones ambientales de la estancia (temperatura y humedad).

  · Superficies de apoyo inadecuadas, cuidados y dispositivos clínicos inadecuados.

Localizaciones más frecuentes

En **decúbito supino**: talones, dedos de los pies, coxis, sacro, codos, omoplatos y zona occipital.

En **decúbito lateral**: hombros, codos, orejas, trocánteres, crestas ilíacas, costillas, caras laterales de las rodillas, lateral del pie y dedos.

En **sedestación**: talones, isquiones, coxis, sacro, codos, omoplatos, zona occipital.

En **decúbito prono**: dedos de los pies, rodillas, genitales masculinos, área púbica, crestas ilíacas, costillas, mamas, pabellón auricular, pómulos, nariz y frente.

Localizaciones especiales relacionadas con dispositivos (boca, fosas nasales, cara, orejas, etc.).

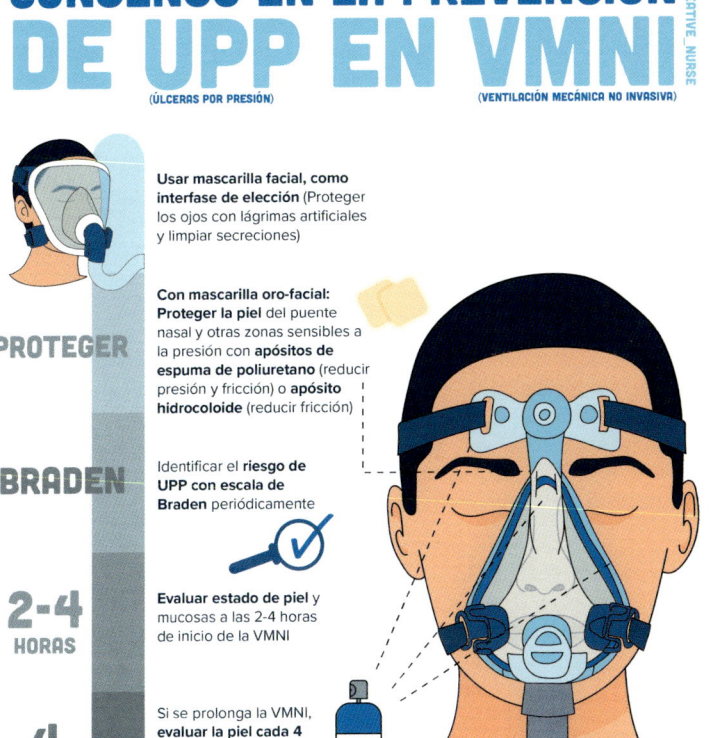

Fuente: Silvia Sánchez (www.enfermeriacreativa.com) y Francisco José Clemente (www.enfermeriarespira.es).

Imagen 2.2

Infografía «Consenso en la prevención de UPP en VMNI»

Características clínicas

Las UPP son producidas desde fuera hacia dentro cuando las fuerzas principalmente son de presión; sin embargo, si estas fuerzas se combinan con las de cizalla, las lesiones normalmente evolucionan de dentro hacia afuera, ya que el daño de los tejidos se genera en planos más profundos.

En relación a la **forma de la UPP**, si el factor causante es la presión, las lesiones tienen formas redondeadas u ovaladas, perpendiculares a una prominencia ósea. Si el factor causante es la cizalla, por su parte, las lesiones tienen una forma más irregular y tienden a presentar un doble eritema; el segundo más oscuro y dentro del primero. En este caso suelen estar localizadas a unos 30-45° de una prominencia ósea de la lesión. También pueden generarse tunelizaciones y/o cavitaciones.

La localización anatómica de la lesión es la que determinará la profundidad de la úlcera por presión de esta categoría. En el occipital, la oreja, el puente de la nariz y el maléolo, por ejemplo, que el tejido subcutáneo (adiposo) es inexistente, las úlceras son de poca profundidad. Sin embargo, en áreas en las que el tejido adiposo es abundante, pueden producirse úlceras por presión categoría III de gran profundidad.

Categorización-clasificación

Sistema de **clasificación de las úlceras por presión del GNEAUPP**:

Categoría I. Eritema no blanqueante

Piel intacta con eritema no blanqueante de un área localizada, habitualmente sobre una prominencia ósea, aunque también pueden producirse sobre tejidos blandos sometidos a presión externa relacionada con diferentes dispositivos. El área afectada puede ser dolorosa, suave, firme, más fría o más caliente, en relación a los tejidos adyacentes.

En personas con tonos de piel oscuros este eritema puede ser de difícil detección, es por ello que se hace necesario valorar la induración, el edema y los cambios de temperatura.

Categoría II. Úlcera de espesor parcial

Pérdida de espesor parcial de la dermis que se presenta como una úlcera abierta, de escasa profundidad, sin presencia de esfacelos y con lecho normalmente rojo/rosado.

Las lesiones de esta categoría pueden confundirse con otras lesiones, tales como las relacionadas con la humedad o la fricción. Una valoración exhaustiva ayuda a diferenciarlas; la presencia de maceración las decanta hacia lesiones por humedad, mientras que la presencia de flictenas puede indicar lesiones por fricción, si bien pueden existir lesiones combinadas.

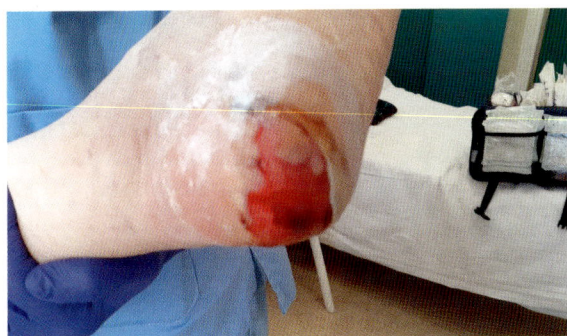

Imagen 2.3
Úlcera por presión, categoría II

Categoría III. Pérdida total de grosor de la piel

Pérdida completa del tejido dérmico. El tejido adiposo subcutáneo puede ser visible, pero los tendones, músculos y los huesos no están expuestos.

Estas lesiones pueden presentar esfacelos y/o tejido necrótico (húmedo o seco), permite visualizar la profundidad de la lesión, aunque en ningún caso existe exposición tendinosa, muscular ni ósea. Pueden presentar tunelizaciones y/o cavitaciones.

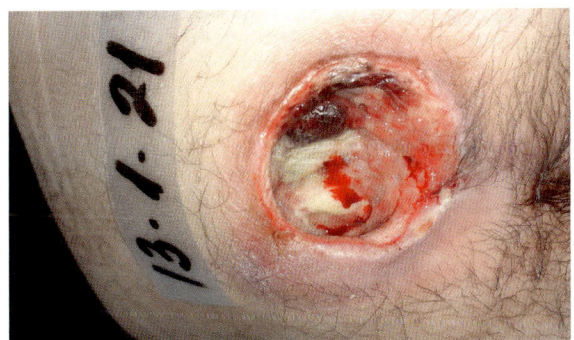

Imagen 2.4
Úlcera por presión, categoría III

47

Categoría IV. Pérdida total del espesor de los tejidos

Pérdida total del espesor de los tejidos con exposición ósea, tendinosa o muscular.

Puede existir la presencia de esfacelos y/o tejido necrótico (húmedo o seco). Con gran frecuencia también pueden producirse tunelizaciones y/o cavitaciones.

La profundidad de la úlcera por presión de esta categoría está determinada por el tejido adiposo existente y la localización anatómica de la lesión. Las úlceras categoría IV pueden profundizar hasta el músculo y/o estructuras de soporte (fascia, tendón o cápsula articular), pudiendo dar lugar a una osteomielitis. El músculo o el hueso es visible o directamente palpable.

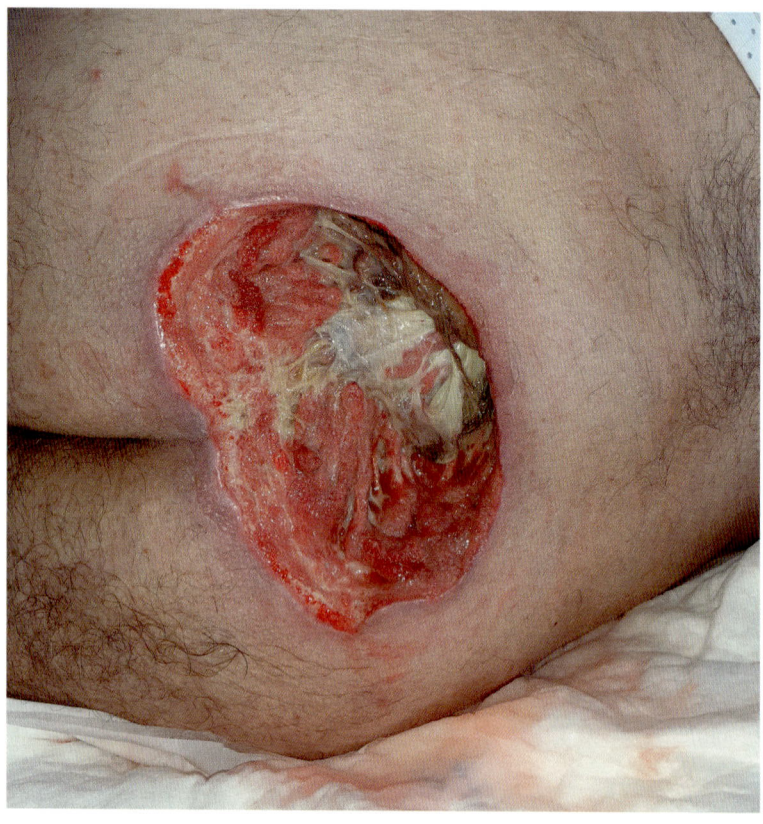

Imagen 2.5

Úlcera por presión, categoría IV

ÚLCERAS POR PRESIÓN

Clasificación de UPP NPUAP/EPUAP
@Creative_Nurse

Categoría I — ERITEMA NO BLANQUEABLE

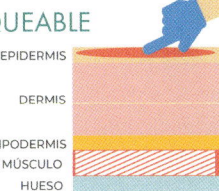

* Piel intacta con enrojecimiento no blanqueable
* La piel oscura pigmentada puedo no tener palidez visible
* Área dolorosa, firme, suave, más caliente o fría en comparación con el tejido adyacente

EPIDERMIS
DERMIS
HIPODERMIS
MÚSCULO
HUESO

Categoría II — ÚLCERA DE ESPESOR PARCIAL

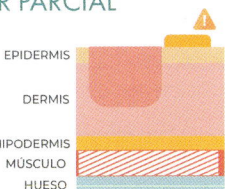

* Pérdida de espesor parcial de la dermis
* Úlcera abierta poco profunda, herida rojo-rosada, sin esfacelos ni hematomas
* Posible flictena o blister intacta llena de suero o rota
* No describe laceraciones, dermatitis asociada a incontinencia, maceración o excoriación

EPIDERMIS
DERMIS
HIPODERMIS
MÚSCULO
HUESO

Categoría III — PÉRDIDA TOTAL DEL GROSOR DE LA PIEL

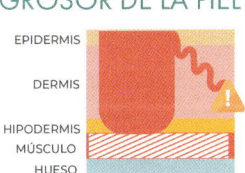

* Pérdida completa del tejido
* Posible grasa subcutánea visible y esfacelos
* Puede incluir cavitaciones y tunelizaciones
* El hueso o tendón no son visible o directamente palpable

EPIDERMIS
DERMIS
HIPODERMIS
MÚSCULO
HUESO

Categoría IV — PÉRDIDA TOTAL DEL ESPESOR DE LA PIEL

* Tejido con hueso expuesto, tendón o músculo visible
* Presenta esfacelos o escara
* Incluye cavitaciones y tunelizaciones
* Riesgo de osteomielitis u osteítis

EPIDERMIS
DERMIS
HIPODERMIS
MÚSCULO
HUESO

enfermeriacreativa.com

FUENTE: http://gneaupp.info/

Fuente: Silvia Sánchez (www.enfermeriacreativa.com).

Imagen 2.6

Infografía «Clasificación de UPP NPUAP/EPUAP»

49

Lesión de tejidos profundos

Lesión de un área específica de la piel generada por la deformación irregular que ocasionan las fuerzas de cizalla y habitualmente con una forma menos redondeada que el resto de las lesiones por presión. Generalmente es visible un doble eritema, el segundo de tonalidad más oscura (de color púrpura o marrón) y dentro del primero. Estas lesiones pueden estar localizadas a 30-45º de las crestas óseas. El área puede estar rodeada por un tejido doloroso, blando o firme, más frío o caliente que los tejidos adyacentes.

Inclasificable / sin clasificar

Pérdida completa del espesor de los tejidos. En este caso, la profundidad real de la úlcera no es conocida, debido a estar completamente cubierta por esfacelos (amarillos, verdes, grises, marrones) y/o placas de necrosis. La profundidad de la lesión no puede determinarse hasta que no son retirados del lecho y dejar expuesta la base de la lesión, si bien generalmente suelen coincidir con categoría III o IV.

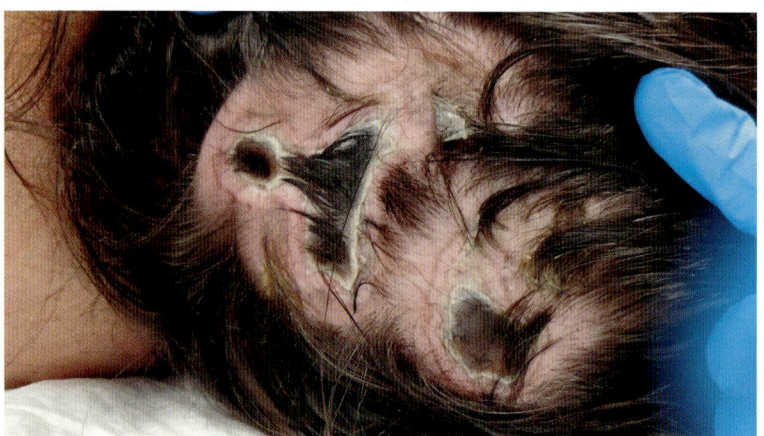

Imagen 2.7

Lesión inclasificable o no categorizable

En el proceso de cicatrización y curación de las úlceras no se emplea el sistema de categorización de forma inversa, ya que no revierten su categoría.

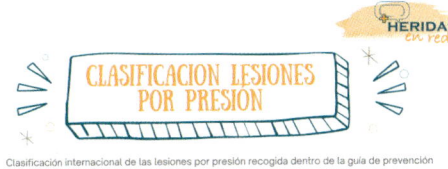

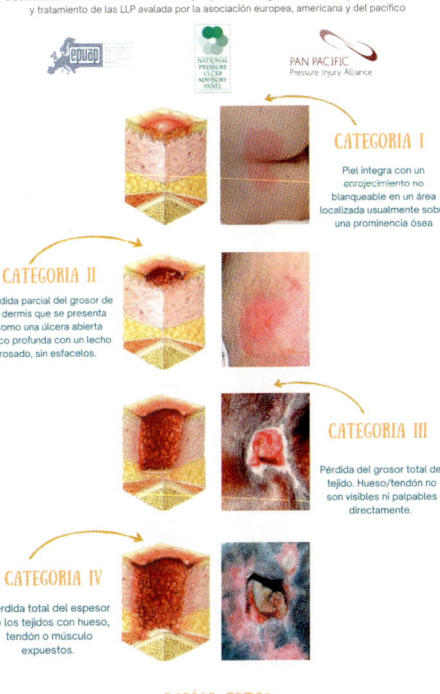

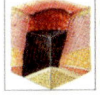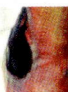
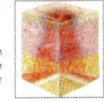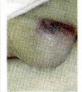

Fuente: www.heridasenred.com

Imagen 2.8

Infografía «Clasificación Lesiones por presión»

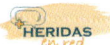

51

2.2. LESIONES CUTÁNEAS ASOCIADAS A LA HUMEDAD (LESCAH)

Introducción / definición

En el año 2005 se comenzó a diferenciar las lesiones por humedad de las lesiones por presión, incluidas hasta ese momento dentro de las UPP. Un grupo de expertos del **EPUAP** (grupo consultivo europeo de úlceras por presión) demostraron que tanto las características como el mecanismo de producción eran diferentes, constituyéndose desde ese momento como una entidad distinta:

> **LESCAH**: «La inflamación y/o erosión de la piel causada por la exposición prolongada/excesiva a la humedad, incluyendo orina, heces líquidas o exudado de las heridas.»

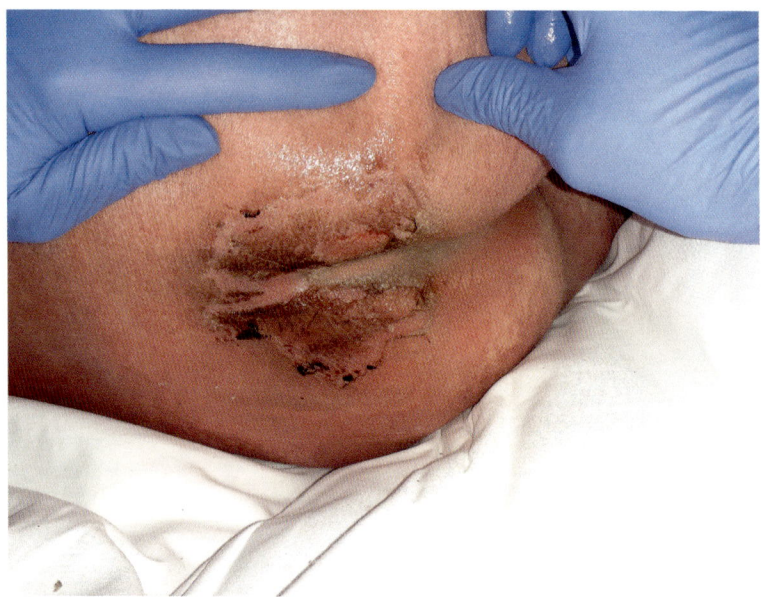

Imagen 2.9

Lesión cutánea asociada a la humedad

Pero, tal y como ocurre con las UPP, las lesiones cutáneas asociadas a la humedad, término actual, adoptado de la traducción del inglés *Moisture Associated Skin Damage (MASD)*, han sido definidas en diversas ocasiones y, además de haberse diversificado las fuentes de la humedad, se han considerado otros factores que pueden predisponer su aparición. Con todo ello, el **GNEAUPP define las LESCAH** como:

La lesión localizada en la piel (no suele afectar a tejidos subyacentes) que se presenta como una inflamación (eritema) y/o erosión de la misma, causada por la exposición prolongada (continua o casi continua) a diversas fuentes de humedad con potencial irritativo para la piel (por ejemplo, orina, heces, exudado de las heridas, efluentes de estomas o fístulas, sudor, saliva o moco).

Actualmente las lesiones por humedad se asocian mayoritariamente a lesiones por incontinencia, probablemente porque son las más frecuentes; pero como se describe en su definición, se presentan otras formas que también pueden producir daño sobre la piel.

Tipos de LESCAH

El Grupo Consultivo Nacional Americano de Úlcera por Presión establece seis tipos diferentes de lesiones cutáneas asociadas a la humedad:

1. **Dermatitis asociada a la incontinencia (DAI)**. Fuente de humedad: orina y/o heces líquidas.

2. **Dermatitis intertriginosa o por transpiración**. Fuente de humedad: sudor.

3. **Dermatitis perilesional** asociada al exudado. Fuente de humedad: exudado procedente de heridas.

4. **Dermatitis cutánea asociada al exudado.** Fuente de humedad: exudado no procedente de heridas (linfedema, etc.).

5. **Dermatitis periestomal**. Fuente de humedad: efluentes procedentes de ostomías (digestivas, urinarias etc.).

6. **Dermatitis por saliva o mucosidad.** Fuente de humedad: saliva, mucosidad.

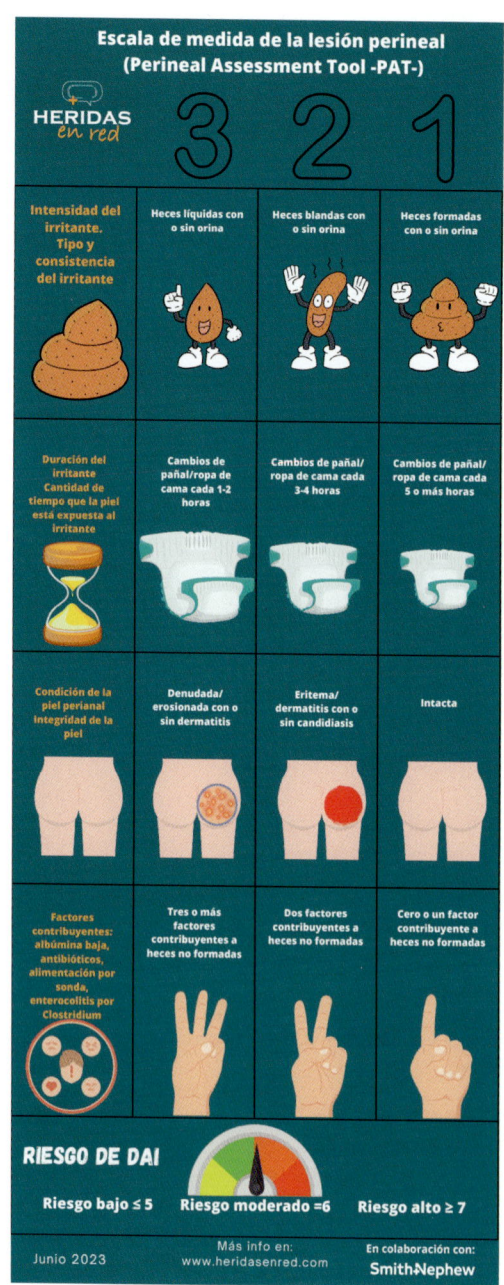

Fuente: www.heridasenred.com

Imagen 2.10

Infografía «Escala de medida de la lesión perineal»

Etiopatogenia

La **humedad** es el principal factor etiológico de este tipo de lesiones, pero se ha constatado que, para producir daño, precisa de la participación de otros factores causales. Cuando se expone la piel a la humedad (efluentes) de forma continua o casi continua, se producen cambios en la estructura y en las funciones de la piel, debido a la capacidad irritante de los citados efluentes. De esta forma, se ve alterada la barrera protectora de la piel, aumenta su fragilidad y el riesgo de ruptura.

Este proceso ocurre debido a:

- **Proceso de inflamación** (dermatitis): aumenta la permeabilidad de la piel, originando eritema, exudación, prurito o dolor.

- **Alcalinización de la piel**: el pH ácido cutáneo (5.4-5.9) y su acción protectora se alteran, facilitando el crecimiento de bacterias saprófitas y generando un desequilibrio de la flora normal. De tal forma que la irritación cutánea puede deberse a una modificación del pH (aumento) y/o a la proliferación de bacterias.

- **Alteración de la capa dermolipídica:** el aumento de la humedad incrementa el coeficiente de fricción, favoreciendo que la piel se agriete. Además, como consecuencia de los frecuentes lavados de los pacientes con incontinencia, la barrera de protección cutánea se ve alterada.

- **Fuerzas externas:** fuerzas de cizalla y/o fricción en pacientes encamados/as.

Características clínicas

Las **LESCAH** pueden presentarse como una inflamación de la piel sola o con infecciones y/o erosiones cutáneas asociadas. A veces no son identificadas hasta que no se visualiza una inflamación importante o se acompañan de maceración o erosión significativa.

Son lesiones generalmente superficiales, independientes a la presencia de prominencias óseas. La denudación se caracteriza por tener bordes irregulares, eritema importante y solución de continuidad. También existe la presencia de otros síntomas como dolor, prurito y ardor.

1. **Dermatitis asociada a la incontinencia (DAI)**: es la lesión por humedad de mayor prevalencia. Derivada del contacto de la piel con la orina y/o las heces, y su localización más frecuente es la zona perineal y genital.

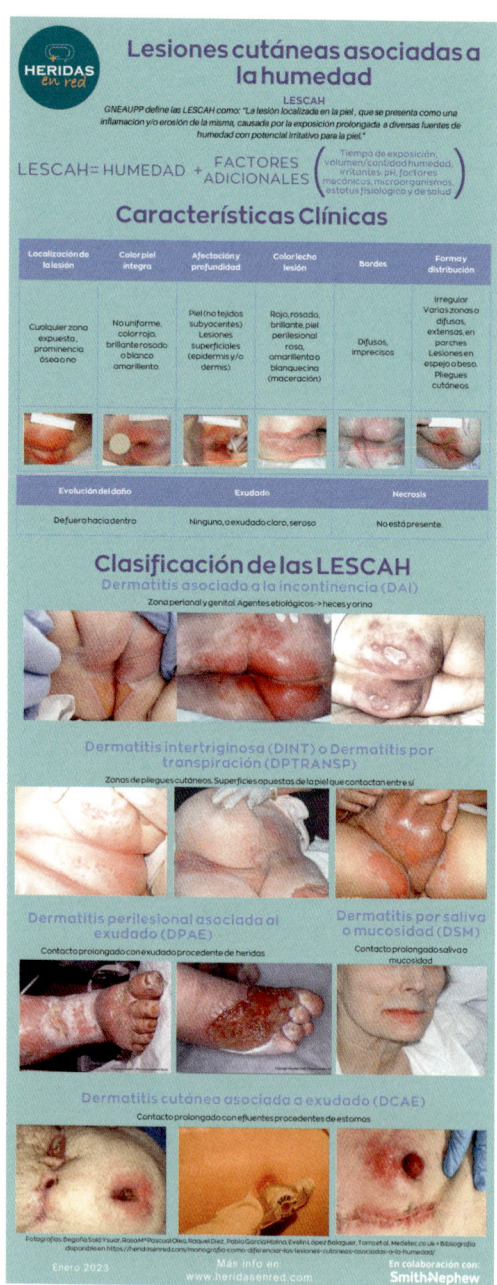

Fuente: www.heridasenred.com

Imagen 2.11

Infografía «LESCAH»

2. **Dermatitis intertriginosa o por transpiración:** ocasionada por la sudoración en pliegues cutáneos. También denominada dermatosis inflamatoria, producida por la humedad entre superficies enfrentadas, tales como las axilas, los pliegues en zonas inframamarias, inguinales, cuello, debajo de abdómenes prominentes, etc. En este tipo de afecciones, es frecuente la sobreinfección por hongos y bacterias.

3. **Dermatitis perilesional asociada al exudado:** ocasionada por el contacto (prolongado) del exudado procedente de las heridas en la piel perilesional.

4. **Dermatitis cutánea asociada al exudado:** el exudado que genera estas lesiones no proviene de las heridas, sino de otros procesos como el linfedema o la insuficiencia cardiaca, etc. Su localización puede observarse en extremidades inferiores o en el área del linfedema.

5. **Dermatitis periestomal:** Su origen son los efluentes derivados de las ostomías: orina, saliva, efluente intestinal, etc.

6. **Dermatitis por saliva o mucosidad:** procedente de las fosas nasales o boca.

Categorización-clasificación

Sistema de clasificación de las LESCAH del GNEAUPP:

Categoría I. Eritema sin pérdida de integridad cutánea

Piel íntegra con enrojecimiento de un área localizada. Puede ser o no blanqueante. Se clasifican en:

• *1A Leve-moderado* (piel rosada).

• *1B Intenso* (piel rosa oscuro o rojo).

Las lesiones de la categoría I pueden confundirse con lesiones por presión o fricción.

Categoría II. Eritema con pérdida de la integridad cutánea

Pérdida parcial del espesor de la dermis. Se trata de una lesión abierta de escasa profundidad con un lecho de coloración rojiza-rosada. Los bordes de la herida en ocasiones están macerados presentando una coloración blanco-amarillenta. Se clasifican en:

• **2A Leve-moderado** (erosión inferior al 50 % del total del eritema).

• **2B Intenso** (erosión igual o superior al 50 % del tamaño del eritema).

57

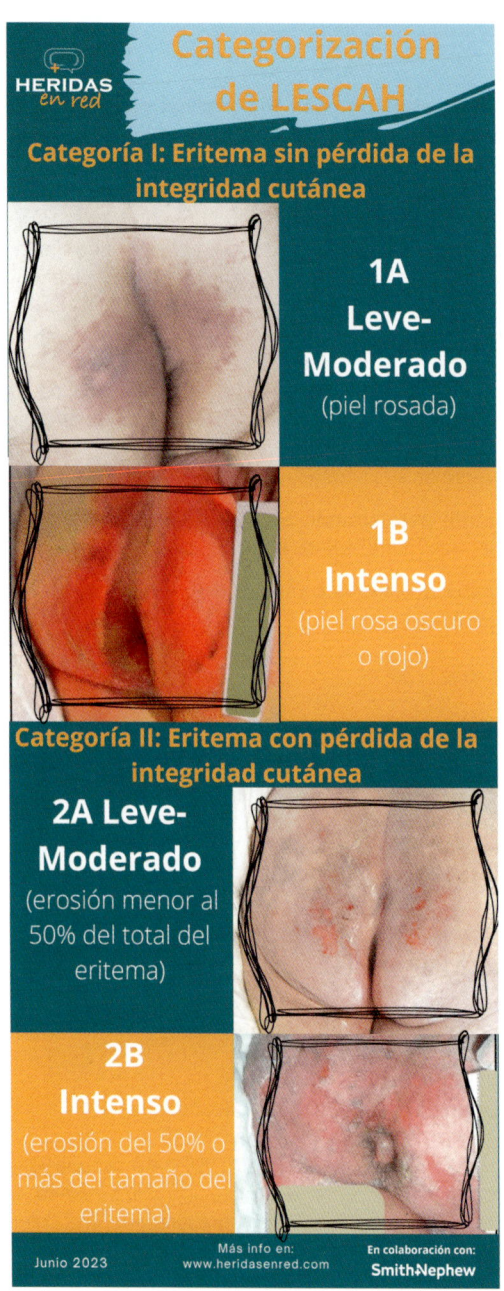

Fuente: www.heridasenred.com

Imagen 2.12

Infografía «Categorización LESCAH»

En las **LESCAH**, la afectación es superficial (epidermis y/o dermis). Este tipo de lesiones presentan bordes irregulares e imprecisos y tienen una forma irregular; pudiendo afectar a varias zonas extensas en parche, especulares o en beso. Fundamentalmente se producen en pliegues cutáneos. No es frecuente observar esfacelos, y el exudado (muy poco habitual), en caso de aparecer, es seroso. Respecto al pronóstico de este tipo de lesiones, si existen unos cuidados adecuados, suelen presentar una evolución favorable.

Por último, en relación a la sintomatología, cabe destacar la presencia de dolor, ardor, picor, hormigueo, quemazón, inflamación (con erosión o sin ella) y eritema. También puede apreciarse olor a orina u otros fluidos corporales. En ocasiones se producen infecciones de la piel secundarias, si bien no se aprecian tunelizaciones ni cavitaciones y la piel perilesional suele presentar signos de maceración.

2.3. LESIONES POR ROCE O FRICCIÓN

Definición

En las **lesiones por roce o fricción (LF)** el factor etiológico es la fricción o el roce. Fueron descritas como una lesión diferente a las UPP a partir del 2011, siendo definidas en el modelo teórico de García-Fernández *et al.* como:

> La lesión localizada en la piel (no suele afectar a tejidos subyacentes) provocada por las fuerzas derivadas del roce-fricción entre la piel del paciente y otra superficie paralela, que, en contacto con él, se mueven en sentido contrario.

Etiopatogenia

La causa principal de estas lesiones son las **fuerzas de rozamiento (roce) o fricción**. Estas fuerzas se originan entre dos planos que se mueven en sentido contrario, pero en la misma dirección; de tal forma que la piel del paciente se opone al movimiento de la otra fuerza (la sábana, la cama, el sillón, dispositivos clínicos, férulas, etc.).

Según la *Ley de Rozamiento de Coulomb*:

> La fuerza de rozamiento máxima que puede existir entre dos cuerpos en contacto es directamente proporcional al valor de la fuerza de contacto entre ellos, pudiendo establecerse pues un coeficiente de fricción (unidad de medida de la cantidad de fricción existente entre dos superficies).

Es precisamente este coeficiente de fricción el verdadero responsable del origen de estas lesiones y está directamente relacionado con las propiedades de las superficies de contacto, además de la humedad y la temperatura ambiental y de la piel.

Condicionantes del coeficiente de fricción

Características del material de las superficies: a mayor aspereza mayor coeficiente de fricción.

Humedad ambiental: induce la sudoración del paciente y la aumenta la humedad de la piel, incrementando el coeficiente de fricción.

Humedad cutánea: eleva el coeficiente de fricción al generarse una mayor adherencia de la piel.

En las **LF** las fuerzas ejercidas son paralelas, no son perpendiculares ni tangenciales, motivo por el que no se origina oclusión de los vasos ni se genera isquemia tisular. Se origina una lesión parecida a una quemadura (abrasión), derivada de la energía calorífica producida.

Cabe reseñar que existen **dos tipos de fuerzas de fricción:**

- **Fricción dinámica:** fuerza que ofrece resistencia al movimiento entre dos cuerpos que están en contacto; por ejemplo, en un/una paciente encamado/a el roce de talones con las sábanas.

- **Fricción estática:** fuerza que se opone al comienzo del movimiento (deslizamiento de un/una paciente en la cama que tiene el cabecero elevado).

Localizaciones más frecuentes de las LF

Son lesiones que pueden producirse en cualquier área anatómica sometida a fricción, con independencia de que haya o no una prominencia ósea. Las localizaciones más habituales son los maléolos, talones, espalda (escápula), glúteos y sacro.

Existen dos situaciones en las que es más frecuente que se puedan producir lesiones por fricción. Una de ellas es cuando se sube o incorpora a un paciente encamado hacia arriba o en un cambio postural sin que se separe de la superficie con la que está en contacto (sábana, cama, etc.). Y la otra es cuando el/la paciente se encuentra sentado/a en la cama con el cabecero elevado (semisentado o en posición de Fowler) o sentado en el sillón y el/la paciente se va deslizando hacia abajo, ocasionando un roce entre la superficie de contacto y la piel.

Si en las citadas situaciones la piel del paciente no se desliza y queda adherida, la fuerza dominante sería la cizalla. En tal caso, la lesión que se puede producir es de tejidos más profundos o una lesión combinada fricción/cizalla.

A continuación, se describen otras situaciones que pueden dar lugar a una LF:

- Roces derivados del uso de pañales.
- Ocasionados por los dispositivos de contención mecánica.
- En los glúteos, cuando se coloca o retira la cuña.
- Al realizar la higiene del/a paciente de forma inadecuada, si se frota con demasiada intensidad.
- Mediante algunos dispositivos clínicos.
- Etcétera.

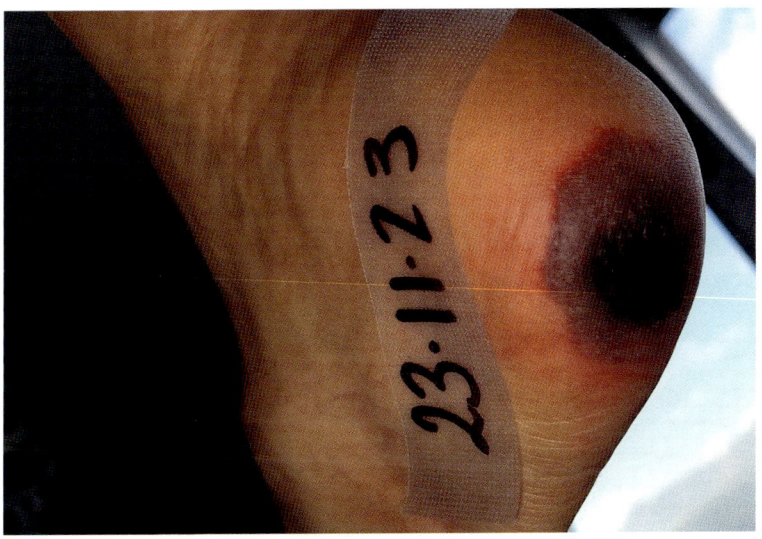

Imagen 2.13

Lesión por roce o fricción

Características clínicas

Existen tres formas clínicas diferenciadas:

- **Eritema de forma lineal:** no palidece a la presión, sigue los planos de deslizamiento y en esta fase puede confundirse con UPP Categoría I.
- **Flictena:** vesícula o ampolla (dependiendo de su tamaño), hecho que determina que el origen es la fricción.
- **Úlcera**: es una lesión abierta con pérdida de sustancia, derivada de la ruptura de la flictena.

61

Clasificación-categorización de las LF según el GNEAUPP

Categoría I. Eritema sin flictena

La piel está intacta, aunque presenta enrojecimiento no blanqueante localizado. Generalmente el eritema sigue los planos de deslizamiento, presenta formas lineales y la lesión se localiza en zonas sometidas a fricción. El área puede ser dolorosa, puede presentar edema y tener una temperatura superior a la de los tejidos adyacentes. Puede confundirse con úlceras por presión en esta fase. El eritema de esta categoría puede ser difícil de identificar en personas con tonalidad de piel oscura.

Categoría II. Presencia de flictena

Flictena (denominada vesícula o ampolla, dependiendo del tamaño) que se mantiene intacta, sin solución de continuidad con contenido claro, indicativo de ser una lesión de la dermis superficial. La piel que conforma la flictena es de un espesor fino y de fácil retirada. En ocasiones se puede apreciar contenido hemático, si bien los tejidos subyacentes no están afectados. En estos últimos casos pueden confundirse con lesiones combinadas por presión/fricción, aunque es preciso señalar que la piel que recubre la flictena será más dura.

Categoría III. Lesión con pérdida de integridad cutánea

Lesión que se presenta como una úlcera abierta, de escasa profundidad, en la que se aprecia una pérdida parcial del espesor de la dermis. El lecho de la herida es rojizo-rosado, aunque pueden existir restos hemáticos. En la zona perilesional podrían quedar restos de la piel que cubría la flictena, mientras que los bordes pueden estar levantados y/o dentados.

En la LF es infrecuente la presencia de exudado, en cuyo caso es de carácter seroso, serohemático o de aspecto claro. En relación al pronóstico, si se aplican unos cuidados adecuados, la evolución es favorable. Y respecto a la sintomatología, puede existir aumento de la temperatura, dolor, edema, cambios de coloración, etc. No es frecuente la presencia de tunelizaciones o cavitaciones.

2.4. DESGARROS CUTÁNEOS

El GNEAUPP define los **desgarros cutáneos (DC)** como:

> La lesión localizada en la piel (no suele afectar a tejidos subyacentes) de origen traumático causada por fuerzas mecánicas, incluidas las originadas por la retirada de adhesivos potentes. La gravedad puede variar se-

gún la profundidad, pero con carácter general no se extiende más allá de la dermis e hipodermis.

En los DC habitualmente el **mecanismo etiológico** son los traumatismos que, en ocasiones, simplemente son micro **traumatismos**, tales como los producidos por la retirada de adhesivos (apósitos o esparadrapos). Estos traumatismos se producen **sobre pieles extremadamente frágiles**, y esto se debe, en parte, a la **dermatoporosis**, definida como el envejecimiento patológico de la piel. Cabe destacar que existen 2 tipos de dermatoporosis: primaria y secundaria. La primaria es la de mayor prevalencia y sus dos causas principales son la edad y la exposición solar crónica, por eso se observa en personas mayores. Sin embargo, la dermatoporosis secundaria se aprecia en personas de menor edad, se asocia al uso crónico de corticoesteroides tópicos o sistémicos y es de mayor severidad. Es preciso señalar que los tres marcadores de la dermatoporosis son: atrofia cutánea, púrpura senil y pseudo-escara blanca (se estiran y fracturan las fibras de colágeno dérmico sin ruptura macroscópica de la epidermis).

Características clínicas de los desgarros

El factor etiológico principal de los DC es el traumatismo sobre pieles extremadamente frágiles. Esta es la razón por la que habitualmente se presentan como un **colgajo cutáneo**, de menor o mayor profundidad, que sigue el trayecto del traumatismo. Por tanto, puede existir pérdida parcial o total de las capas más externas de la piel. Este colgajo puede quedarse en forma de *solapa,* pudiendo ser recolocado para cubrir de nuevo el lecho de la herida, si bien también puede existir una pérdida total de la misma.

En otras ocasiones, también puede presentarse como un hematoma cerrado (con sangre coagulada en su interior) o abierto (restos hemáticos que deben eliminarse para una correcta cicatrización).

Categorización

De acuerdo a la clasificación de la ISTAP (*International Skin Tears Advisory Panel*), el GNEAUPP propone la categorización de los desgarros cutáneos en:

- **Categoría 1: sin pérdida de piel.** Desgarro lineal o colgajo. En este caso, la solapa de la piel se puede reposicionar para volver a cubrir el lecho de la herida.
- **Categoría 2**: **pérdida parcial del colgajo.** El colgajo cutáneo no se puede recolocar para cubrir la totalidad del lecho do la herida.
- **Categoría 3**: **pérdida total del colgajo.** Pérdida total del colgajo cutáneo, que expone el lecho de la herida.

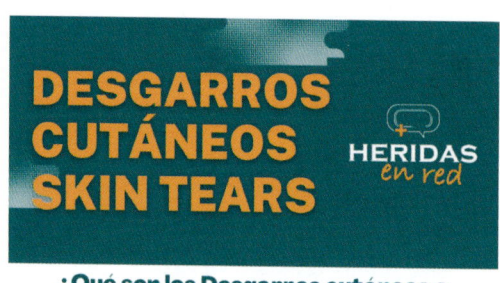

DESGARROS CUTÁNEOS SKIN TEARS

HERIDAS *en red*

¿Qué son los Desgarros cutáneos o Skin tears?

Heridas traumáticas producidas como resultado de la fricción o fuerzas de cizallamiento y fricción. Podemos clasificarlos a través del sistema ISTAP.

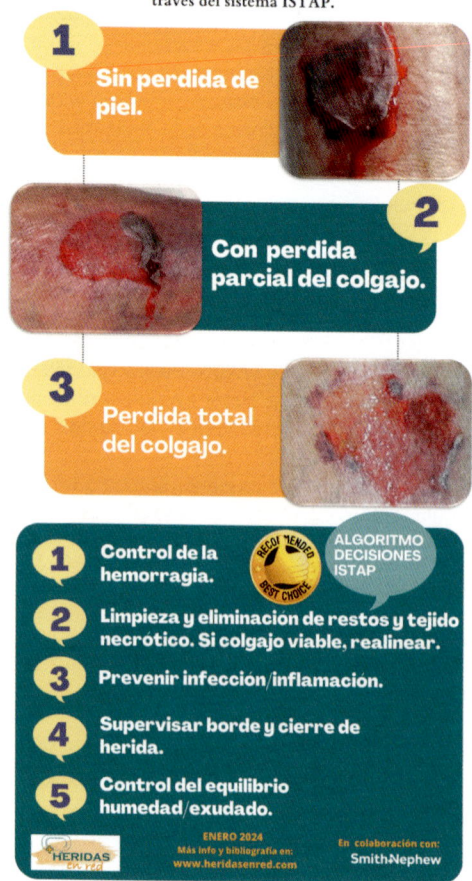

1 Sin perdida de piel.

2 Con perdida parcial del colgajo.

3 Perdida total del colgajo.

ALGORITMO DECISIONES ISTAP

1 Control de la hemorragia.

2 Limpieza y eliminación de restos y tejido necrótico. Si colgajo viable, realinear.

3 Prevenir infección/inflamación.

4 Supervisar borde y cierre de herida.

5 Control del equilibrio humedad/exudado.

RECOMMENDED BEST CHOICE

ENERO 2024
Más info y bibliografía en:
www.heridasenred.com

En colaboración con:
Smith&Nephew

HERIDAS en red

Fuente: www.heridasenred.com

Imagen 2.14

Infografía «Desgarros cutáneos»

64

2.5. LESIONES MIXTAS O COMBINADAS

Las **lesiones mixtas o combinadas** podrían definirse como aquellas ocasionadas por **dos factores etiológicos** de entre los anteriormente citados (presión, cizalla, humedad, roce-fricción, y desgarros), mientras que las lesiones multicausales (presentan más de dos factores causales). Este tipo de lesiones tienen una resolución de mayor complejidad, ya que su abordaje es más difícil.

El origen de estas lesiones deriva de la interacción simultánea de los diferentes factores etiológicos descritos, pudiendo ocasionar **diferentes tipos de lesiones**:

1. **Lesiones combinadas presión-fricción.**
2. **Lesiones combinadas humedad-presión.**
3. **Lesiones combinadas fricción-humedad.**
4. **Lesiones combinadas presión-desgarro.**
5. **Lesiones combinadas fricción-desgarro.**
6. **Lesiones multicausales,** en las que interactúan 3 o más factores causales de manera conjunta para generar una lesión.

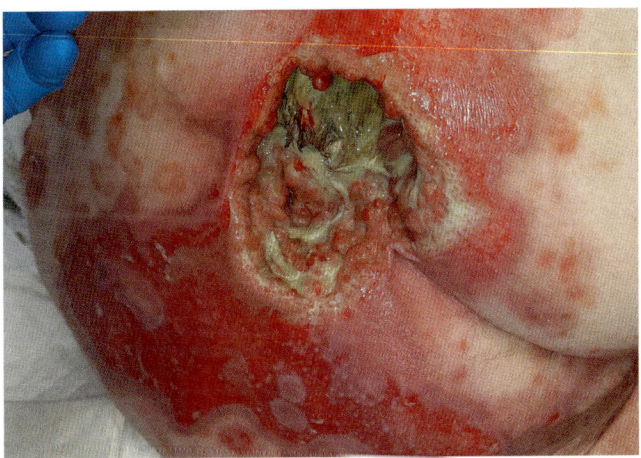

Imagen 2.15

Lesión combinada

Características clínicas

Las manifestaciones clínicas guardan relación con las características de los factores etiológicos, de tal forma que existen lesiones que aunarán las manifestaciones de dichos factores; hecho que dificulta su correcta identificación y diagnóstico.

65

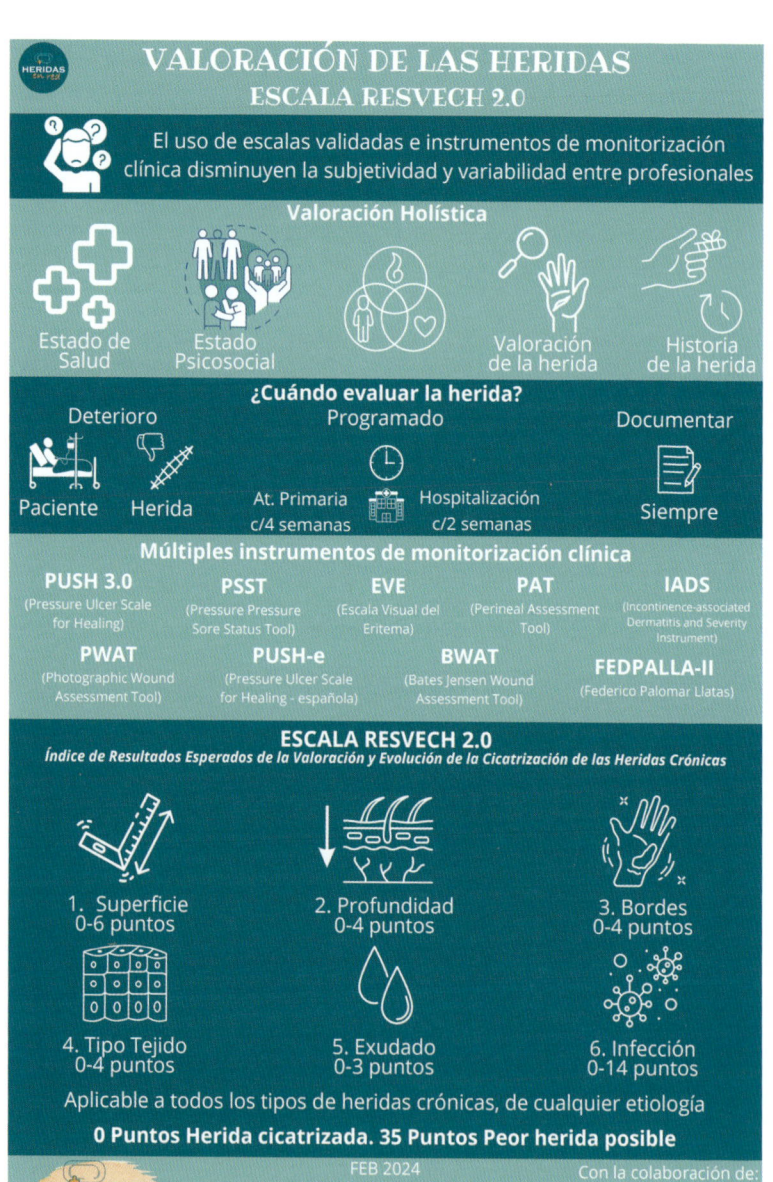

Fuente: www.heridasenred.com

Imagen 2.16

Infografía «Valoración de las heridas». Escala RESVECH 2.0

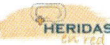
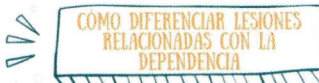

CÓMO DIFERENCIAR LESIONES RELACIONADAS CON LA DEPENDENCIA

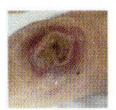

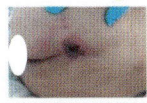

LESIONES POR PRESIÓN Y/O CIZALLA

Localizadas en la piel y/o tejido subyacente, generalmente sobre prominencias óseas, como resultado de la presión o de la presión combinada con las fuerzas de cizalla

Las causadas por **presión** son redondeadas u ovaladas y perpendiculares a una prominencia ósea. También pueden darse sobre tejidos blandos con la forma del dispositivo clínico.

Las originadas por **presión y la cizalla** son ovaladas y elongadas, desplazadas unos 45° de las prominencias óseas. Con piel íntegra, el color puede ser púrpura azulado y es frecuente el doble eritema.

LESIONES POR ROCE O FRICCIÓN.

No suelen afectar a tejidos subyacentes, provocadas por las fuerzas derivadas del roce-fricción entre la piel del paciente y otra superficie paralela.

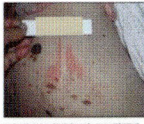

Carácteísticas clínicas :
- Eritemas de formas lineales, que no palidecen a la presión.
- Flictenas íntegras o rotas con contenido seroso o sanguinolento.
- Localizadas en cualquier zona sometida a rozamiento (espalda, glúteos, sacro, maléolos, talones...)

Características clínicas
- Superficiales de color rojo o rosado, no uniforme de distintas intensidades.
- Los bordes suelen estar macerados.
- Forma irregular, pueden ser extensas.
- Forma de espejo o beso.
- Pueden presentarse con o sin denudación en la piel.

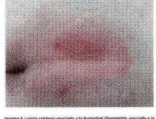

LESIONES CUTÁNEAS ASOCIADAS A LA HUMEDAD

Lesiones que no suelen afectar a tejidos subyacentes y que se presentan como un eritema y/o erosión de la misma, causadas por la exposición prolongada a diversas fuentes de humedad con potencial irritativo para la piel.

DESGARROS CUTÁNEOS

Lesiones provocadas por traumatismos (incluidas las originadas por la retirada de adhesivos ponentes) sobre una piel extremadamente frágil (dermatoporosis).

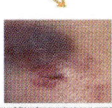

Características clínicas:
- Más frecuentes en brazos y piernas.
- Desgarros lineales o colgajos.
- Pueden presentar coágulo abierto o cerrado.

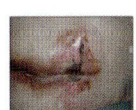

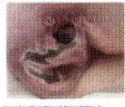

LESIONES MIXTAS O COMBINADAS

Lesiones en las que hay implicados dos o más factores causales y que tienen un abordaje mucho más difícil con capacidad de resolución mucho más compleja.

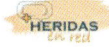
Marzo 2022
Más info en
www.heridasenred.com

En colaboración con:
Smith&Nephew

Fuente: www.heridasenred.com

Imagen 2.17

Infografía «Cómo diferenciar LRCD»

Categorización

La categorización de estas lesiones combinadas o mixtas es complicada debido a los diferentes factores etiológicos que intervienen. El GNEAUPP indica describir estas lesiones de la forma más detallada posible, dándole énfasis al factor etiológico predominante, si ha sido posible su identificación. Por ejemplo, si una lesión se describe como lesión humedad-presión de categorías I-II, indica que la categoría de la humedad es I y la categoría de la presión II.

Cabe indicar que las lesiones mixtas o combinadas no revierten su categoría, tal y como ocurre con las lesiones unicausales; de forma que no se les puede asignar una categoría e ir modificándola de acuerdo a su evolución o mejoría. Es recomendable monitorizarlas con instrumentos validados como, por ejemplo, la **escala RESVECH 2.0**. La escala Resvech contempla 6 categorías: dimensión (superficie) de la lesión, profundidad/tejidos afectados, bordes, tipo de tejido en el lecho de la herida, exudado, e infección/inflamación.

2.6. LESIONES INEVITABLES DE LA PIEL

En la conferencia de la NPUAP de 2017 se consensuó que existen, como mínimo, cuatro definiciones de **lesiones inevitables de la piel**, que se ocasionan al final de la vida diferenciadas de las UPP tradicionales:

- **Úlcera Terminal de Kennedy (UTK) o *Kennedy Terminal Ulcer* (KTU).**

- **Lesión tisular terminal de Trombley-Brennan (TB-TII).** Lesiones de aparición espontánea, rápida evolución en zonas de poca presión (pliegues, muslos, etc.).

- **Cambios cutáneos al final de la vida (SCALE):** cambios del color y de la integridad de la piel que, como consecuencia de los cambios que se producen al final de la vida, pueden aparecer síntomas de dolor localizado.

- **Fallo cutáneo o fracaso de la piel (SFK):** presenta deterioro de la piel (junto a las UPP y SCALE), derivado de la hipoxia de los tejidos relacionado con el deterioro fisiológico.

Úlcera Terminal de Kennedy (UTK)

Introducción

La úlcera de Kennedy es un subtipo de úlcera por presión, que se desarrolla fundamentalmente en pacientes que están próximos al final de su vida. Cabe señalar que estas lesiones comparten características con las úlceras por presión tradicionales. Karen Lou Kennedy, en 1983, pudo observar que algunos pacientes desarrollaban un tipo de úlcera por presión y que, tras su aparición, fallecían en un plazo aproximado de 2 semanas. Sin embargo, la primera descripción de la úlcera Terminal de Kennedy en el *National Pressure Advisory Panel* (NPUAP) data de 1989.

Etiopatogenia

La etiopatogenia de las UTK no está correctamente definida, si bien parece que el origen son problemas de perfusión sanguíneos derivados de una situación terminal.

En este proceso uno de los órganos que manifestarán el deterioro del/a paciente será la piel que recubre las prominencias óseas, mostrando el efecto perjudicial de la presión en un tiempo reducido. En esta situación, incluso con un adecuado aporte nutricional, los cambios posturales con una frecuencia de dos horas (con carácter preventivo) podrían no ser suficientes.

Características clínicas

Las características específicas de las UTK son:

- Inicio repentino.
- Progreso rápido.
- Localización más frecuente: brazos, codos y pantorrillas.
- Decoloración de la piel en forma mariposa, herradura o pera.
- Bordes irregulares.
- Coloración cambiante y variable desde el púrpura, rojo, amarillo, azul o negro.

Existen **dos tipos** de presentaciones; la **UTK clásica** definida por Kennedy y un subtipo de UTK más agresiva conocida como el *Síndrome 3:30*. Esta última variante fue denominada así en referencia a que cuando la enfermera realizaba la valoración de la piel por la mañana no observaba variaciones en relación al color e integridad de la piel, pero cuando examinaba nuevamente la piel a las 3:30 pm apreciaba una coloración negruzca que se había desarrollado en 6-8 horas. Respecto a la UTK clásica, se trata de una lesión de menor tamaño; ya que se trata de una mácula negra localizada en el glúteo de forma unilateral, cuya transformación en úlcera ocurre en unas 8 horas. Desde su aparición, el/la paciente habitualmente fallece en un tiempo máximo de 24 horas.

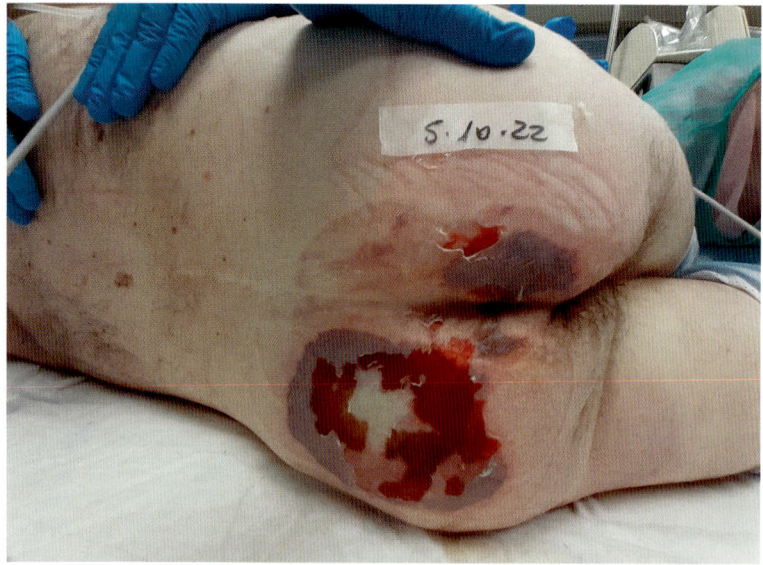

Imagen 2.18

Úlcera terminal de Kennedy

Diagnóstico

El diagnóstico de la UTK es complejo para los/as profesionales sanitarios/as, principalmente por la similitud de las UTK con otro tipo de lesiones. Sin embargo, un diagnóstico precoz facilita el manejo del dolor y mejora la comodidad y el confort en los últimos días de vida. De tal forma que se hace necesario que el personal sanitario, especialmente el de enfermería, tenga una formación adecuada para identificar y diagnosticar lesiones y alteraciones de la piel, con objeto de mejorar la calidad asistencial los últimos días de vida de los/as pacientes.

Tratamiento

Enfocar el tratamiento a la curación y al cierre de las UTK no es el objetivo terapéutico. El abordaje tiene que ser integral y paliativo; en el que la prioridad es el confort del/a paciente. Deben emplearse los apósitos adecuados que recomiendan las guías de práctica clínica (GPC) de UPP actualizadas, espaciando las curas, con objeto de disminuir el disconfort. En este sentido, también se evitarán técnicas agresivas, tales como el desbridamiento cortante, manteniendo las heridas cubiertas y protegidas en aras de prevenir infecciones.

Lesiones cutáneas por compromiso vital severo

Lesión Inevitable

"Aquella que se desarrolla aunque se haya evaluado la condición clínica del paciente y los factores de riesgo de las LPP; definido e implementado intervenciones que sean consecuentes con las necesidades y objetivos del paciente, y que estén formuladas con estándares de práctica reconocidos; haya monitoreado y evaluado el impacto de las intervenciones; y haya revisado estos enfoques según sea apropiado"

- Decúbito ominoso de Charcot
- Úlcera terminal de Kennedy (KTU)
- Cambios en la piel al final de la vida (SCALE)
- Lesión tejido terminal Trombley-Brennan (TB-TII)
- Fallo cutáneo (SFK)

2021 Marco conceptual para las lesiones cutáneas que se desarrollan en pacientes cuyas vidas están gravemente comprometidas o cuya muerte se espera en un corto periodo de tiempo

"Lesiones cutáneas por compromiso vital severo"

STOP *Pueden ocurrir incluso tomando las medidas preventivas estándar, catalogándose como lesiones impredecibles y por lo tanto inevitables*

Lesiones cutáneas por fracaso multiorgánico (LCFMO)

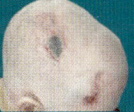

Hipoperfusión de origen sistémico
Secundaria a una enfermedad terminal
Fracaso de cualquier órgano vital, generalmente multiorgánico
Forma de pera, mariposa o herradura
Cambios en turgencia y color de la piel
Aparición de dolor
Diversas características y localizaciones
Aparición súbita, aún con cuidados adecuados
Cuidados paliativos, pacientes oncológicos como no oncológicos.

Lesiones cutáneas por vasoconstricción extrema (LCVE)

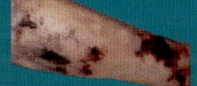

Hipoperfusión grave prolongada
Secundaria a una enfermedad crítica
Apariencia de lesiones por congelación en zonas distales
Eritemas o inflamaciones con induración
Evolucionan a zonas más blancas, duras y frías al tacto
Flictenas y en la última fase necrosis
Puede requerir amputación.
Muy dolorosas
Contexto de UCI

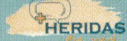

NOV 2023
Más info y bibliografía en:
www.heridasenred.com

Con la colaboración de:
Smith&Nephew

Fuente: www.heridasenred.com

Imagen 2.19

Infografía «Lesiones cutáneas por compromiso vital severo»

71

Cabe destacar que existen autores que han renombrado y reclasificado **las lesiones inevitables de la piel,** englobándolas en **lesiones cutáneas relacionadas con compromiso vital severo (SI-SLTS).** Las SI-SLTS podrían definirse como lesiones impredecibles y, por lo tanto, inevitables asociadas a una amenaza grave para la vida o incluso a la muerte inminente. En este sentido, este tipo de lesiones se clasifican en **Lesiones cutáneas asociadas con el síndrome de disfunción orgánica múltiple (SI-MODS) y Lesiones cutáneas asociadas con vasoconstricción severa (SI-SEV).**

Cabe señalar que las **SI-MODS** se desarrollan de forma rápida y repentina, progresando abruptamente de etapas superficiales a profundas, con cambios evolutivos en horas. El fallo de la piel como órgano, en el contexto de síndrome de disfunción orgánica múltiple, podría ser su principal mecanismo. La gravedad de las lesiones no está relacionada con los cuidados prestados al paciente. Las personas que padecen estas lesiones tienen un cuadro clínico irreversible por enfermedad terminal o porque están en proceso de morir. Muy raramente, estas lesiones pueden ocurrir en procesos potencialmente reversibles como el shock. Estas lesiones englobarían todas las características clínicas conocidas hasta ahora con diferentes denominaciones como KTU, TB-TTI, SCALE, *skin failure* (SFK), Síndrome 3:30 y *Charcot's decubitus ominosus.*

Por otra parte, las **SI-ESV** pueden aparecer en individuos que se encuentran en un estado clínico crítico e inestable (generalmente ingresados en la UCI) y presentan una vasoconstricción severa relacionada con su proceso de enfermedad (p. ej., shock); a veces exacerbada por la vasoconstricción ocasionada por varios fármacos (p. ej., noradrenalina). La isquemia crítica en las zonas distales de la piel, de diversa etiología, podría ser su principal mecanismo.

2.7. PREVENCIÓN Y CUIDADOS DE LAS LESIONES CUTÁNEAS RELACIONADAS CON LA DEPENDENCIA

La prevención constituye el mejor tratamiento, tanto en el caso de las UPP como en las LCRD; es por ello que se hace necesario establecer y seguir una sistemática de trabajo.

Valoración del riesgo

De acuerdo a las GPC es recomendable hacer una valoración de riesgo en el primer contacto con esa persona en el hospital, el centro sociosanitario o atención domiciliaria. Para realizar la valoración del riesgo de UPP existen varias **herramientas (escalas): Norton** (1962), **Braden** (1987) o **Emina** (2001).

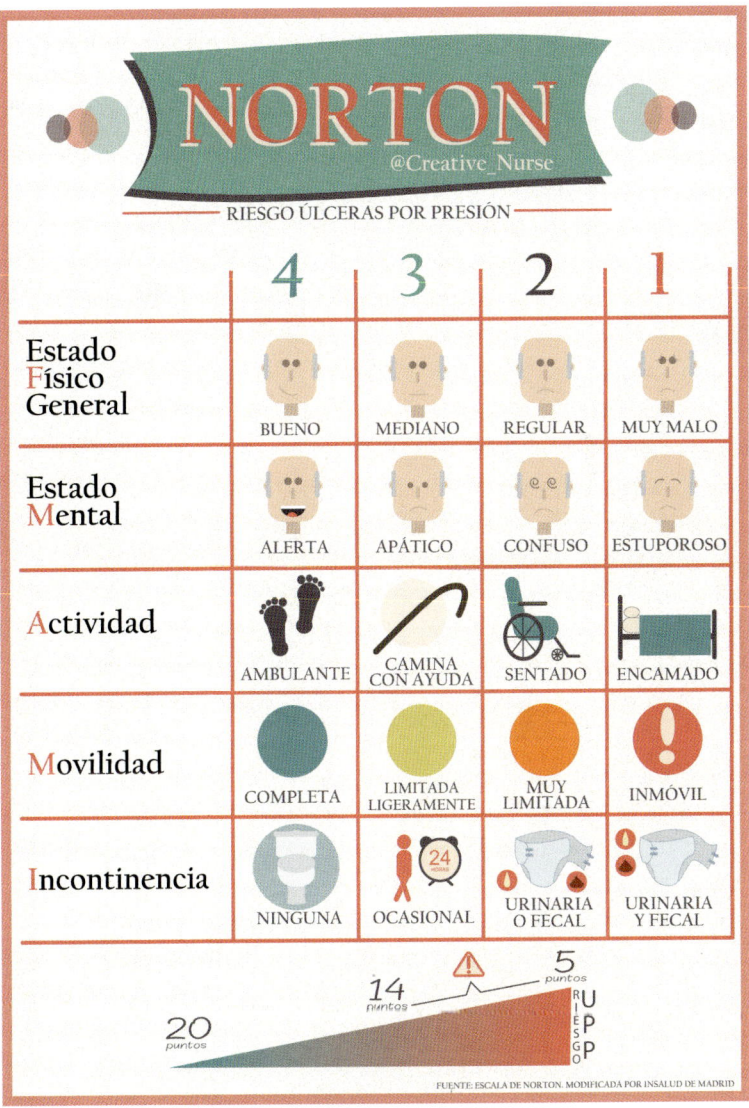

Fuente: Silvia Sánchez (www.enfermeriacreativa.com).

Imagen 2.20

Escala NORTON

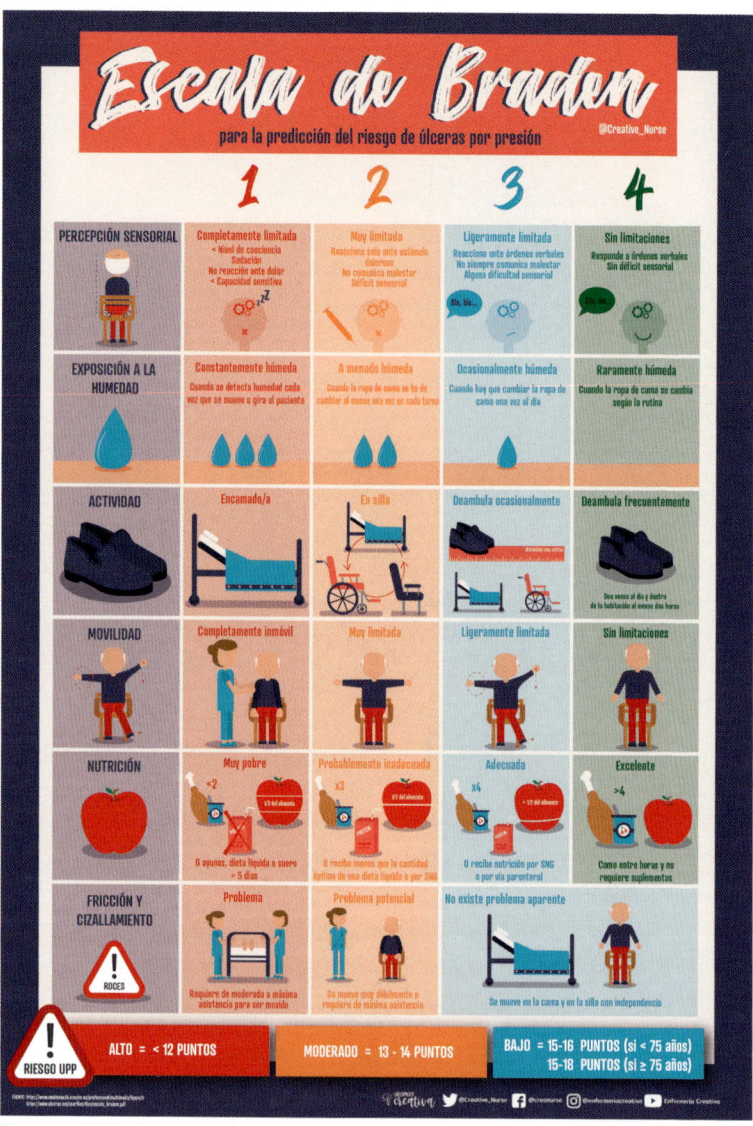

Fuente: Silvia Sánchez (www.enfermeriacreativa.com).

Imagen 2.21

Escala de BRADEN

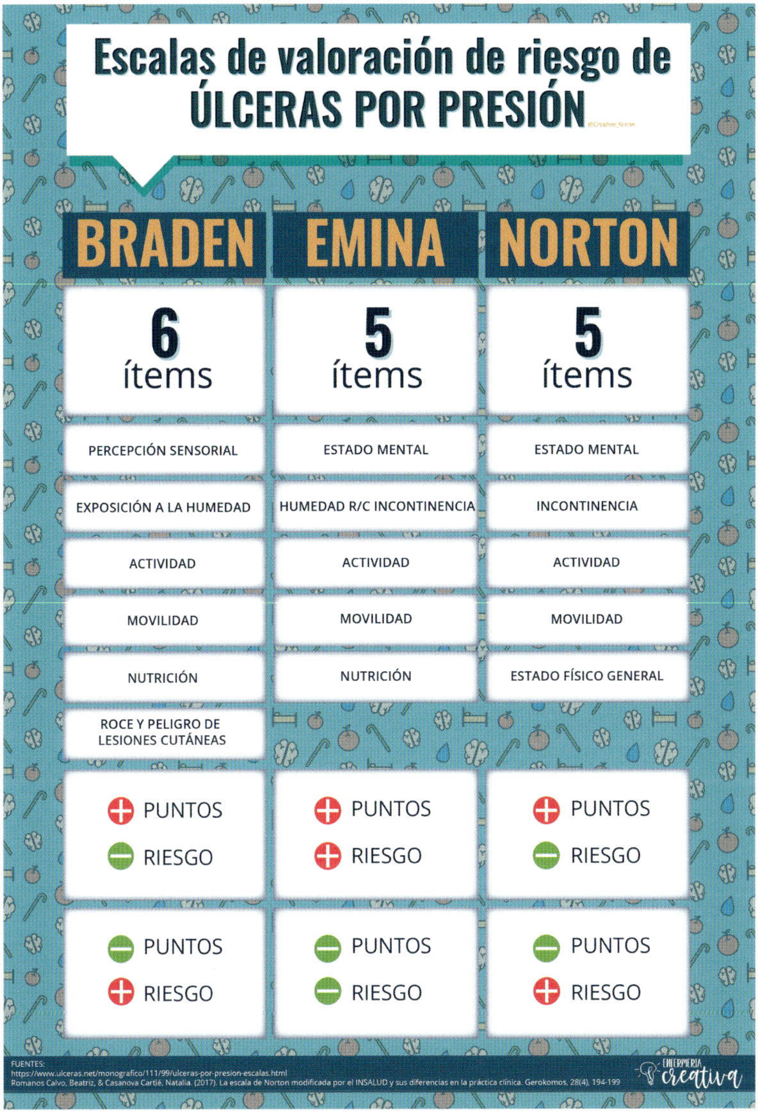

Escalas de valoración de riesgo de ÚLCERAS POR PRESIÓN

BRADEN

6 ítems

PERCEPCIÓN SENSORIAL

EXPOSICIÓN A LA HUMEDAD

ACTIVIDAD

MOVILIDAD

NUTRICIÓN

ROCE Y PELIGRO DE LESIONES CUTÁNEAS

➕ PUNTOS
➖ RIESGO

➖ PUNTOS
➕ RIESGO

EMINA

5 ítems

ESTADO MENTAL

HUMEDAD R/C INCONTINENCIA

ACTIVIDAD

MOVILIDAD

NUTRICIÓN

➕ PUNTOS
➕ RIESGO

➖ PUNTOS
➖ RIESGO

NORTON

5 ítems

ESTADO MENTAL

INCONTINENCIA

ACTIVIDAD

MOVILIDAD

ESTADO FÍSICO GENERAL

➕ PUNTOS
➖ RIESGO

➖ PUNTOS
➕ RIESGO

FUENTES:
https://www.ulceras.net/monografico/111/99/ulceras-por-presion-escalas.html
Romanos Calvo, Beatriz, & Casanova Cartié, Natalia. (2017). La escala de Norton modificada por el INSALUD y sus diferencias en la práctica clínica. Gerokomos, 28(4), 194-199

Fuente: Silvia Sánchez (www.enfermeriacreativa.com).

Imagen 2.22

Escalas de valoración de riesgo de UPP

Para la valoración de las LRD no hay tantas escalas como para las UPP. Existe la PAT (*Perineal Assessement Tool*), que permite la valoración del riesgo de desarrollar una dermatitis asociada a la incontinencia (DAI).

Cuidados de la piel

El objetivo principal de los cuidados es **mantener la integridad de la piel**; motivo por el que se debe examinar en el primer contacto con el/la paciente, así como de manera periódica, prestando especial atención a:

• Prominencias óseas.

• Zonas de lesiones anteriores.

• Zonas expuestas a la humedad por incontinencia, secreciones o transpiración.

• Zonas sometidas a fuerzas tangenciales: fricción en pacientes que precisen ser movilizados/as y en pacientes sentados/as.

• Zonas de dispositivos clínicos.

Medidas preventivas

• **Control de factores etiológicos: presión, cizalla, roce /fricción, desgarros:**
  —**Movilización** precoz (sillón, deambulación, etc.).
  —**Cambios posturales.**
  —**Protección local.**
  —**Superficies especiales para el manejo de la presión: SEMP.**

Movilización: si la movilización es compleja se harán ejercicios pasivos, incluyendo a la familia en los casos que sea posible. Si la movilidad no está comprometida se hará partícipe al/la paciente en las actividades básicas de la vida diaria (ABVD).

Cambios posturales: se harán cambios posturales a pacientes que tengan incapacidad para moverse por sí solos/as. Debe establecerse una pauta regular, con un intervalo de **2-3 horas** en caso de los/as *pacientes encamados/as*.

Si el/la paciente está sentado/a: las movilizaciones serán al menos una vez a la hora, animando a recolocarse por sí mismo/a, evitando el uso de flotadores y rodetes.

Con objeto de limitar o disminuir las fuerzas de cizalla o fricción:

- Elevar un máximo de 30° la cabecera.

- Evitar el arrastre o las movilizaciones con sábana entremetida o travesera.

- Utilizar un reposapiés si los pies no alcanzan el suelo.

Superficies especiales para el manejo de la presión (SEMP)

Los SEMP son definidos como cualquier dispositivo especializado que permite la redistribución de la presión.

Tal y como recoge el Documento Técnico del GNEAUPP n.° XIII son: «*Superficies especiales para el manejo de la presión en prevención y tratamiento de úlceras por presión*», distinguiéndose 2 tipos de SEMP:

- **Dinámicas**: cambian de forma continua los niveles de presión.

- **Estáticas**: Su acción se basa en aumentar el área de contacto con la persona. A mayor superficie, menor presión (siliconas, espumas de poliuretano, etc.).

Si la persona tiene bajo riesgo se recomiendan las SEMP estáticas, mientras que si el riesgo de la persona es moderado o alto deberían emplearse las dinámicas (permiten presión alternante).

Control de factores etiológicos: humedad

En las **LESCAH**, la dermatitis asociada a la incontinencia (DAI) es la lesión con mayor prevalencia. En el tratamiento, así como en la prevención, se han definido dos objetivos:

1. Minimizar y evitar el contacto de la piel con fluidos orgánicos (orina, etc.).

2. Aplicar un plan estructurado de cuidados de la piel.

Limpieza de la piel

De acuerdo a la evidencia científica los limpiadores diseñados específicamente para pacientes con incontinencia aportan mayores beneficios que la limpieza tradicional. De hecho, en algunos casos no será preciso emplear toallas para el secado, ya que no precisan aclarado.

Hidratación

Se aplicarán productos hidratantes para mantener la función barrera y favorecer la elasticidad de la piel. Existen diferentes tipos:

- **Oclusivos**: evitan la evaporación del agua, debido a que forman una barrera oclusiva en la superficie.
- **Humectantes**: frenan la pérdida por evaporación, ya que atraen el agua.
- **Emolientes**: suavizan la piel y facilitan la retención de agua, dado que reemplazan los lípidos intercelulares.

Protección cutánea

Productos absorbentes: se emplean empapadores o pañales.

Productos barrera: son pomadas con **óxido de zinc** y películas barreras no irritantes (no deben contener alcohol), cuyo objetivo es evitar la penetración de agua y de los contenidos irritantes urinarios y de las heces.

Control de factores coadyuvantes

Se trata de una serie de factores que no producen una lesión propiamente, pero que pueden favorecerla o predisponerla:

- Nutrición.
- Piel de riesgo.
- Oxigenación tisular.
- Agresiones externas.

Nutrición e hidratación

La nutrición es determinante en la prevención, así como en el tratamiento. La malnutrición está estrechamente ligada a la aparición de UPP y otras lesiones, debido a que la pérdida de tejido adiposo y muscular reduce la protección que ejercen sobre las prominencias óseas.

De tal forma que la aportación de agua se estima fundamental, dado que una piel correctamente hidratada tiene un menor riesgo de romperse.

La valoración del estado nutricional puede realizarse utilizando varias medidas y herramientas: *medidas antropométricas* (peso, talla, IMC); *Test de cribaje* (*Mini Nutritional Assessment* (MNA), *Malnutrition Universal Screening Tool* (MUST); *analíticas sanguíneas* (albúmina, colesterol, etc.).

Cabe destacar que, si la dieta habitual no es suficiente para cubrir las necesidades de nutrición y/o de hidratación, debe recurrirse a suplementos nutricionales, siendo de primera elección la vía oral.

Cuidados de la piel de riesgo

Si la piel de ese/a paciente es de riesgo, todos los factores etiológicos citados con anterioridad pueden ser más agresivos, aumentando la probabilidad de aparición de una lesión. Por ello, se estima imprescindible aplicar unos cuidados de la piel adecuados:

- Higiene: soluciones de limpieza poco o no irritantes.
- Alcohol: NO utilizar productos tópicos que contengan alcohol.
- Cambios posturales.
- Masajes: no realizar masajes sobre prominencias óseas, ya que aumenta el riesgo de rotura capilar o inflamación.

Mejorar la oxigenación tisular

Existen numerosos procesos sistémicos que pueden provocar una disminución de la oxigenación de los tejidos, tales como la diabetes, alteraciones respiratorias o hipotensión, anemia, tabaquismo, etc. Estas causas se deben abordar de forma global corrigiendo el mecanismo de producción. La literatura científica avala la aplicación de ácidos grasos hiperoxigenados **(AGHO)** para mejorar la oxigenación de los tejidos.

Protección frente a agresiones externas

Las agresiones a la piel tienen su origen en diferentes fuentes externas: dispositivos clínicos, cuidadores profesionales y/o no profesionales, tratamientos como la radioterapia, etc.

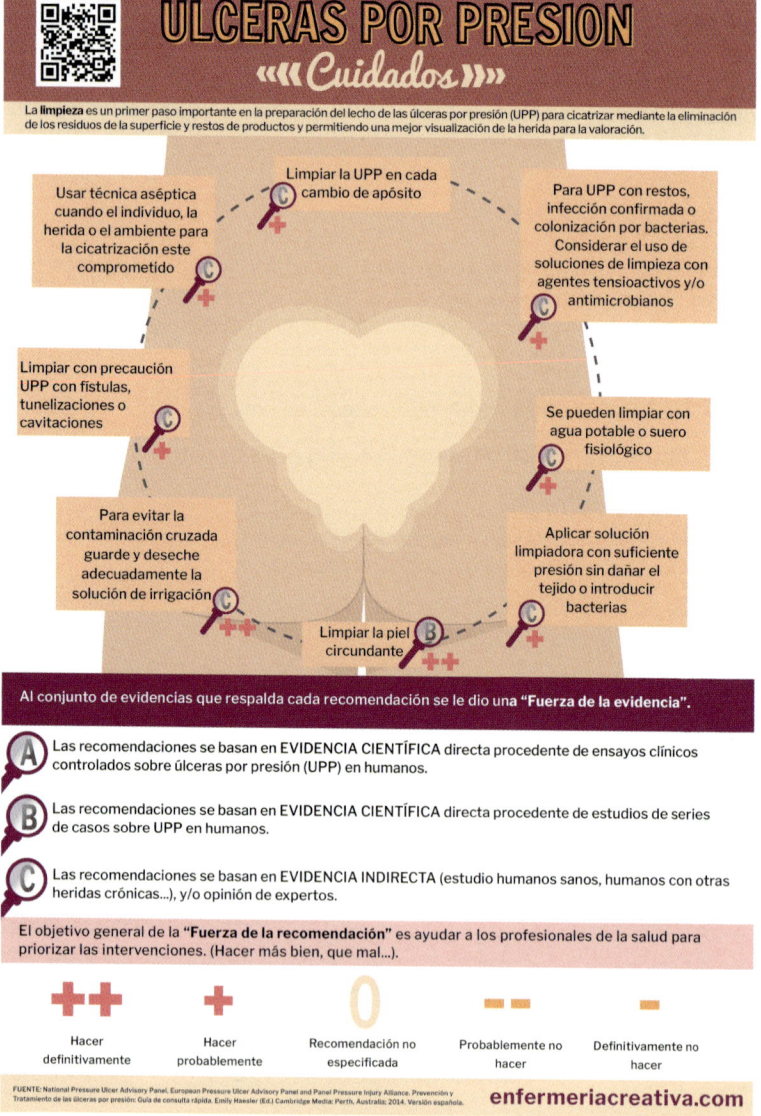

Fuente: Silvia Sánchez (www.enfermeriacreativa.com).

Imagen 2.23

Infografía «UPP Cuidados»

ASPECTOS ÉTICOS Y LEGALES

La Declaración de Río de Janeiro, promulgada en 2011, constituye una rei-vindicación de la prevención de Úlceras por Presión como Derecho Universal (https://www.gneaupp.info/declaracion-rio-de-janeiro/).

BIBLIOGRAFÍA

Declaración de Río de Janeiro sobre la Prevención de Úlceras por Presión como Derecho Universal. Octubre 2011.

Fabra García M, Soriano Paños V, Hernáiz López S, Cerdán Pérez P, Calvo González P, Baquerizo Sancho P. *Úlcera terminal de Kennedy: revisión bibliográfica*. Revista electrónica de portales médicos. Junio 2021.

García Fernández FP, Soldevilla Agreda JJ, Pancorbo Hidalgo PL, Verdú Soriano J, López Casanova P, Rodríguez Palma M. *Clasificación-categorización de las lesiones relacionadas con la dependencia*. Documentos Técnicos. GNEAUPP n.º II. Grupo Nacional para el Estudio y Asesoramiento en Úlceras por Presión y Heridas Crónicas. Logroño. 2014.

García Fernández, FP; Soldevilla Ágreda, JJ; Pancorbo Hidalgo, PL; Verdú Soriano, J; López Casanova, P; Rodríguez Palma, M; Torra i Bou, JE. *Clasificación-categorización de las lesiones cutáneas relacionadas con la dependencia*. Serie Documentos Técnicos GNEAUPP n.º II (3.ª edición). Grupo Nacional para el Estudio y Asesoramiento en Úlceras por Presión y Heridas Crónicas. Logroño. 2021.

García Fernández FP, Soldevilla Agreda JJ, López Casanova P, Rodríguez Palma M, Segovia Gómez T. *Guía: Cuidados de la piel en pacientes con incontinencia y prevención de lesiones asociadas a la humedad*. GNEAUPP. 2015.

García Fernández FP, Soldevilla Agreda JJ, Torra i Bou JE. *Atención integral de las heridas crónicas* (3.ª edic.). ISBN: 978-84-138-2533-5. 2024.

García Fernández Francisco P., Torra i Bou Joan Enric, Soldevilla Agreda J. Javier, Pancorbo Hidalgo Pedro L. *Prevalencia de lesiones por presión y otras lesiones cutáneas relacionadas con la dependencia en centros de atención primaria de salud de España en 2017*. Gerokomos [Internet]. 2019 [citado 2024 Feb 11]; 30(3): 134-141. Disponible en:http.//scielo.icciii.es/scielo.php?script=sci_arttext&pid=S1134-928X2019000300134&lng=es. Epub 18-Nov-2019.

García-Fernández, F. P., Soldevilla-Agreda, J. J., Rodriguez-Palma, M., & Pancorbo-Hidalgo, P. L. (2021). *Skin injuries associated with severe life-threatening situations: A new conceptual framework*. Journal of Nursing Scholarship, 00,1-9, https://doi.org/10.1111/jnu.12716

Guinot Bachero J, Furió Vizcaino T. *Poliulceración en paciente terminal: Úlceras de Kennedy. Plan de cuidados paliativos*. Enferm Dermatol. 2014; 8(22).

Palomar Llatas F, Fornes Pujalte B, Arantón-Areosa L, Rumbo-Prieto JM. *Diferenciación de las úlceras en pacientes encamados y con enfermedades crónicas. Influencia de la humedad, fricción, cizalla y presión.* Unidad Enfermería Dermatológica. Consorcio Hospital General Universitario de Valencia. 2013.

Pancorbo Hidalgo PL, García Fernández FP, Soldevilla Agreda JJ, Blasco García C. *Escalas e instrumentos de valoración de desarrollar úlceras por presión.* Serie Documentos Técnicos GNEAUPP n.º 11. Grupo Nacional para el Estudio y Asesoramiento en Úlceras y Heridas Crónicas. Logroño 2009.

Paniagua Asensio ML. *Lesiones relacionadas con la dependencia. Prevención, clasificación y categorización.* Documento clínico 2020.

Segovia Gómez T, Bermejo Martínez M, García Alamino JM. *Úlceras por humedad: conocerlas mejor para poder prevenirlas.* Gerokomos [Internet]. 2012 Sep[citado2024 Feb 11]; 23(3):137-140. Disponible en: http://scielo.isciii. es/scielo.php?script=sci_arttext&pid=S1134-928X2012000300009&lng=es. https://dx.doi.org/10.4321/S1134-928X2012000300009 - https://www.osaki-detza.euskadi.eus/contenidos//informacion/osk_publicaciones/es_publi/adjun-tos/enfermeria/UPP_es.pdf

Torra i Bou Joan-Enric, Rodríguez Palma Manuel, Soldevilla Agreda José Javier, García Fernández Francisco P., Sarabia Lavín Raquel, Zabala Blanco Jaime *et al. Redefinición del concepto y del abordaje de las lesiones por humedad: Una propuesta conceptual y metodológica para mejorar el cuidado de las lesiones cutáneas asociadas a la humedad (LESCAH).* Gerokomos [Internet]. 2013 Jun [citado 2024 Feb 11]; 24(2): 90-94. Disponibleen:http://scielo.isciii. es/scielo.php?script=sci_arttext&pid=S1134-928X2013000200008&lng=es. https://dx.doi.org/10.4321/S1134-928X2013000200008.

Raña Lama CD, Rumbo Prieto JM. *Úlceras por presión inevitables, ulceras terminales y cambios cutáneos al final de la vida.* Enferm Dermatol. 2018; 12(33).

Rumbo Prieto JM, Arantón Areosa L, Lopez de los Reyes R, Vives Rodríguez E, Palomar Llatas F, Cortizas Rey JS. *Valoración y manejo integral de las lesiones cutáneas asociadas a la humedad.* Revisión de consenso. Enferm Dermatol. 2015; 9(25) | 17.

TEMA 3. ÚLCERAS DE LA EXTREMIDAD INFERIOR

3.1. ÚLCERA VENOSA

Melina Vega de Ceniga

INTRODUCCIÓN

La **úlcera de etiología venosa** es la más prevalente entre las úlceras de la extremidad inferior. Es consecuencia, y supone el estadio final, de la hipertensión venosa ambulatoria en la extremidad. Esta hipertensión puede coexistir o no con paquetes varicosos visibles en la extremidad; y, al contrario, una extremidad inferior con varices en la mayoría de los casos no está abocada a desarrollar una úlcera venosa. En este capítulo se estudiará la epidemiología, fisiopatología, presentación clínica, diagnóstico y tratamiento de esta entidad.

EPIDEMIOLOGÍA

Se calcula que aproximadamente el 30 % de la población española sufre algún grado de **insuficiencia venosa crónica (IVC)**. Las úlceras venosas suponen el estadio más avanzado de IVC, con una prevalencia de 0,5-0,8 % en la población general y 3-5 % en la población mayor de 65 años, y una incidencia anual de 2-5 nuevos casos/1.000 habitantes. Hasta el **80 % de las úlceras de extremidad inferior** atendidas en Atención Primaria tienen **etiología venosa**. Afecta al **sexo femenino** en una proporción de 7:1 y alcanza su incidencia máxima a partir de los 60 años.

Clásicamente, las **úlceras venosas** se han caracterizado por su elevada cronicidad, con un tiempo de evolución de 6-12 meses en la mitad de los casos, y hasta un 10 % con persistencia de más de un año. Pero esto no es inherente a la patología en sí, sino al infradiagnóstico de la causa subyacente y, por lo tanto, al tratamiento parcial e incompleto.

La **recurrencia de la úlcera venosa** también es elevada, con cifras documentadas del 20-30 % a los 2 años, 35-40 % a los 3 años y 45-60 % a los 5 años. Esto también está relacionado con la posibilidad o no de corrección de la insuficiencia venosa, superficial y/o profunda, subyacente, como factor que perpetúe o se pueda eliminar de hipertensión venosa en los tejidos distales de la extremidad. En el estudio de McDaniel, los pacientes que habían recibido algún tipo de cirugía para reducir su presión venosa ambulatoria sufrieron recidiva de la úlcera venosa en un 27 % frente a un 67 % de aquellos en los que estos procedimientos no fueron realizados.

85

FISIOPATOLOGÍA

La base fisiopatológica de la IVC reside en la **incapacidad** de los segmentos venosos de la extremidad inferior de mantener un flujo centrípeto adecuado de **retorno venoso** en bipedestación estática y dinámica. Es normal y fisiológico cierto grado de hipertensión venosa distal en situación estática, secundaria a la columna de presión hidrostática desde la aurícula derecha hasta el pie, pero esta leve **hipertensión venosa** debe descender con la movilización de las estructuras musculares de la pierna y el pie, en lo que se denomina la bomba muscular. Además, en condiciones normales, las válvulas venosas distribuidas a lo largo de los segmentos venosos profundos y superficiales de la extremidad interrumpen la columna de presión hidrostática, y evitan la hipertensión ambulatoria en las vénulas y los capilares de la extremidad inferior. La hipertensión venosa puede mantenerse y aumentar en caso de disfunción de la bomba muscular, como en situaciones de parálisis o atrofia muscular, o más habitualmente, secundario a reflujo venoso por **disfunción valvular de los segmentos venosos**. Esta hipertensión venosa ambulatoria provocará las manifestaciones clínicas de la IVC, incluida la úlcera venosa como cuadro más grave.

Se distinguen **tres posibles etiologías de la IVC**: primaria, secundaria y angiodisplasia.

1. **IVC primaria.** Es congénita y en el 75 % de los casos se ha podido establecer su **carácter hereditario**. La causa del **fallo valvular** no está claramente definida, pero parece relacionarse con una alteración de las fibras elásticas y de colágeno de la pared venosa, y con alteraciones en la síntesis de proteoglicanos. A esto se suma la infiltración inflamatoria de la pared venosa, que no queda claro si es primaria o secundaria al proceso de dilatación. A estos factores congénitos se suman, como desencadenantes de IVC clínica, **factores coadyuvantes como la obesidad, el sedentarismo, las gestaciones o la bipedestación prolongada.** Las alteraciones parietales pueden afectar al sistema venoso superficial (SVS) y/o sistema venoso profundo (SVP), siendo el eje más comúnmente afectado el correspondiente a la vena safena interna (VSI). El **reflujo venoso** aumenta la presión transmural, y, en una primera fase adaptativa, la **vena superficial** aumenta su diámetro manteniendo su morfología; en fases más avanzadas de hipertensión venosa mantenida, se produce la **claudicación de la pared y la ectasia o variz**. Las **venas profundas** discurren entre compartimentos venosos, con gradiente transmural de menor magnitud, y no llegan a alcanzar la fase avanzada de dilatación varicosa, aunque sí pueden transmitir, por reflujo, una significativa hipertensión venosa ambulatoria distal, y ésta trans-

mitirse a través de los confluentes safeno-femoral y safeno-poplíteo al SVS. La historia natural de la IVC primaria suele ser larga y benigna, con manifestaciones clínicas de ortostatismo y varices de mayor o menor entidad, y una minoría de pacientes alcanza el estadio avanzado de una úlcera venosa.

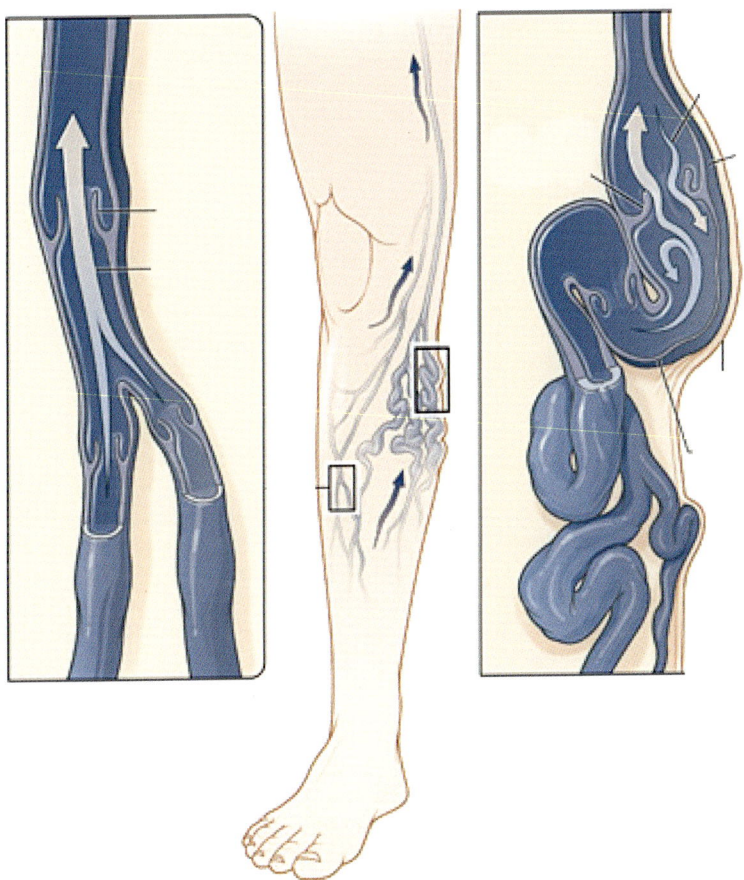

Imagen 3.1

Insuficiencia Venosa Crónica (IVC)

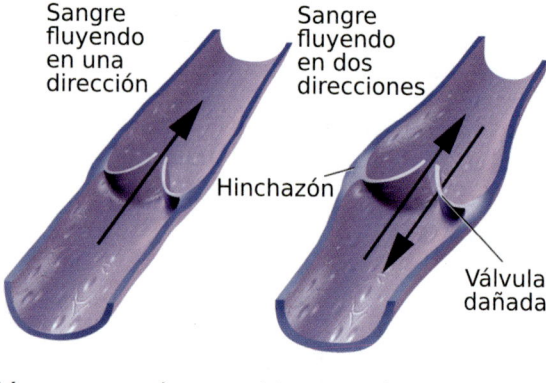

Sangre fluyendo en una dirección

Sangre fluyendo en dos direcciones

Hinchazón

Válvula dañada

Vena normal **Vena varicosa**

Fuentre: by Blausen Medical Communications, Inc.de la traducción Lorito987 - Commons File: Blausen 0891 Varicose Vein. png, CC BY-SA 4.0 (https://commons.wikimedia.org/w/index. php?curid=98268205).

Imagen 3.2

Válvulas venosas

2. **IVC secundaria.** Su **causa** es uno o varios episodios de **trombosis venosa profunda (TVP)**, que genera cambios evolutivos en la estructura parietal y valvular de los segmentos venosos afectados. El curso clínico de este tipo de IVC es más rápidamente evolutivo y de peor pronóstico, siendo la causa del 80 % de las úlceras venosas. En su fase aguda, la TVP produce la **oclusión del flujo venoso** centrípeto en el segmento afecto, con derivación de aquel al SVS, que inicia un proceso adaptativo a la hipertensión venosa generada. En la fase subaguda, a partir de la 4.ª-6.ª semana, el trombo madura hacia la retracción y la fibrosis, y se inicia la recanalización de la luz del segmento ocluido, recuperando parcialmente el flujo centrípeto. Sin embargo, **las válvulas venosas del segmento trombosado sufren un daño irreversible** de fibrosis y retracción, perdiendo de forma permanente su capacidad de coaptación e interrupción de la columna de presión hidrostática. Por lo tanto, el segmento afecto recupera un porcentaje mayor o menor de permeabilidad, pero, si en su trayecto contenía válvulas venosas, que quedan dañadas, sufrirá **reflujo venoso** y condicionará mayor o menor **hipertensión venosa** ambulatoria distal, que determinará las manifestaciones clínicas y su evolución. Esto es el **síndrome postrombótico**, que, en casos severos, puede derivar en una **úlcera venosa.**

3. **Angiodisplasia.** Es un trastorno congénito, clínicamente evidente ya en la infancia, consistente en complejas conexiones anómalas venosas, angiomas y fístulas arteriovenosas, habitualmente con elevados flujos y zonas de elevada hipertensión venosa. Destacan el síndrome de Klippel-Trenaunay o el síndrome de Parkes-Weber. Se benefician del tratamiento tópico, compresivo y farmacológico de forma análoga a las úlceras venosas convencionales, pero el manejo quirúrgico deberá ser personalizado, bien planificado y llevado a cabo por un equipo con experiencia.

La **hipertensión venosa** ambulatoria transitoria es bien tolerada hemodinámicamente a nivel capilar. Cuando esta hipertensión se cronifica, produce una serie de alteraciones hemorreológicas e histológicas, inicialmente reversibles y posteriormente irreversibles, que culminan en el infarto cutáneo y la ulceración.

a) *Fase reversible.* La hipertensión venosa condiciona un flujo venular y capilar enlentecido, que favorece la adherencia de los leucocitos al endotelio capilar. Si se reduce la hipertensión venosa, esta adherencia aumentada se revierte.

b) *Fase irreversible.* La acumulación de leucocitos adheridos al endotelio capilar, ya de forma estable o crónica, produce trombosis capilar e isquemia tisular. También produce lisis del endotelio capilar, lo que favorece la infiltración de macrófagos al espacio intersticial, donde liberan citocinas mediadoras de la inflamación y radicales libres. Los fenómenos de isquemia-reperfusión e inflamación producen el daño cutáneo y subcutáneo manifestado en las lesiones preulcerosas (lipodermatofibrosis, atrofia blanca, etc.). En fases más avanzadas, las lesiones cutáneas evolucionan a infarto cutáneo y ulceración.

CLÍNICA

La presencia de una **úlcera venosa** supone el estadio clínico más avanzado de la IVC, C6 según la clasificación CEAP (tabla 3.1).

89

Tabla 3.1

Clasificación CEAP

CLÍNICA	
C0	Ausencia de signos visibles o palpables de enfermedad venosa
C1	Telangiectasias o venas reticulares
C2	Venas varicosas
C3	Edema
C4a	Pigmentación o eczema
C4b	Lipodermatoesclerosis o atrofia blanca
C5	Úlcera venosa cicatrizada
C6	Úlcera venosa activa
S	Sintomático (incluye dolor, irritación cutánea, pesadez, tumefacción y otros síntomas atribuibles a la disfunción venosa)
A	Asintomático
ETIOLÓGICA	
Ec	Congénito
Ep	Primario
Es	Secundario (postrombótico)
En	Sin causa venosa identificada
ANATÓMICA	
As	Venas superficiales
Ap	Venas perforantes
Ad	Venas profundas
An	Sin localización venosa identificada
FISIOPATOLÓGICA	
Pr	Reflujo
Po	Obstrucción
Pr,o	Reflujo y obstrucción
Pn	Ausencia de patología venosa identificable

La **ÚLCERA VENOSA** puede iniciarse de forma espontánea o secundaria a un traumatismo menor sobre alteraciones de la piel secundarias a la IVC. El inicio espontáneo puede ocurrir en una pequeña zona de infarto cutáneo, que se ulcera. Cuando ocurre en zonas de atrofia blanca, su pronóstico evolutivo es peor. Se ha descrito una sensibilidad reducida en zonas cutáneas lesionadas por la IVC, debido a alteraciones vasomotoras, lo que puede favorecer los traumatismos inadvertidos y la precipitación de ulceración secundaria.

Localización

La **úlcera venosa** se localiza en el **tercio distal de la extremidad inferior**, en su gran mayoría en la cara lateral interna, zonas maleolares, supramaleolares y marginales medial y lateral del pie. Éstas suelen ser las zonas de máxima hipertensión venosa, secundaria a la insuficiencia de la vena safena interna y/o las venas perforantes de Cockett.

Otra localización más infrecuente es la zona pretibial. En caso de localización en la zona lateral externa deberá realizarse el diagnóstico diferencial con la úlcera hipertensiva.

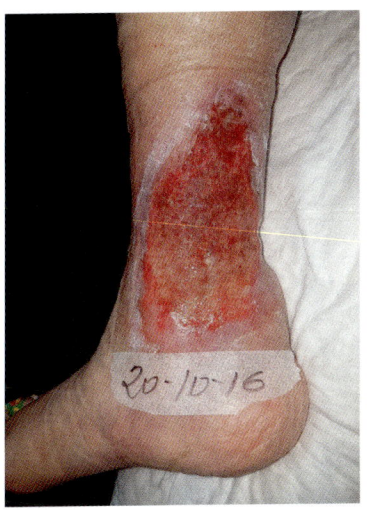 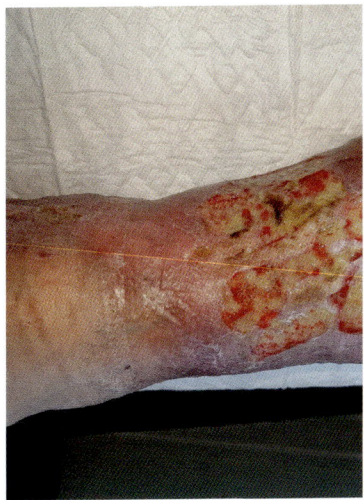

Imagen 3.3
Úlceras venosas.
La localización más frecuente es la zona medial distal de la pierna; algo menos frecuente es la localización pretibial

Morfología

La morfología suele ser variable, en función del tiempo de evolución. La morfología más frecuente es ovalada, con diámetro longitudinal mayor que transverso, de área muy variable. Puede evolucionar a tamaños grandes y bordes irregulares y geográficos, especialmente cuando el exudado daña de forma repetida los bordes y tejidos periulcerosos. En casos avanzados, puede extenderse de forma circular en todo o la mayor parte del perímetro del tobillo. El contorno suele ser excavado y bien delimitado.

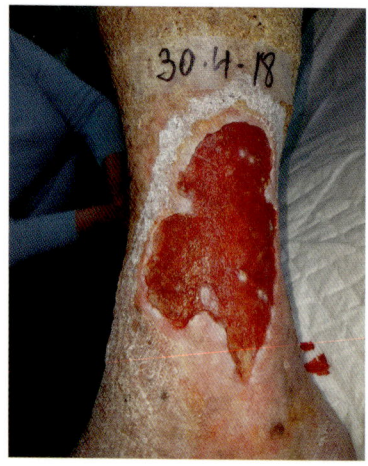

Imagen 3.4

Úlcera venosa: morfología ovoide, contorno excavado y bien delimitado, lecho vital que profundiza hasta el tejido celular subcutáneo

El lecho ulceroso suele ser superficial, afectando al tejido celular subcutáneo, y es vital, con sangrado fácil durante la cura, salvo que coexista isquemia arterial significativa, pasando a considerarse una úlcera mixta. En el lecho suelen depositarse restos proteicos del exudado, la humedad favorece la colonización bacteriana, y todo ello facilita el desarrollo y persistencia de *biofilm*.

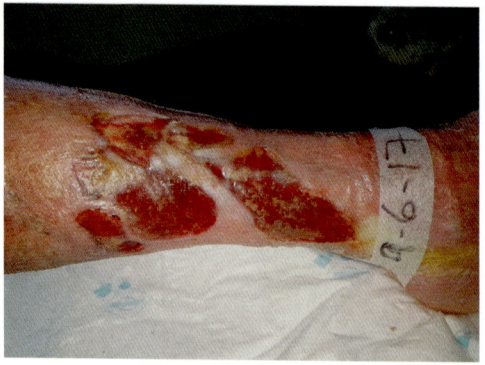

Imagen 3.5

Úlcera venosa: lecho con restos proteicos y biofilm

Con un correcto tratamiento local y etiológico, la úlcera avanzará hacia fases de granulación.

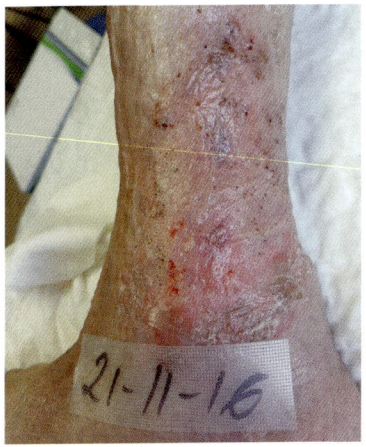

Imagen 3.6

Úlcera venosa:
evolución hasta la cicatrización con tratamiento local y etiológico completo

También es frecuente, especialmente en casos muy cronificados, encontrar lechos fibrosos, escleróticos, por el daño sostenido de la hipertensión venosa en los tejidos, como se ha descrito anteriormente.

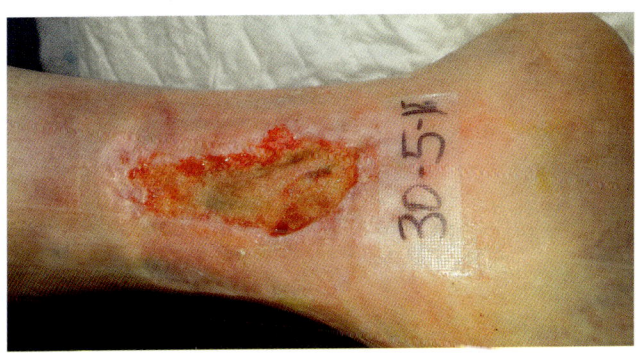

Imagen 3.7

Úlcera venosa de larga evolución: lecho fibroso, esclerótico

La piel periulcerosa y aquella del tercio distal de la extremidad inferior suele presentar manifestaciones típicas de la IVC como hiperpigmentación, dermatitis ocre, eczema, lipodermatoesclerosis y/o atrofia blanca.

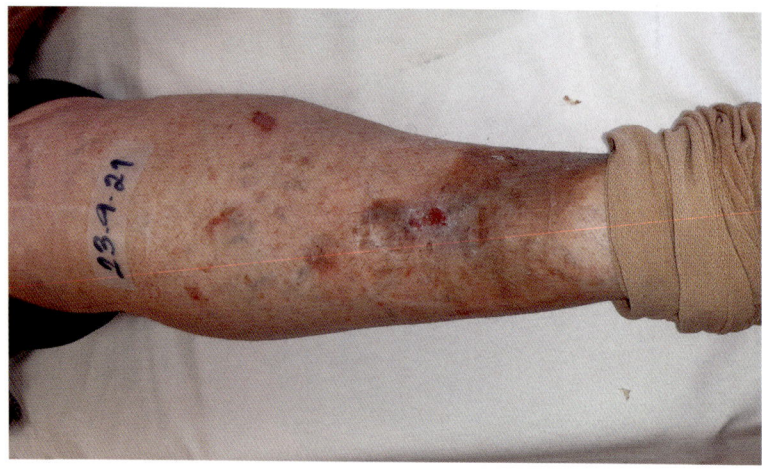

Imagen 3.8

Signos periulcerosos de IVC:
hiperpigmentación, dermatitis ocre, lipodermatoesclerosis

Sintomatología

El dolor es variable, referido por aproximadamente la mitad de los pacientes, y se alivia o desaparece con la elevación de la extremidad en decúbito supino. Este dolor aumenta significativamente en caso de sobreinfección clínica, que cursa con dolor local, calor, rubor, aumento de la exudación y, en ocasiones, incluso con febrícula o fiebre. La úlcera venosa es altamente exudativa, signo clínico que no guarda relación directa con el tamaño de la úlcera, pero sí con el edema periférico, la ausencia de terapia compresiva y la infección. La mala gestión de este exudado puede macerar y denudar la piel circundante, dando lugar a eczema, ulceración satélite, prurito o aumento del dolor.

El paciente puede referir **sintomatología típica de la IVC** de cualquier otro estadio:

- *Síndrome ortostático*: pesadez, cansancio, calor, hiperestesias y calambres musculares en las extremidades inferiores, que aumentan con el ortostatismo y se agravan en circunstancias de calor y humedad ambiental; mejoran con el decúbito, el ejercicio físico y el frío.

- *Edema*: principalmente maleolar, frecuentemente vespertino, y que mejora con el decúbito.

- *Paquetes varicosos visibles y/o palpables* en las extremidades inferiores.

Lesiones cutáneas preulcerosas

La úlcera venosa es precedida por cambios cutáneos en el tercio distal de la pierna y las zonas maleolares, que evidencian la hipertensión venosa ambulatoria crónica y los fenómenos de isquemia-reperfusión e inflamación que culminan en el infarto cutáneo y la ulceración. Las lesiones preulcerosas más frecuentes y relevantes son:

- **Lipodermatoesclerosis**: consiste en induración de la piel y del tejido celular subcutáneo, con fibrosis y retracción de la zona. Esta retracción puede limitar la movilidad de la articulación tibio-peroneo-astragalina, afectando a la eficacia de la bomba muscular plantar y gemelar, y agravando el proceso. Se localiza típicamente en los tercios distal y medio de la pierna. Afecta al 45 % de los pacientes con enfermedad postrombótica a los 5 años y al 91 % a los 10 años.

- **Dermatitis ocre:** se trata de placas hiperpigmentadas de color marrón, no excavadas ni sobrelevadas, secundarias a la extravasación de hematíes y al depósito de hemosiderina, con aumento de la actividad melanocítica. Se localizan también típicamente en los tercios distal y medio de la pierna.

- **Atrofia blanca**: son zonas de aspecto blanquecino, habitualmente localizadas en las zonas maleolares o inframaleolares, y frecuentemente rodeadas de capilares, várículas e hiperpigmentación. Corresponden a zonas de infartos cutáneos con fragmentación y degeneración de las fibras elásticas y el colágeno de la piel. La ulceración de estas zonas suele ser especialmente difícil de cicatrizar por el sustrato histológico poco favorable para la granulación, y la localización.

- **Acroangiodermatitis**: consisto en placas violáceo-rojizas o pardas localizadas en el metatarso y raíz de los dedos.

- **Eczema e hiperqueratosis**: son placas de tejido escamoso y sobreelevado, en ocasiones pruriginoso, con frecuente descamación y erosión, y favorecen la sobreinfección.

- **Papilomatosis**: son lesiones granulomatosas secundarias a la estasis linfática a la que suele asociarse la hipertensión venosa evolucionada, especialmente si se ha complicado con uno o varios episodios infecciosos (linfangitis, celulitis).

La hipertensión y estasis venosa ambulatoria, con el daño cutáneo y subcutáneo secundarios, favorecen los episodios infecciosos, en forma de linfangitis o celulitis, que agravan el daño tisular, en un círculo vicioso que puede terminar en el desarrollo de una úlcera venosa.

Diagnóstico

El diagnóstico de la úlcera venosa es eminentemente clínico. Las pruebas complementarias ayudarán a confirmar el diagnóstico, filiar la localización y la gravedad de la insuficiencia venosa superficial y/o profunda, y planificar un tratamiento completo.

Historia clínica (anamnesis)

Debe indagarse sobre:

- Antecedentes familiares de IVC.
- Antecedentes personales de enfermedad tromboembólica venosa, profunda o superficial.
- Trastornos congénitos (angiodisplasia).
- Síndrome varicoso previo, varicorragias, ulceración previa.
- Tratamiento quirúrgico o percutáneo previo sobre el sistema venoso superficial o profundo.
- Factores de riesgo: edad, índice de masa corporal (IMC), gestaciones, actividad física.

Exploración física

Deben explorarse ambas extremidades inferiores desde la ingle hasta los dedos de los pies, en bipedestación. Se deben registrar:

- **Pulsos**: femorales, poplíteos, pedios, tibiales posteriores. En la patología venosa pura todos los pulsos estarán presentes y de amplitud normal. En pacientes añosos es frecuente que los pulsos distales no sean palpables, bien por calcificación de la pared, que no transmitirá la onda de pulso, bien por algún grado de isquemia crónica de extremidades inferiores concomitante.
- **Varices**: tronculares y/o colaterales, del territorio de la vena safena interna y/o externa. Venas reticulares de menor entidad o telangiectasias también evidencian IVC e hipertensión venosa subyacente.
- **Edema**: perimaleolar, habitualmente bilateral, aunque puede ser asimétrico, con fóvea en fases iniciales, duro y sin fóvea en casos más cronificados y avanzados.

- **Estigmas cutáneos de IVC**: hiperpigmentación, lipodermatoesclerosis, atrofia blanca, eczema, corona flebectásica en el pie, cicatrices de úlceras previas.

- **Úlcera**: localización, tamaño, bordes, lecho, piel periulcerosa, exudación, signos de infección.

Pruebas complementarias

- **Eco-doppler venoso de extremidades inferiores.** Actualmente es una exploración fundamental en el estudio del paciente con patología venosa. Confirmará o descartará la sospecha clínica, y permitirá localizar y gradar las zonas de reflujo, estenosis u oclusión del sistema venoso. Debe utilizarse la sonda de 7,5 mHz en los sectores venosos más superficiales (sistemas venosos safenos, venas perforantes, SVP femoro-poplíteo-tibial) y de 2 mHz en los sectores venosos más profundos (SVP ilio-cavo). Se realizará una exploración ecográfica tanto anatómica como hemodinámica. La sensibilidad, especificidad y valor predictivo son >85-90 %, y permitirá seleccionar la estrategia terapéutica ajustada al caso.

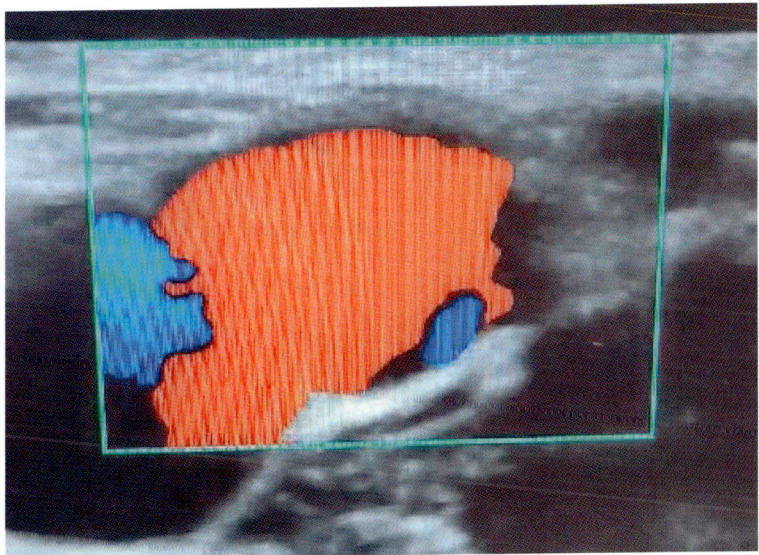

Imagen 3.9

Exploración con eco-doppler venoso

97

- **Índice tobillo/brazo (IT/B).** Supone una proporción entre la presión arterial sistólica en la extremidad inferior y la extremidad superior. En condiciones normales, este **índice** debe ser ≥ **0,9**. Si es < 0,9, se diagnosticará enfermedad arterial periférica adicional y la úlcera tendrá un componente mixto. Esto es relevante en el abordaje terapéutico.

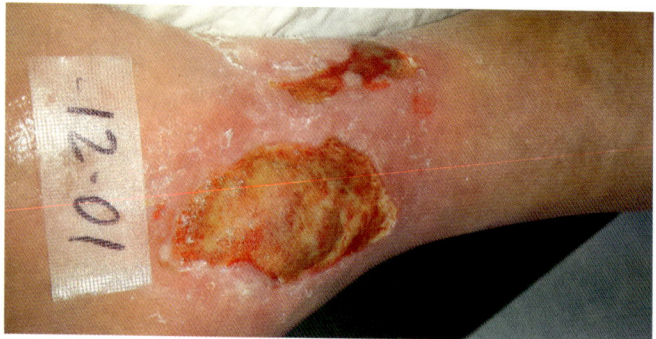

Imagen 3.10

Úlcera mixta

- **AngioTAC / angioRNM venosa, flebografía.** Se utilizan con poca frecuencia en la valoración de las úlceras venosas, restringidas a casos en los que el estudio ecográfico no sea concluyente, o se sospeche patología ilio-cava, congestión pélvica y/o una malformación venosa o arteriovenosa.

Es muy poco habitual la realización de una **biopsia** en el proceso diagnóstico de una úlcera venosa. Solamente se realizará en casos de larga evolución, con características sospechosas de malignidad en el lecho ulceroso, como zonas hipertróficas o necróticas asociadas a sangrado espontáneo. El estudio arterial específico, con pruebas de imagen como angioCT/angioRNM arterial o arteriografía se realizarán en caso de sospecha de isquemia significativa (palidez, frialdad, eritrosis en declive, atrofia cutánea y de anejos, ausencia de pulsos, IT/B < 0.7).

Diagnóstico diferencial

Las entidades más habituales con las que se puede confundir una úlcera venosa son: la úlcera arterial o isquémica, la calcifilaxia, la úlcera secundaria a flictenas por edema severo agudo (insuficiencia cardiaca, revascularización periférica, anasarca, etc.), la úlcera hipertensiva, la úlcera vasculítica o la úlcera neuropática.

Tabla 3.2

Diagnóstico diferencial de úlcera en la extremidad inferior

	ÚLCERA VENOSA	ÚLCERA ISQUÉMICA	ÚLCERA NEUROPÁTICA	ÚLCERA HIPERTENSIVA	CALCIFILAXIA	ÚLCERA VASCULÍTICA
Fisiopatología	HTVA mantenida	Reducción crítica de la presión transcutánea de oxígeno	Traumatismo repetitivo inadvertido y no corregido	Oclusión arteriolar secundaria a fibrosis	Oclusión arteriolar secundaria a calcificación y fibrosis	Oclusión arteriolar inflamatoria por proceso inmunológico
Localización más prevalente	1/3 distal de la pierna Lateral interna	Dedos del pie Talón, dorso Variable	Plantar Lateral del pie Zonas de apoyo	1/3 distal de la pierna Lateral externa	1/3 distal de la pierna 1/3 medio de la pierna	Anterolateral de la pierna
Morfología	Oval	Irregular	Circunferencial	Irregular	Geográfica	Circunferencial
Bordes	Profundos Bien delimitados	Planos, atróficos Pálidos	Callosos	Planos Irregulares	Violáceos Necróticos Planos	Planos Bien delimitados
Fondo	Fibrinoide	Fibrinoide	Tejido de granulación	Fibrinoide	Esfacelado	Hiperémico
Piel perilesional	Hiperpigmentación Dermatoesclerosis Atrofia blanca Varices, varículas	Pálida, fría Atrófica	Normal o hiperémica	Normal	Zonas violáceas satélite Necrosis cutánea parcheada	Atrófica
Dolor	Poco (doloroso si sobreinfectada)	Variable	No	Muy dolorosa	Muy dolorosa	Variable
En decúbito	Mejora la sintomatología	Empeora la sintomatología	Indiferente	Empeora la sintomatología	Indiferente	Indiferente
Pulsos distales	Presentes	Ausentes	Presentes	Presentes	Presentes	Presentes
IT/B	Normal	Disminuido	Normal o aumentado*	Normal	Normal	Normal

HTVA: hipertensión venosa ambulatoria; IT/B: índice tobillo/brazo.

* En caso de calcificación arterial.

Tratamiento

El **tratamiento** de la úlcera venosa se fundamenta en **4 pilares**: el **tratamiento local**, la **terapia de compresión**, el **tratamiento farmacológico** y el **abordaje quirúrgico** de la patología venosa subyacente. Se añaden, como coadyuvante, las **medidas posturales y el estilo de vida**. El manejo multidisciplinar con participación de las enfermeras, medicina de familia y cirugía vascular ofrece los mejores resultados.

A) Tratamiento local

El tratamiento local de las úlceras venosas responde a los principios generales de cura en ambiente húmedo (CAH), con especial atención a la gestión del exudado, el cuidado de la piel perilesional y el manejo y prevención de reconstitución del biofilm.

B) Terapia de compresión

La **terapia de compresión** ha demostrado ser la **medida más efectiva** en el proceso de cicatrización de la úlcera venosa y es un pilar imprescindible en su estrategia de tratamiento. Reduce el edema y la hipertensión venosa local, claves en la génesis y perpetuación de la úlcera, y en su recidiva una vez conseguida la cicatrización. Al reducir el edema, reduce la exudación ulcerosa, y al reducir la hipertensión venosa ambulatoria y favorecer la cicatrización, reduce el dolor. Se recomienda con un grado de recomendación fuerte y nivel de evidencia A.

El efecto clínico de la terapia de compresión se fundamenta en la **ley de Laplace**, que establece que la presión (P) ejercida sobre una estructura circular es directamente proporcional a la tensión externa aplicada (T) e inversamente proporcional al radio de la curvatura de dicha estructura (r): $P = T/r$. En función de esta ley, las **medias elásticas** ejercen una **compresión diferente a lo largo de la extremidad inferior**, del 80 % a nivel del tobillo, 60 % en el tercio medio del muslo y 50 % en la raíz del muslo. La terapia de compresión consigue reducir la hipertensión venosa ambulatoria, el volumen de exudado en el espacio intersticial, aumenta la velocidad del flujo venoso en el sector femoro-poplíteo, y contribuye a corregir las alteraciones microcirculatorias y de presión transcutánea de oxígeno observadas en las zonas de daño cutáneo secundario a la hipertensión venosa.

La **terapia de compresión** puede aplicarse mediante: sistemas elásticos, vendas o medias (ortesis), sistemas de baja elasticidad y sistemas neumáticos.

Los vendajes pueden ser de un único componente, de alta o baja elasticidad, o combinar ambos. Los **vendajes de alta elasticidad** ejercen presión de forma continua, debido a la capacidad de recuperación de las fibras elásticas de los mismos, tanto en reposo como durante el ejercicio, cuando se producen variaciones en el volumen muscular. Los **vendajes o sistemas preconfeccionados de baja elasticidad** ejercen una elevada presión de trabajo durante el ejercicio, optimizando el efecto de la bomba muscular, pero con baja presión de reposo, cuando realizan fundamentalmente actividad de contención y no compresión activa.

Los **vendajes multicomponente,** que combinan ambas propiedades, han demostrado mayor efectividad en la cicatrización de las úlceras venosas. Deben colocarse de forma correcta, desde la raíz de los dedos hasta la rodilla, con una correcta cobertura de la zona maleolar, tras homogeneización de la extremidad, para evitar puntos dolorosos y vulnerables de hiperpresión localizada, y ascendiendo en giros regulares que se superpongan como mínimo sobre la mitad del giro anterior

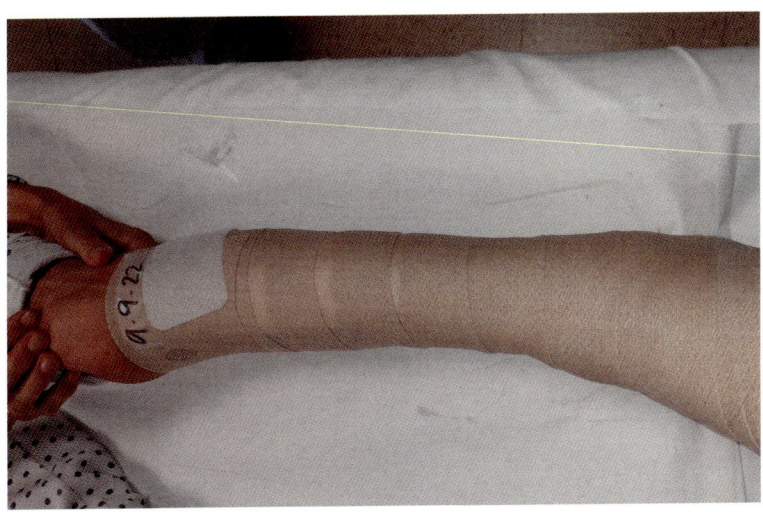

Imagen 3.11

Vendaje multicomponente K1

Existen en el mercado **vendajes multicomponentes** que realizan una **presión alta** (40 mmHg) o **baja** (20 mmHg). Sus indicaciones son:

- **IT/B ≥ 0,8**: compresión de 40 mmHg (se puede iniciar la terapia con 20 mmHg para asegurar el confort y la adherencia al tratamiento y pronto escalar a 40 mmHg hasta la cicatrización completa de la úlcera).

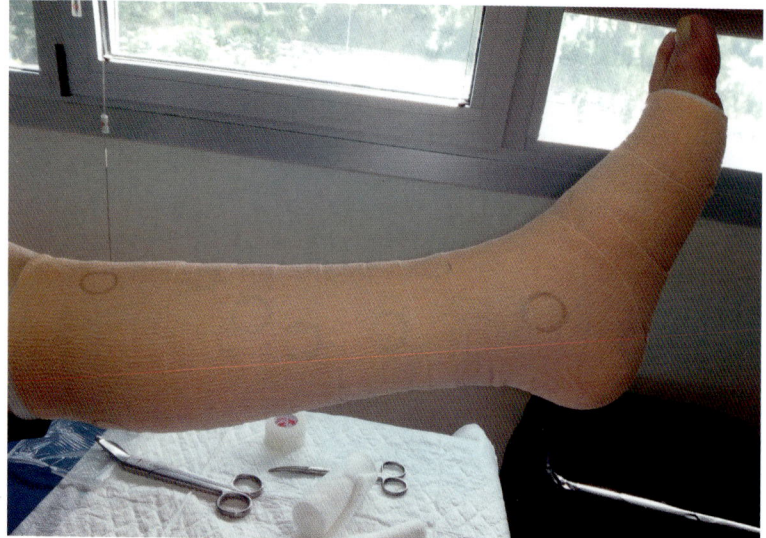

Imagen 3.12
Vendaje multicomponente K2

- **IT/B 0,5-0,79**: se trata de una úlcera mixta con componente isquémico leve-moderado; puede tolerar una compresión de 20 mmHg (será fundamental el almohadillado adecuado de zonas vulnerables como los maléolos, el empeine y la cresta tibial, para evitar lesiones secundarias por sobrepresión focalizada).

- **IT/B < 0,5**: contraindicación absoluta a la compresión, se debe estudiar el componente isquémico.

Las **medias elásticas** preconfeccionadas ejercen una compresión elástica. Existen varias clasificaciones europeas diferentes del grado de compresión de las medias elásticas en el mercado, pero básicamente se pueden resumir en: **clase I**, compresión leve de 12-20 mmHg; **clase II**, compresión moderada de 21-29 mmHg; y **clase III**, compresión fuerte de 30-40 mmHg. La tabla 3.3 incluye la clasificación utilizada en España. En el caso de úlceras venosas de pequeño tamaño, la terapia de compresión mediante medias puede ser una opción, especialmente el uso de medias superpuestas. El primer calcetín, clase I o II, sujeta los apósitos en su sitio y puede ser portada día y noche, y retirada únicamente para las curas. El segundo calcetín, de clase II, se superpone para su uso durante el día, y completará la compresión de hasta 40 mmHg, para favorecer la cicatrización de la úlcera. Existen también medias inelásticas, indicadas especialmente para el tratamiento del linfedema.

Tabla 3.3

Clasificación de medias elásticas vigentes en España

TIPO DE ORTESIS	GRADO DE COMPRESIÓN	INDICACIONES
Clase I	Ligera 15-20 mmHg	Tratamiento de varices superficiales (C1-C2) Prevención de IVC (C0)
Clase II	Normal 21-29 mmHg	Tratamiento de varices de severidad media (C2) Tratamiento y prevención de úlceras venosas (C4-6) Tratamiento de edema moderado (C3) Tratamiento de varices en el embarazo (C2)
Clase III	Fuerte 30-40 mmHg	Tratamiento de grandes varices, insuficiencia venosa postrombótica, úlceras venosas y edemas importantes (C2-6)
Clase IV	Muy fuerte > 40 mmHg	Tratamiento de linfedema y grandes edemas

Los **sistemas de compresión neumática** se utilizan de forma **intermitente**, sin portarlos de forma continua como los vendajes o las medias, y pueden realizar secuencias de compresión continuas o discontinuas, con gradientes tensionales programables de 0 a 200 mmHg. No han demostrado resultados mejores que la terapia de compresión continua mediante vendaje o media, y se utilizan en casos de mala tolerancia y mal cumplimiento del paciente con las otras modalidades.

La insuficiencia cardiaca congestiva se considera una **contraindicación relativa** a la terapia de compresión. Se puede iniciar el tratamiento con vendajes de baja elasticidad para mantener una contención del edema en reposo, y presión de trabajo solamente con la deambulación escasa de los pacientes en el periodo agudo, aumentando a una presión de 20 mmHg, y posteriormente a 40 mmHg, según se vaya resolviendo el cuadro cardiaco. La dermatitis, la alergia al material de compresión, y la artritis reumática en fase aguda son **contraindicaciones absolutas** para la aplicación de la terapia de compresión.

Las úlceras mixtas, con un componente leve-moderado de enfermedad arterial periférica (IT/B ≥ 0,6, presión sistólica en el tobillo ≥ 60 mmHg) sí se benefician de la terapia de compresión adaptada al caso, habitualmente con una compresión de 20 mmHg, conseguida mediante vendaje multicapa específico de esta presión o media elástica clase I. Grados más severos de

103

isquemia (IT/B < 0,6, presión sistólica en el tobillo < 60 mmHg) requieren evaluación y estudio por cirugía vascular y posiblemente revascularización adicional. La isquemia coadyuvante hace al paciente más vulnerable al desarrollo de lesiones cutáneas iatrogénicas por compresión, y exige una exquisita conformación de la extremidad, acolchado de zonas vulnerables (maléolos, cresta tibial, empeine del tobillo), colocación experta de los vendajes y supervisión estrecha. En caso de dolor con el uso de la compresión o empeoramiento de la úlcera, se deberá discontinuar la terapia de compresión y derivar al paciente para valoración vascular.

Tras la **cicatrización completa de la úlcera venosa**, la **terapia de compresión** mantenida, mediante media elástica de uso diario y retirada nocturna, previene la recidiva ulcerosa, reduce el edema y mejora la sintomatología ortostática. El paciente que haya sufrido uno o varios episodios ulcerosos deberá utilizar, de forma sistemática e indefinida, soporte elástico, del máximo grado que tolere y cumpla.

C) Tratamiento farmacológico

El tratamiento farmacológico debe considerarse como **coadyuvante en la cicatrización de la úlcera venosa**, aumentando la cicatrización efectiva en un 10-15 % y reduciendo el tiempo de cicatrización, pero siempre dentro de una estrategia completa que incluya el tratamiento local, la terapia de compresión, y el abordaje quirúrgico cuando esté indicado. Los fármacos que han demostrado efectividad en la cicatrización de la úlcera venosa son:

- **Fracción flavonoide purificada micronizada (FFPM)**. En dosis de 1.000 mg/24 h. Se compone de un 90 % de diosmina y 10 % de flavonoides expresados en hesperidina. Como mecanismo de acción, reduce la distensibilidad y el estasis venoso, mejora el tono venoso, normaliza la permeabilidad capilar, inhibe la adhesión endotelial de neutrófilos y monocitos, y mejora el drenaje linfático. Con ello, reduce el edema y la inflamación, y ha demostrado aumentar el porcentaje y reducir el tiempo de cicatrización de las úlceras venosas; además de mejorar la sintomatología subjetiva (edema, ortostatismo). También es el compuesto que mejor coste-efectividad ha reportado.

- **Sulodexida.** En dosis de 60 mg/24 h. Se trata de un antitrombótico heparinoide, formado por 80 % glicosaminoglicano heparán sulfato y 20 % dermatán sulfato, con afinidad por la antitrombina III y el cofactor II de la heparina. Su mecanismo de acción es diferente del anterior, con actividad antitrombótica, profibrinolítica, propiedades antiinflamatorias y protectoras sobre el endotelio. No modifica los parámetros de coagulación, pero puede aumentar el efecto de la heparina o los anticoagulantes orales. Este compuesto ha demostrado aumentar el porcentaje y reducir el tiempo de cicatrización de las úlceras venosas.

- **Hidrosmina.** 200 mg/8 h. Es un flavonoide que, a través de la inhibición de la degradación de catecolaminas, reduce la permeabilidad y fragilidad capilar, induce la contracción de la musculatura lisa de la pared venosa de forma mantenida y gradual, aumenta la deformabilidad de los hematíes y reduce la viscosidad sanguínea, mejora el flujo linfático, y aumenta probabilidad de cicatrización de la úlcera venosa.

- **Pentoxifilina.** 600-1200 mg/24 h. Se trata de un derivado de las xantinas, con propiedades hemorreológicas y antinflamatorias, con inhibición de la activación leucocitaria y la liberación de radicales libres inducida por determinadas citocinas. Mejora la cicatrización de las úlceras venosas, como coadyuvante a la terapia de compresión.

Estos compuestos deben administrarse hasta la cicatrización completa de la úlcera venosa.

No se recomienda el uso de antibióticos tópicos en ningún caso, y antibioterapia sistémica solamente en caso de infección clínica invasiva. La frecuente colonización local se manejará con la técnica de curas y los apósitos antimicrobianos tópicos. No se recomienda la toma de muestras para cultivo salvo en el caso de infección clínica para dirigir la antibioterapia específica.

Las úlceras venosas no suelen producir dolor espontáneo significativo, salvo en caso de sobreinfección aguda. Los pacientes pueden manifestar molestias o dolor puntual con las curas o los vendajes insuficientemente conformados. Se recomienda, en general, un manejo escalonado del dolor: pomada anestésica antes de la cura, analgésicos no opioides (paracetamol, AINEs) u opioides débiles (tramadol). Se puede considerar el uso de anestesia local inyectada en zonas dolorosas específicas de la úlcera venosa durante algunas curas, si es preciso.

D) Tratamiento quirúrgico

El objetivo del tratamiento quirúrgico es reducir la hipertensión venosa ambulatoria de la extremidad y más concretamente de la zona ulcerada, para favorecer su cicatrización y/o prevenir su recidiva. Las actuaciones quirúrgicas habitualmente se dirigen al SVS incompetente, una vez estudiado éste mediante Eco-doppler y otras técnicas de imagen adicionales si fuera necesario. El **tratamiento quirúrgico en el SVS** está recomendado con grado de recomendación fuerte y nivel de evidencia alto. Las posibles **estrategias** son:

- Resección de las varices tronculares mediante la cirugía abierta (*stripping*).

- Ablación endoluminal de las venas safenas interna y/o externa incompetentes, mediante catéter de radiofrecuencia, láser endovenoso o mecánico-químico.

- Escleroterapia de varices tronculares y/o colaterales y/o venas centrípetas a la úlcera.

- Cura hemodinámica de la insuficiencia venosa (técnica CHIVA).

- Ligadura subfascial endoscópica de las venas perforantes patológicas (técnica SEPS).

- Oclusión de puntos de reflujo en las venas safenas y/o perforantes mediante cianoacrilato.

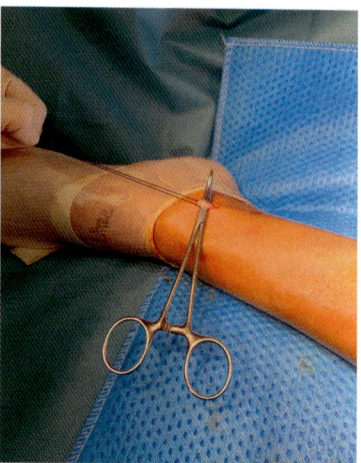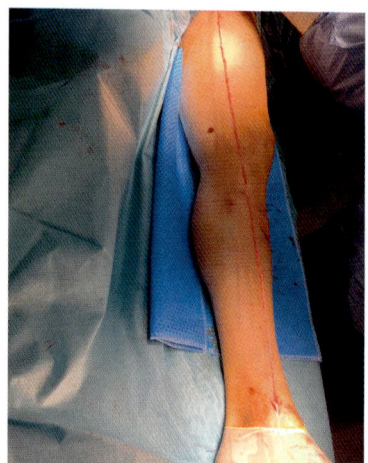

Imagen 3.13

Safenectomía

Todas las técnicas descritas obtienen tasas de cicatrización efectiva similares, con 0 % de mortalidad y 0-12 % de morbilidad. Las técnicas de ablación endoluminal tienen la ventaja de evitar incisiones en zonas cutáneas afectadas por la hipertensión venosa, con lesiones preulcerosas, que presentan mayor riesgo de dehiscencia postoperatoria. La escleroterapia añade la ventaja de poder realizarse en la misma consulta, sin precisar un entorno quirúrgico, y en pacientes añosos y frágiles con mayor riesgo quirúrgico. Es así mismo muy eficaz en el sellado de perlas venosas y venas reticulares causantes de varicorragias y en angiodisplasias.

El tratamiento quirúrgico, cuando esté indicado, debe programarse de forma preferente. La ablación precoz, comparada con la diferida, favorece de forma significativa las tasas de cicatrización efectiva, reduce los tiempos de cicatrización y aumenta el tiempo sin recidiva ulcerosa.

En aquellos pacientes en los que la úlcera venosa es secundaria a la enfermedad del SVP, 30 % primaria y 70 % postrombótica, el pronóstico es más desfavorable, con menor probabilidad de cicatrización efectiva y mayor riesgo de recidiva. En estos pacientes las posibles estrategias quirúrgicas son mucho más limitadas:

- En pacientes con estenosis severa y/u obstrucción del sector venoso ilio-cavo, en ausencia de afectación del SVP en el sector fémoro-poplíteo y sin respuesta a la terapia compresiva y farmacológica, con persistencia de la úlcera más de 6 meses, se pueden considerar técnicas endoluminales, angioplastia/stent venoso.

- En pacientes con obstrucción del SVP en el sector fémoro-poplíteo se recomienda la cirugía abierta, mediante endoflebectomía combinada con bypass veno-venoso autólogo y/o transplante/transposición venosa y/o reparación valvular (valvuloplastia), siempre asociados a terapia compresiva postoperatoria.

E) Medidas generales

Las **medidas** generales referentes al **estilo de vida** recomendadas para la IVC en general y la ulceración venosa en particular, aluden a los factores de riesgo que contribuyen a la génesis y progresión de la IVC e incluyen: el control del peso, la elevación de las extremidades inferiores durante el reposo, y el ejercicio físico diario, especialmente la deambulación, que favorece la bomba muscular gemelar para mejor drenaje venoso de las extremidades inferiores y menor hipertensión venosa ambulatoria.

PAPEL DE LA ATENCIÓN PRIMARIA Y LA ATENCIÓN ESPECIALIZADA

El tratamiento óptimo de los pacientes con úlceras venosas exige una correcta **coordinación multidisciplinar**. En la mayoría de los casos, los pacientes consultarán inicialmente en Atención Primaria. Tanto el médico como la enfermera del Centro de Salud deben realizar una **evaluación inicial**, recogiendo en la historia clínica y explorando tanto las **características de la úlcera** como los **pulsos de la extremidad** y **signos de IVC**, iniciando así el proceso de diagnóstico diferencial. Ante la sospecha clínica de una úlcera venosa, deben iniciar el **tratamiento local**, la **terapia de compresión, el tratamiento farmacológico y la educación del paciente sobre medidas ge-**

nerales y estilo de vida, y derivar al cirujano vascular de referencia para confirmación del diagnóstico y estudio completo vascular. Hasta la valoración por éste, el paciente ya estará recibiendo 3 de los 4 pilares de tratamiento de su úlcera venosa. El cirujano vascular, por su parte, completará el estudio, confirmará o corregirá el grado de compresión aplicable al enfermo y/o el tratamiento farmacológico a utilizar, y se encargará del tratamiento quirúrgico del sistema venoso, superficial y/o profundo, si estuviera indicado. El **Circuito de Derivación Ágil para úlceras de pierna** publicado recientemente por un grupo de consenso hispano-portugués, y avalado por el Capítulo Español de Flebología y Linfología (CEFyL) de la Sociedad Española de Angiología y Cirugía Vascular (SEACV), resume en un **algoritmo esta coordinación entre Atención Primaria y Atención Especializada.**

El personal de Atención Primaria tiene un rol fundamental en el tratamiento local, la terapia de compresión y el tratamiento farmacológico de las úlceras venosas, además de la educación del paciente. El personal de Atención Especializada participará en todos los aspectos del tratamiento, con especial énfasis en el tratamiento de la patología venosa de base. Véase el resumen del estándar de tratamiento recomendado en guías clínicas para el tratamiento de la úlcera venosa de la extremidad inferior.

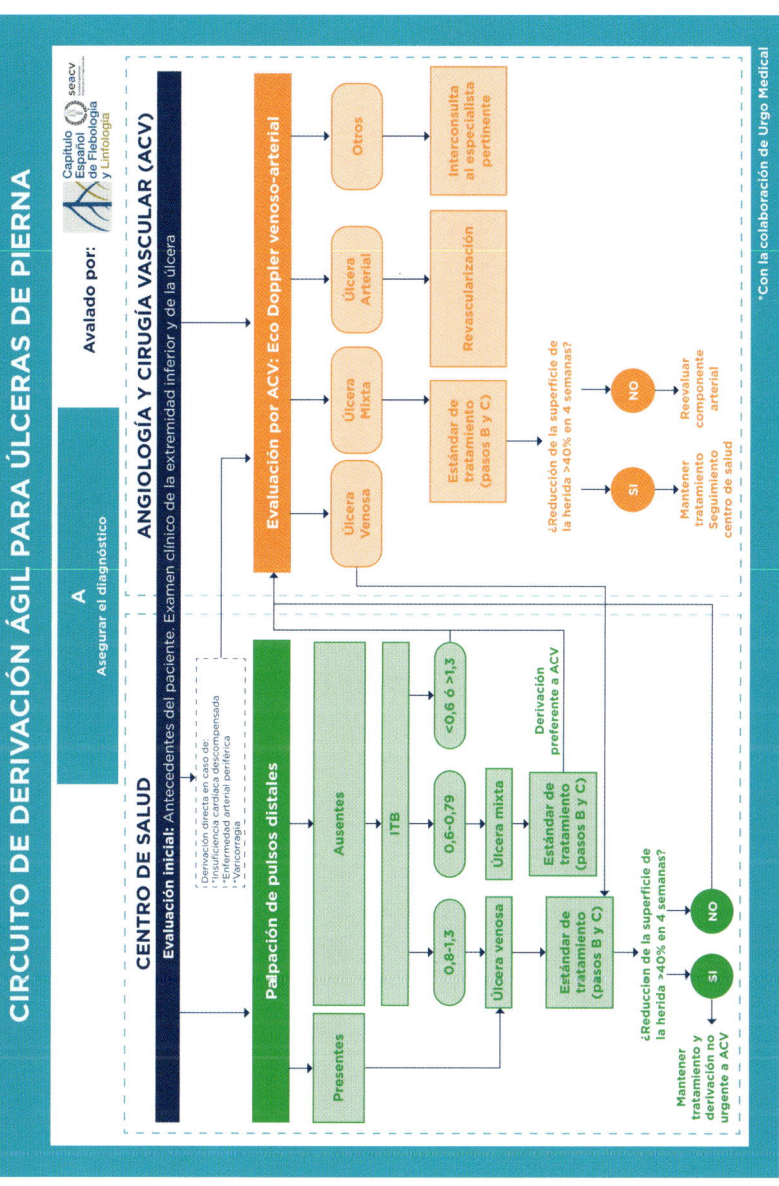

Imagen 3.14

Circuito de derivación ágil para úlceras de pierna

Protocolo y algoritmo de diagnóstico, tratamiento y derivación ágil de las úlceras de la extremidad inferior. *Angiología* 2023;75(2):59-66.

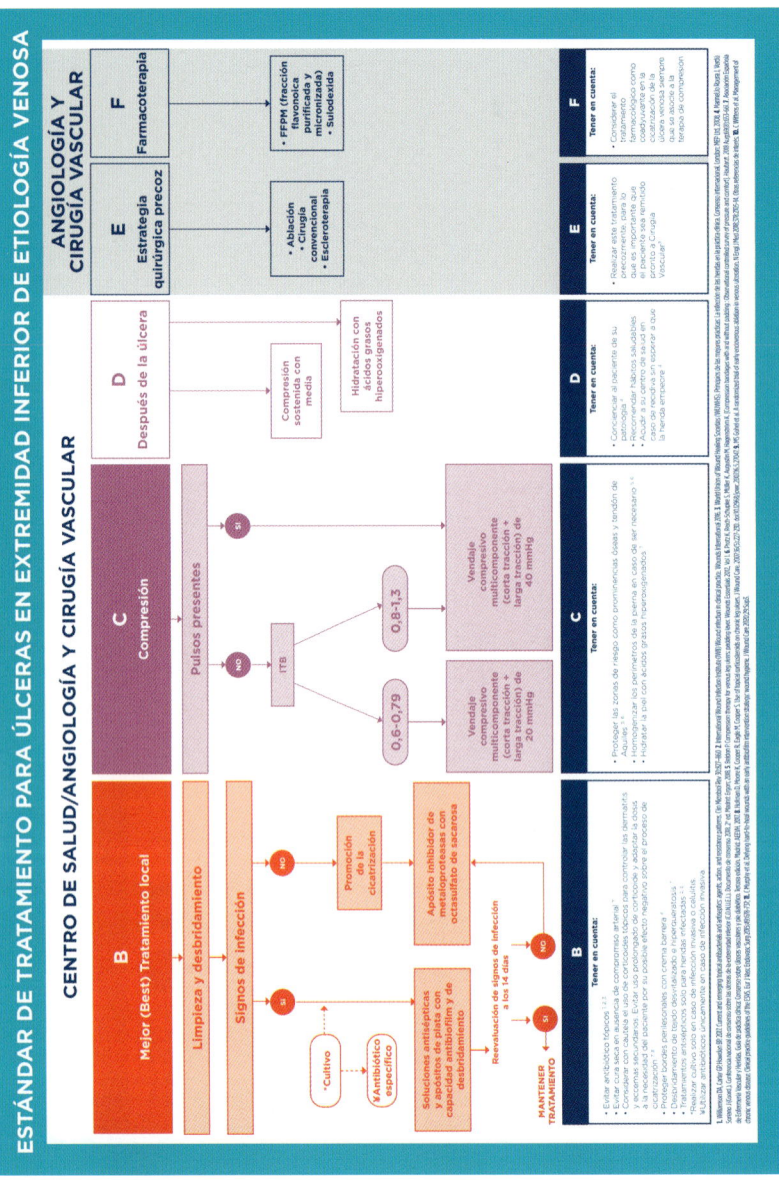

Protocolo y algoritmo de diagnóstico, tratamiento y derivación ágil de las úlceras de la extremidad inferior. *Angiología* 2023;75(2):59-66.

Imagen 3.15

Estándar de tratamiento para úlceras venosas en la extremidad inferior

BIBLIOGRAFÍA

1. López San Martín M, Assunção A, Blanes Mompó JI, Fernández Quesada F, Gómez Palonés FJ, Morant Gimeno F, Roset Balada O, Vega de Céniga M, Rial R. Protocolo y algoritmo de diagnóstico, tratamiento y derivación ágil de las úlceras de la extremidad inferior. Angiología 2023;75(2):59-66.

2. Nelzen O, Bergqvist D, Lindhagen A. Long-term prognosis for patients with chronic leg ulcers: a prospective cohort study. Eur J Vasc Endovasc Surg 1997; 13:500-8.

3. Ruckley CV. Socioeconocmic impact of chronic venous insufficiency and leg ulcers. Angiology 1997; 48:67-9.

4. Kruger AJ, Raptis S, Fitridge RA. Management practices of Australian surgeons in the treatment of venous ulcers. Anz J Surg 2003;73(9):687-91.

5. McDaniel HB, Marston WA, Farber MA, Mendes RR, Owens LV, Young ML *et al.* Recurrence of chronic venous ulcers on the basis of clinical, etiologic, anatomic and pathophysiologic criteria and air plethysmography. J Vasc Surg 2002;35: 723-8.

6. Nemeth KA, Harrison MB, Graham ID, Burke S. Pain in pure and mixed aetiology venous leg ulcers: a three-phase point prevalence study. J Wound Care 2003;12(9):336-40.

7. Marinel.lo Roura J. Úlceras de la extremidad inferior. Ed. Glosa. Barcelona, 2005. 503 pág.

8. Marinel.lo Roura J, Verdú Soriano J (Coord.). Conferencia nacional de consenso sobre las úlceras de la extremidad inferior (C.O.N.U.E.I.). Documento de consenso 2018. 2ª ed. Madrid: Ergon; 2018.

9. Padberg FT, Maniker AH, Carmel G, Pappas PJ, Silva MB, *et al.* Sensory impairment: a feature of chronic venous insufficiency. J Vasc Surg 1999; 30:836-43.

10. Sami SK, Shields DA, Farrah J, Scurr JH, Coleridge-Smith PD. Peripheral nerve function in chronic venous insufficiency. Eur J Vasc Surg 1993; 7:195-200.

11. Miquel C, Rial R, Ballesteros MD, García Madrid C. Guía de práctica clínica en enfermedad venosa crónica del Capítulo de Flebología y Linfología de la Sociedad Española de Angiología y Cirugía Vascular. Angiología. 2016; 68: 55-62.

12. Alvarez LJ, Lozano F, Marinel.lo J, Masegosa JA. Encuesta epidemiológica realizada en España sobre la prevalencia asistencial de la IVC en atención primaria. Estudio Detect 2006. Angiologia. 2008; 60(1): 27-36.

13. Cairols M, Marinel.lo J, Acin F, Álvarez J, Barba A, *et al.* Libro Blanco sobre la IVC en España. Madrid 2004. Sociedad Española de Angiología y Cirugía Vascular/ Capítulo Español de Flebologia de la SEACV.

14. Thompson C, Adderley U. Diagnostic and treatment decision making in community nurses faced with a patient with possible venous leg ulceration: a signal detection analysis. Int J Nurs Stud. 2015; 52(1): 325-33.

15. Franks PJ, Barker J, Collier M, Gethin G, Haesler E, Jawien A, et al. Management of patients with venous leg ulcers: challenges and current best practice. J Wound Care. 2016; 25(Suppl 6): S1-67.

16. Miquel Abbad C, Rial Horcajo R, Ballesteros Ortega MD, García Madrid C. Guías de práctica clínica en enfermedad venosa crónica. Madrid: ID Médica; 2015.

17. O'Flynn N, Vaughan M, Kelley K. Diagnosis and management of varicose veins in the legs: NICE guideline. Br J Gen Pract. 2014; 64(623): 314-5.

18. Obermayer A, Garzon K. Identifying the source of superficial reflux in venous leg ulcers using duplex ultrasound. J Vasc Surg. 2010; 52(5): 1255-61.

19. Spinedi L, Broz P, Peter Engelberger R, Staub D, Utho H. Clinical and duplex ultrasound evaluation of lower extremities varicose veins – a practical guideline. Vasa. 2017; 46(5): 325-36.

20. Arnoldussen CW, de Graaf R, Wittens CH, de Haan MW. Value of magnetic resonance venography and computed tomographic venography in lower extremity chronic venous disease. Phlebology. 2013; 28(Suppl 1): 169-75.

21. Leiber LM, Thouveny F, Bouvier A, Labriffe M, Berthier E, Aubé C, et al. MRI and venographic aspects of pelvic venous insuficiency. Diagn Interv Imaging. 2014; 95(11): 1091-102.

22. Kim R, Lee W, Park EA, Yoo JY, Chung JW. Anatomic variations of lower extremity venous system in varicose vein patients: demonstration by three-dimensional CT venography. Acta Radiol. 2017; 58(5): 542-9.

23. Jantet G. Chronic venous insufficiency: worldwide results of the RELIEF study. Reflux assEssment and quaLity of lIfe improvEment with micronized Flavonoids. Angiology. 2002 May-Jun;53(3):245-56.

24. Scallon C, Bell-Syer SE, Aziz Z. Flavonoids for treating venous leg ulcers. Cochrane Database Syst Rev. 2013; (5): CD006477.

25. Wittens C, Davies AH, Bækgaard N, et al. Management of chronic venous diseases. Clinical practice guidelines of the European Society for Vascular Surgery. Eur J Vasc Endovasc Surg. 2015; 49(6): 678-737.

26. Mosti G, De Maeseneer M, Cavezzi A, et al. Society for vascular surgery and American Venous Forum Guidelines on the Management of venous leg ulcers: the point of view of the International Union of Phlebology. Int Angiol. 2015; 34(3): 202-18.

27. Martinez-Zapata MJ, Vernooij RW, Uriona Tuma SM, Stein AT, Moreno RM, Vargas E, et al. Phlebotonics for venous insufficiency. Cochrane Database Syst Rev. 2016; (4): CD003229.

28. Coleridge-Smith P, Lok C, Ramelet A-A. Venous leg ulcer: a meta-analysis of adjunctive therapy with micronized purified flavonoid fraction. Eur J Vasc Endovasc Surg 2005;30(2):198-208.

29. Roztocil K, Stvrtinová V, Strejcek J. Efficacy of a 6-month treatment with Daflon 500 mg in patients with venous leg ulcers associated with chronic venous insufficiency. Int Angiol 2003;22(1):24-31.

30. Glinski W, Chodynicka B, Roszkiewicz J, Bogdanowski T, Lecewicz-Torun B, Kaszuba A, et al. Effectiveness of a micronized purified flavonoid fraction (MPFF) in the healing process of lower limb ulcers. An open multicentre study, controlled and randomized. Minerva Cardioangiol 2001;49(2):107-14.

31. Guilhou JJ, Dereure O, Marzin L, Ouvry P, Zuccarelli F, Debure C, et al. Efficacy of Daflon 500 mg in venous leg ulcer healing: a double-blind, randomized, controlled versus placebo trial in 107 patients. Angiology 1997;48(1):77-85.

32. Wu B, Lu J, Yang M, Xu T. Sulodexide for treating venous leg ulcers. Cochrane Database Syst Rev. 2016; (6): CD010694.

33. González Ochoa A. Sulodexide and phlebotonics in the treatment of venous ulcer. Int Angiol. 2017; 36(1): 82-7.

34. Bush R, Comerota A, Meissner M, Raffetto JD, Hahn SR, Freeman K. Recomendaciones para el tratamiento médico de la enfermedad venosa crónica: El papel de la fracción flavonoide micronizada purificada (MPFF). Flebología. 2017; 32(1 Suppl): 3-19.

35. Cocchieri S, Bignamini AA. Pharmacological adjuncts for chronic venous ulcer healing. Phlebology 2016;31(5):366-7.

36. Cocchieri S, Scondotto G, Agnelli G, Aloisi D, Palazzini E, Zamboni V, et al. Randomised, double blind, multicentre, placebo controlled study of sulodexide in the treatment of venous leg ulcers. Thromb Haemost 2002;87(6):947-52.

37. Scondotto G, Aloisi D, Ferrari P, Martini L. Treatment of venous leg ulcers with sulodexide. Angiology 1999;50(11):883-9.

38. Jull A, Waters J, Arroll B. Pentoxifylin in the treatment of venous leg ulcers. A systematic review. Lancet 2002; 359:1550-4.

39. Honorato Pérez J, Arcas Meca R. A double-blind study comparing the clinical efficacy of the preparation F-117 (hidrosmin) versus diosmin in the treatment of patients with peripheral venous disorders. Rev Med Univ Navarra. 1990; 34(2): 77-9.

40. Nelson EA, Bell-Syer SE. Compression for preventing recurrence of venous ulcers. Cochrane Database Syst Rev. 2014; (9): CD002303.

41. O'Donnell TF, Passman MA, Marston WA, et al. Management of venous leg ulcers: Clinical practice guidelines of the Society for Vascular Surgery and the American Venous Forum. J Vasc Surg. 2014; 60(2 Suppl): 3S-59S.

42. Welsh L. What is the existing evidence supporting the efficacy of compression bandage systems containing both elastic and inelastic components mixed-component systems? A systematic review. J Clin Nurs. 2017; 26(9-10): 1189-203.

43. Mauck KF, Asi N, Elraiyah TA, Undavalli C, Nabhan M, Altayar O, et al. Comparative systematic review and meta-analysis of compression modalities for the promotion of venous ulcer healing and reducing ulcer recurrence. J Vasc Surg. 2014; 60(2 Suppl): 71S-90S.

44. Fletcher A, Cullum N, Sheldon TA. A systematic review of compression for venous leg ulcers. BMJ 1997; 315:576-80.

45. Cooke EA, Benkö T, O'Connell BM, McNally MA, Mollan RA. The effect of graduated compression stockings on lower limb venous hemodynamics. Phlebology 1996; 11:141-5.

46. Belcaro G, Christopoulos A, Nicolaides AN. Diabetic microangopathy treated with elastic compression. A microcirculatory evaluation using laser Doppler flowmetry, transcutaneous PO2, PCO2 and capillary permeability measurements. VASA 1990; 19:247-51.

47. Klopp R, Schippel W, Niemer W. Compression therapy and microcirculation: vital microscope investigations in patients suffering from chronic venous insufficiency before and after compression therapy. Phlebology 1996;11(Supl 1): S19-S25.

48. Gohel MS, Heatley F, Liu X, Bradbury A, Bulbulia R, Cullum N, et al. A randomized trial of early endovenous ablation in venous ulceration. N Engl. J Med 2018; 378:2105-14.

49. Grover G, Tanase A, Elstone A, Ashley S. Chronic venous leg ulcers: Effects of foam sclerotherapy on healing and recurrence. Phlebology. 2016; 31(1): 34-41.

50. Campos W Jr, Torres IO, da Silva ES, Casella IB, Puech-Leão P. A prospective randomized study comparing polidocanol foam sclerotherapy with surgical treatment of patients with primary chronic venous insufficiency and ulcer. Ann Vasc Surg. 2015; 29(6): 1128-35.

51. Goel RR, Abidia A, Hardy SC. Surgery for deep venous incompetence. Cochrane Database Syst Rev. 2015; (2): CD001097.

52. Khanna AK, Singh S Postthrombotic syndrome: surgical possibilities. Thrombosis. 2012; 2012: 520604.

53. Maleti O, Perrin M. Reconstructive surgery for deep vein reflux in the lower limbs: techniques, results and indications. Eur J Vasc Endovasc Surg. 2011; 41(6): 837-48

54. Raffetto JD. Pathophysiology of wound healing and alterations in venous leg ulcers-review. Phlebology. 2016; 31(1 Suppl): 56-62.

55. Bergan JJ, Pascarella L, Schmid-Schönbein GW. Pathogenesis of primary chronic venous disease: Insights from animal models of venous hypertension. J Vasc Surg. 2008; 47(1): 183-92.

56. Bergan JJ, Schmid-Schönbein GW, Smith PD, Nicolaides AN, Boisseau MR, Eklof B. Chronic venous disease. N Engl J Med. 2006; 355(5): 488-98.

57. Posnett J, Gottrup F, Lundgren H, Saal G. The resource impact of wounds on health-care providers in Europe. J Wound Care 2009; 18:154-61.

58. Harrison MB, Graham ID, Friedberg E, Lorimer K, Vandevelde-Coke S. Regional planning study. Assessing the population with leg and foot ulcers. Can Nurse 2001; 97:18-23.

59. Finlayson K, Wu ML, Edwards HE. Identifying risk factors and protective factors for venous leg ulcer recurrence using a theoretical approach: a longitudinal study. Int J Nurs Stud 2015;52: 1042-51.

60. Kim PJ, Evans KK, Steinberg JS, Pollard ME, Attinger CE. Critical elements to building an effective wound care center. J Vasc Surg 2013;57:1703-9.

61. Leren L, Johansen E, Eide H, Falk RS, Juvet LK, Ljosa TM. Pain in persons with chronic venous leg ulcers: a systematic review and meta-analysis. Int Wound J 2020;17:466-84.

62. O'Meara S, Al-Kurdi D, Ologun Y, Ovington LG, Martyn-St James M, Richardson R. Antibiotics and antiseptics for venous leg ulcers. Cochrane Database Syst Rev 2014;1:CD003557.

63. Norman G, Westby MJ, Rithalia AD, Stubbs N, Soares MO, Dumville JC. Dressings and topical agents for treating venous leg ulcers. Cochrane Database Syst Rev 2018;6:CD012583.

64. Zhao M, Zhang D, Tan L, Huang H. Silver dressings for the healing of venous leg ulcer: a meta-analysis and systematic review. Medicine (Baltimore) 2020;99: e22164.

65. O'Meara S, Cullum N, Nelson EA, Dumville JC. Compression for venous leg ulcers. Cochrane Database Syst Rev 2012;11:CD000265.

66. Rabe E, Partsch H, Hafner J, Lattimer C, Mosti G, Neumann M, et al. Indications for medical compression stockings in venous and lymphatic disorders: an evidence-based consensus statement. Phlebology 2018; 33:163-84.

67. Alvarez OM, Markowitz L, Parker R, Wendelken ME. Faster healing and a lower rate of recurrence of venous ulcers treated with intermittent pneumatic compression: results of a randomized controlled trial. Eplasty 2020; 20:e6.

68. Ashby RL, Gabe R, Ali S, Adderley U, Bland JM, Cullum NA, et al. Clinical and cost-effectiveness of compression hosiery versus compression bandages in treatment of venous leg ulcers (Venous leg Ulcer Study IV, VenUS IV): a randomised controlled trial. Lancet 2014;383:871-9.

69. Dolibog P, Franek A, Taradaj J, Dolibog P, Blaszczak E, Polak A, et al. A comparative clinical study on five types of compression therapy in patients with venous leg ulcers. Int J Med Sci 2014;11:34-43.

70. Kankam HKN, Lim CS, Fiorentino F, Davies AH, Gohel MS. A summation analysis of compliance and complications of compression hosiery for patients with chronic venous disease or post-thrombotic syndrome. Eur J Vasc Endovasc Surg 2018;55: 406-16.

71 Clarke-Moloney M, Keane N, O'Connor V, Ryan MA, Meagher H, Grace PA, et al. Randomised controlled trial comparing European standard class 1 to class 2 compression stockings for ulcer recurrence and patient compliance. Int Wound J 2014;11:404-8.

3.2. ÚLCERA ISQUÉMICA

Iván Durán Sáenz
Raquel Tejero Velasco
Irune Loza Quintero

DEFINICIÓN

La úlcera de etiología isquémica corresponde a la fase de **Isquemia Crítica de la Extremidad** (ICE), que se define como *la persistencia de dolor en reposo que precisa analgesia regular por un periodo superior a las 2 semanas y/o úlcera o lesión necrótica en la pierna y/o pie en la que se evidencia una presión sistólica en el tobillo < 50 mmHg.* El dolor aparece con una presión en tobillo < 50 mmHg o presión digital < 30 mmHg. Es el estadio final de la isquemia crónica.

FISIOPATOLOGÍA

En los miembros inferiores el **90-95 %** de los casos de ICE son secundarios a **patología arterial obstructiva** (90-95 % arteriopatía degenerativa). Los **factores de riesgo** para su desarrollo son:

HIPERTENSIÓN ARTERIAL	HIPERTENSIÓN MAL CONTROLADA
Tabaquismo	El *ácido nicotínico* estimula la liberación de catecolaminas, que tienen un gran efecto vasoconstrictor. Se produce una irritación de la capa íntima arterial, que la inflama y produce pequeños trombos. Produce gangrena seca, que conlleva la amputación. También aumenta la agregación plaquetaria, por lo que aumenta el riesgo de formación de trombos. Un signo de esta enfermedad es que los pacientes que la padecen producen flebitis. El tratamiento se basa en la supresión total del hábito tabáquico, administración de prostaglandinas, etc. También está asociado al consumo de alcohol.
Diabetes	Lesiona las arterias de pequeño calibre por lo que su afectación se localiza con frecuencia en los pies.
Hiperlipidemia	Los valores saludables deben ser < 200 mg/dl (colesterol) y 40-160 mg/dl (triglicéridos).
Estrés	Aumenta la liberación de catecolaminas y los efectos derivados.
Falta de ejercicio	El sedentarismo aumenta el riesgo de obesidad e impide la formación de circulación colateral de las extremidades que presentan arteriopatías. También favorece la aparición de diabetes e HTA.

En otro 5-10 % de los casos de isquemia crónica son debidos a:

- Arteriopatías inflamatorias.

- Cuadros de isquemia aguda compensados, secundarios a trombosis, embolias o traumatismos arteriales previos; no lo suficientemente graves como para ocasionar una necrosis tisular, aunque sí para que produzcan una pérdida temporal de la función.

La compleja fisiopatología de la **úlcera isquémica** (también denominada **úlcera arterial**) comienza con la reducción crítica de la presión parcial de oxígeno en los tejidos distales secundaria a la oclusión arterial. A diferencia de la úlcera de etiología hipertensiva arterial y de la arterítica, no se observan alteraciones morfológicas de la arteriola y el capilar, sino que inicialmente éstas son de tipo funcional o adaptativo.

Manifestaciones clínicas:

- Ausencia de pulso.

- Claudicación intermitente.

- Localización y tipo de dolor: el dolor se produce por la acumulación de ácido láctico derivado del metabolismo anaeróbico de las células de la musculatura, que irrita las terminaciones nerviosas. Esto se produce como consecuencia de la hipoxemia. Es un dolor muy agudo.

- Impotencia funcional.

- Frialdad cutánea y palidez.

Diagnóstico:

- Anamnesis.

- Exploración física: Palpación de pulsos (pedio, tibial posterior, poplíteo y femoral).

- Exploración funcional hemodinámica.

- Índice tobillo-brazo y dedo-brazo.

- Mapeo hemodinámico.

- Curva de pulso.

117

FACTORES DE RIESGO
Enfermedad Arterial Periférica

La enfermedad arterial periférica (EAP) se produce debido a un estrechamiento y endurecimiento de las arterias, lo que provoca una disminución del flujo sanguíneo

@Creative_Nurse

SEXO

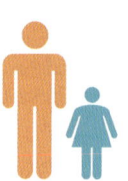

Prevalencia mayor en varones que en mujeres, sobre todo en población más joven, ya que en edades muy avanzadas no se alcanzan diferencias entre ambos grupos

EDAD

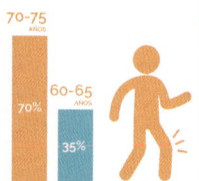

Prevalencia de **claudicación intermitente** en el grupo de 60-65 años es del 35%. En mayores de 70-75 años se incrementa hasta un 70%

TABACO

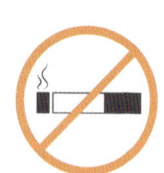

El **abandono del tabaco** se ha acompañado de una **reducción** en el riesgo de EAP

DIABETES

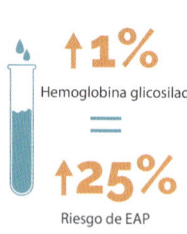

↑1%
Hemoglobina glicosilada
=
↑25%
Riesgo de EAP

HIPERTENSIÓN

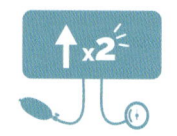

El **riesgo** de EAP es el **doble** en pacientes hipertensos que en normotensos

DISLIPEMIA

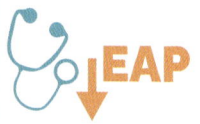

El **tratamiento** de la **hiperlipemia** reduce la progresión de la EAP y el desarollo de isquemia crítica

HIPERHOMOCISTEINEMIA

El 30% de pacientes jóvenes con EAP presenta hiperhomocisteinemia

Alteraciones en el metabolismo constituyen un riesgo importante de arterosclerosis y EAP

MARCADORES INFLAMATORIOS

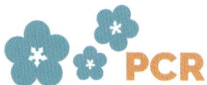

Los valores de **proteína C reactiva (PCR)** en los pacientes con EAP se han mostrado como un **marcador de riesgo** de futuros eventos cardiovasculares.

Fuente: Asociación Española de Enfermería Vascular y Heridas. Guía de práctica clínica: Consenso sobre úlceras vasculares y pie diabético. Segunda edición. Sevilla: AEEVH 2014.

enfermeriacreativa.com

Fuente: Silvia Sánchez (www.enfermeriacreativa.com).

Imagen 3.16

Infografía «Factores de riesgo EAP»

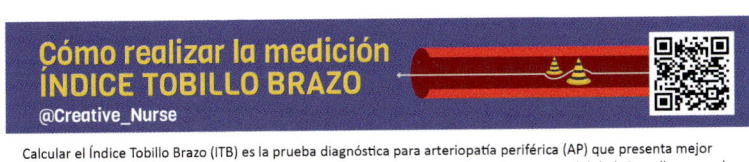

Cómo realizar la medición ÍNDICE TOBILLO BRAZO
@Creative_Nurse

Calcular el Índice Tobillo Brazo (ITB) es la prueba diagnóstica para arteriopatía periférica (AP) que presenta mejor rendimiento por ser sencilla e indolora, de escaso coste, gran reproducibilidad y gran sensibilidad. Con ella se puede diagnosticar si hay AP, cuantificar su severidad y valorar la evolución durante el seguimiento.

Material

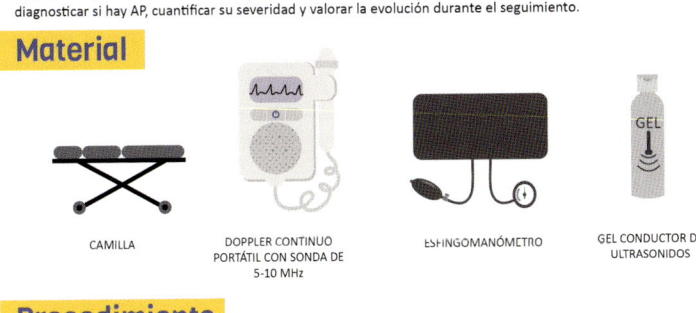

CAMILLA

DOPPLER CONTINUO PORTÁTIL CON SONDA DE 5-10 MHz

ESFINGOMANÓMETRO

GEL CONDUCTOR DE ULTRASONIDOS

Procedimiento

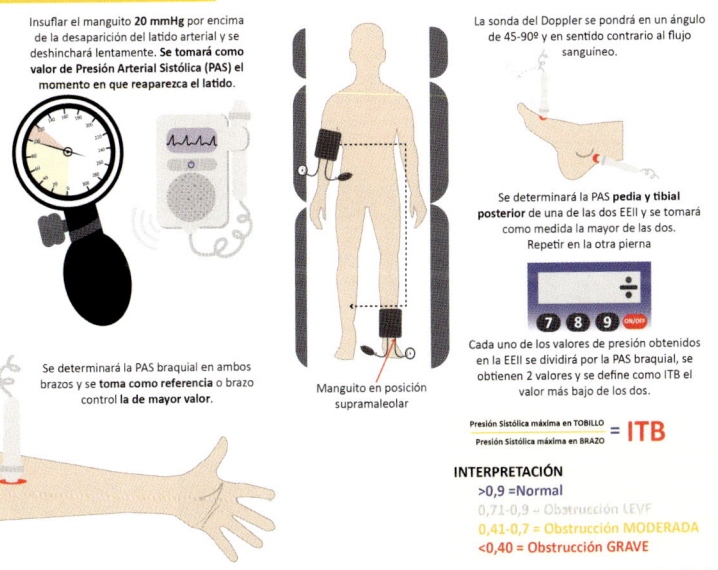

Insuflar el manguito **20 mmHg** por encima de la desaparición del latido arterial y se deshinchará lentamente. **Se tomará como valor de Presión Arterial Sistólica (PAS) el** momento en que reaparezca el latido.

Se determinará la PAS braquial en ambos brazos y se **toma como referencia** o brazo control **la de mayor valor.**

Manguito en posición supramaleolar

La sonda del Doppler se pondrá en un ángulo de 45-90º y en sentido contrario al flujo sanguíneo.

Se determinará la PAS **pedia y tibial posterior** de una de las dos EEII y se tomará como medida la mayor de las dos. Repetir en la otra pierna

Cada uno de los valores de presión obtenidos en la EEII se dividirá por la PAS braquial, se obtienen 2 valores y se define como ITB el valor más bajo de los dos.

$$\frac{\text{Presión Sistólica máxima en TOBILLO}}{\text{Presión Sistólica máxima en BRAZO}} = \text{ITB}$$

INTERPRETACIÓN
>0,9 =Normal
0,71-0,9 = Obstrucción LEVE
0,41-0,7 = Obstrucción MODERADA
<0,40 = Obstrucción GRAVE

FUENTE:
White, C.J. Tratado de Medicina Interna. Enfermedad arterial periférica ateroesclerótica, 79, 497-504. Elsevier 2017
Pérez Otero, R. Olaya Prieto, C. Actualización de la medición del índice tobillo-brazo mediante doppler para el diagnóstico de arteriopatía periférica. pag. 8-11. Revista de H

enfermeriacreativa.com

Fuente: Silvia Sánchez (www.enfermeriacreativa.com).

Imagen 3.17

Infografía «Medición índice tobillo brazo (ITB)»

Cambios derivados en la extremidad:

- Coloración pálida.
- Extremidades frías: la sangre arterial proporciona el calor, por lo que en su ausencia aparecerá frialdad.
- Dedos entumecidos (parestesias).
- Piel delgada y brillante.
- Ausencia de crecimiento de vello.
- Uñas engrosadas (distrofia ungueal).

Características de las úlceras isquémicas:

- Úlceras pequeñas, redondas, bien definidas.
- Suelen ser profundas (tendón, hueso).
- Tejido necrótico, esfacelos.
- Edema periulceroso.
- Muy dolorosas (el dolor empeora al elevar la extremidad).
- Pulso pedio ausente o débil.

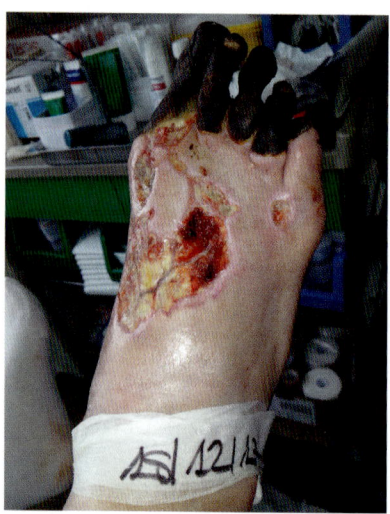

Imagen 3.18

Úlcera isquémica o arterial

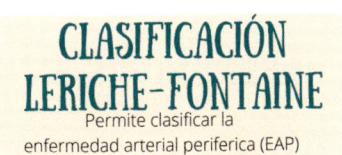

CLASIFICACIÓN LERICHE-FONTAINE

Permite clasificar la
enfermedad arterial periferica (EAP)

Estadio I

Asintomático

Obstrucción incompleta de
los vasos sanguíneos

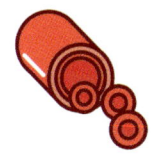

Estadio II

Claudicación
intermitente

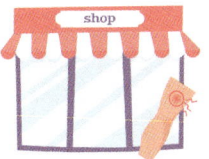

Estadio IIa

>200m

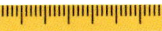

Estadio IIb

< 200m

Estadio III

Dolor en reposo,
sobre todo en los pies

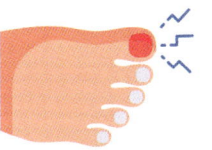

Estadio IIIa

PAS tobillo
> 50 mmHg

Estadio IIIb

PAS tobillo
< 50 mmHg

Estadio IV

Lesiones atróficas,
necrosis y /o
gangrena

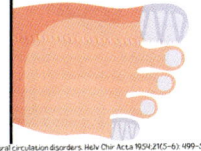

Fontaine R, Kim M, Kieny R. Surgical treatment of peripheral circulation disorders. Helv Chir Acta 1954;21(5–6): 499–533

MÁS INFO EN:
WWW.HERIDASENRED.COM

ABR2022

En colaboración con:
Smith Nephew

Fuente: www.heridasenred.com

Imagen 3.19

Infografía «Clasificación Leriche-Fontaine»

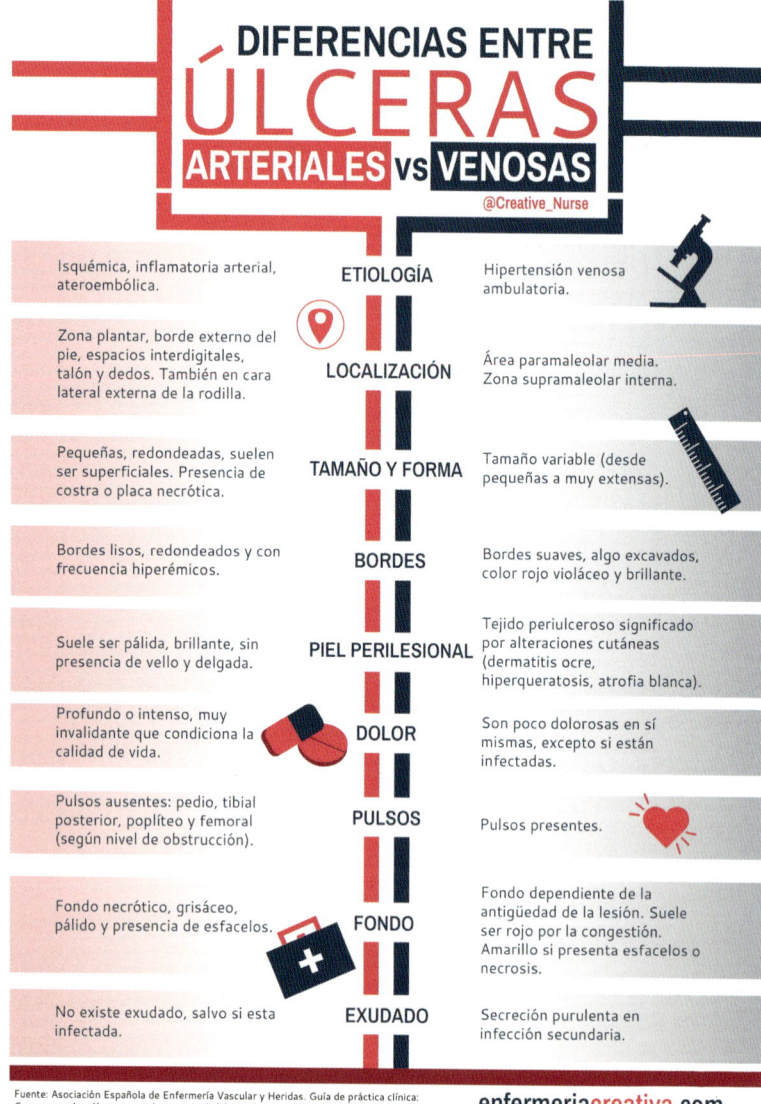

DIFERENCIAS ENTRE ÚLCERAS ARTERIALES vs VENOSAS
@Creative_Nurse

ARTERIALES		VENOSAS
Isquémica, inflamatoria arterial, ateroembólica.	**ETIOLOGÍA**	Hipertensión venosa ambulatoria.
Zona plantar, borde externo del pie, espacios interdigitales, talón y dedos. También en cara lateral externa de la rodilla.	**LOCALIZACIÓN**	Área paramaleolar media. Zona supramaleolar interna.
Pequeñas, redondeadas, suelen ser superficiales. Presencia de costra o placa necrótica.	**TAMAÑO Y FORMA**	Tamaño variable (desde pequeñas a muy extensas).
Bordes lisos, redondeados y con frecuencia hiperémicos.	**BORDES**	Bordes suaves, algo excavados, color rojo violáceo y brillante.
Suele ser pálida, brillante, sin presencia de vello y delgada.	**PIEL PERILESIONAL**	Tejido periulceroso significado por alteraciones cutáneas (dermatitis ocre, hiperqueratosis, atrofia blanca).
Profundo o intenso, muy invalidante que condiciona la calidad de vida.	**DOLOR**	Son poco dolorosas en sí mismas, excepto si están infectadas.
Pulsos ausentes: pedio, tibial posterior, poplíteo y femoral (según nivel de obstrucción).	**PULSOS**	Pulsos presentes.
Fondo necrótico, grisáceo, pálido y presencia de esfacelos.	**FONDO**	Fondo dependiente de la antigüedad de la lesión. Suele ser rojo por la congestión. Amarillo si presenta esfacelos o necrosis.
No existe exudado, salvo si esta infectada.	**EXUDADO**	Secreción purulenta en infección secundaria.

Fuente: Asociación Española de Enfermería Vascular y Heridas. Guía de práctica clínica: Consenso sobre úlceras vasculares y pie diabético. Segunda edición. Sevilla: AEEVH, 2014.

enfermeriacreativa.com

Fuente: Silvia Sánchez (www.enfermeriacreativa.com).

Imagen 3.20

Infografía «Diferencias entre úlceras arteriales *vs* venosas»

TRATAMIENTO

- Medidas generales: actuar sobre los factores de riesgo y el dolor.
- En úlceras arteriales hasta que la extremidad no esté revascularizada aceptablemente, la cura será seca.
- Se realizarán las medidas necesarias para minimizar el dolor.

Tratamiento farmacológico:

- Antitrombóticos como salicilatos o tienopiridinas.
- Específico de la claudicación intermitente como pentoxifilina, cilostazol o estatinas.

Tratamiento quirúrgico:

- Revascularización aortoilíaca-suprainguinal (revascularización aórtica femoral o angioplastia/endoprotesis).
- Revascularización infrainguinal (revascularización femoropoplítea y distal o cirugía endovascular).
- Amputaciones: transfalángica, transmetatarsiana. De Chopart, de Lisfranc, en guillotina supramaleolar, infracondílea y supracondílea.

No olvidar que el esfuerzo debe ir dirigido a la prevención.

BIBLIOGRAFÍA

Asociación Española de Enfermería Vascular y Heridas. *Guía de práctica clínica: consenso sobre úlceras vasculares y pie diabético* (3.ª edición). Madrid: AEEVH, 2017.

López-Casanova P, March-García JR. *Úlceras de etiología isquémica.* En: García-Fernández FP, Soldevilla-Agreda JJ, Torra Bou JE (eds). Atención Integral de las Heridas Crónicas (2.ª edición) Logroño: GNEAUPP-FSJJ. 2016: págs. 317-332.

3.3. ÚLCERA HIPERTENSIVA (ÚLCERA DE MARTORELL)

Iván Durán Sáenz
Raquel Tejero Velasco
Irune Loza Quintero

La úlcera isquémica hipertensiva de Martorell (UIHM) se caracteriza por una **arterioesclerosis subcutánea oclusiva**, con engrosamiento de la pared y disminución del calibre, en ausencia de signos de vasculitis. Debe su nombre a Fernando Martorell, quien las describió por primera vez en 1945. Está asociada a la hipertensión arterial, especialmente a elevación diastólica (HTAd), sin presencia de patología arterial periférica (pulsos presentes), ni patología venosa. La diabetes está presente en alrededor del 60 % de los pacientes. Con frecuencia están infradiagnosticadas.

La presentación clínica es muy característica:

ÚLCERAS	SUPERFICIALES, NECRÓTICAS, TIENDEN A EXTENDERSE
Localización	Con frecuencia son bilaterales, en la región supramaleolar anterolateral de la pierna o del tendón de Aquiles.
Dolor	Extremadamente dolorosas.
Bordes	Irregulares e hiperémicos.

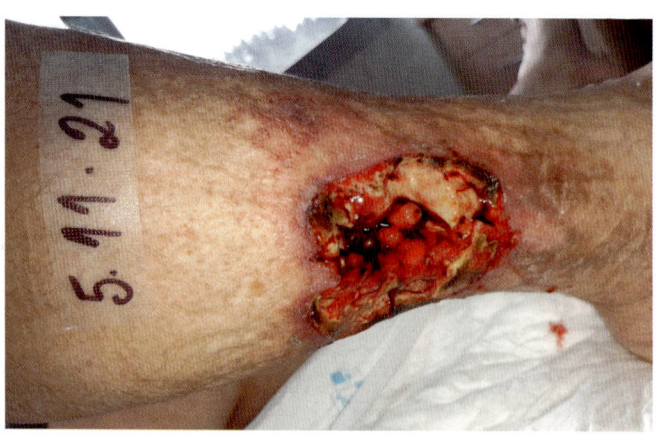

Imagen 3.21
Úlcera de Martorell o hipertensiva

DIAGNÓSTICO

- Debido a su baja prevalencia, se pueden confundir fácilmente con otros tipos de úlceras de extremidades.

- El diagnóstico está basado en la localización típica y en las características clínicas: úlceras necróticas y dolorosas que tienden a deteriorarse progresivamente, asociadas la hipertensión arterial de larga evolución e historia de diabetes.

- La hipertensión (y a menudo la diabetes), los signos locales y la arterioesclerosis subcutánea demostrada histológicamente son preceptivos para realizar el diagnóstico.

- Los **hallazgos histológicos de la biopsia** ayudan a establecer el diagnóstico.

El perfil del paciente afecto es mujer, con HTA de larga evolución (más de 10 años) y de edad superior a 55 años, con lesiones muy dolorosas, localizadas en el tercio distal de la pierna cara externa y supramaleolar, bordes planos, irregulares e hiperémicos, con fondo con fibrina y piel perilesional indemne o con infartos cutáneos.

CLÍNICA

Es frecuente que asiente sobre zonas de infarto tisular. El dolor no mejora con el descenso de la extremidad, sino que se agrava y es de difícil control. Generalmente no está asociada a la arteriopatía periférica y, por lo tanto, presenta pulsos distales.

TRATAMIENTO

Se basa en la eliminación de los factores de riesgo (control de la hipertensión y de la diabetes). En algunos casos se utiliza tiosulfato sódico (solución de 10 g/100 ml, 3 veces por semana). Los pacientes con formas pequeñas se benefician de un pequeño desbridamiento seguido de injerto en sello y terapia compresiva.

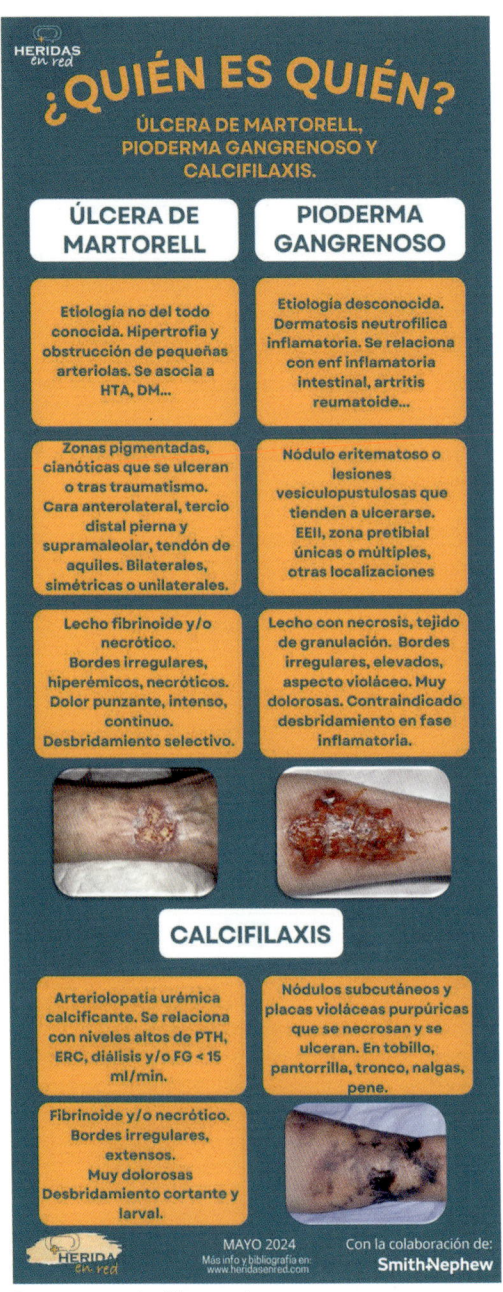

Fuente: www.heridasenred.com

Imagen 3.22

Infografía «Úlcera Martorell, pioderma gangrenoso y calcifilaxis»

BIBLIOGRAFÍA

Guisado Muñoz S, Conde Montero E, de la Cueva Dobao P. *Tratamiento de la úlcera isquémica hipertensiva de Martorell con microinjertos autólogos en sello.* Actas Dermosifiliogr [Internet]. 2019;110(8):689-90.

Isoherranen K, O'Brien JJ, Barker J, Dissemond J, Hafner J, Jemec GBE, Kamarachev J, Läuchli S, Montero EC, Nobbe S, Sunderkötter C, Velasco ML. *Mejores prácticas clínicas y desafíos.* J Cuidado de heridas. 1 de junio de 2019; 28(Sup6):S1-S92. doi: 10.12968/jowc.2019.28.Sup6.S1. PMID: 31169055.

Isoherranen K, Jordan O'Brien J, Barker J et al. *EWMA document; Atypical wounds. Best clinical practice and challenges.* 2019. 26-36.

3.4. CALCIFILAXIA

Melina Vega de Ceniga

INTRODUCCIÓN

Mención especial merece la **calcifilaxia**, entidad poco conocida, pero con prevalencia en ascenso.

FISIOPATOLOGÍA Y EPIDEMIOLOGÍA

Se trata de un proceso de **calcificación y fibrosis** de pequeño vaso, con trombosis secundaria, que produce isquemia de la piel y del tejido celular subcutáneo, necrosis y posterior ulceración. La calcificación se produce secundariamente a una alteración de metabolismo fosfo-cálcico. Se asocia típicamente a insuficiencia renal, afectando al 1-4 % de los pacientes en hemodiálisis, pero cada vez se observa más en pacientes con grados leves de insuficiencia renal o incluso con filtrado glomerular dentro del rango de normalidad. También se asocia a hiperparatiroidismo primario o secundario. Otros factores de riesgo son: sexo femenino, obesidad, uso de algunos medicamentos (warfarina, quelantes de calcio, corticoides, metotrexato, análogos de vitamina D), estados de hipercoagulabilidad (como déficit de proteína S o C) o *diabetes mellitus.*

CLÍNICA

Las manifestaciones clínicas se inician con **una o varias placas geográficas de color violáceo y dolorosas** en el tercio medio o distal de las piernas. También pueden desarrollarse lesiones cutáneas en el abdomen, nalgas y muslos. Estas placas, sin tratamiento, van aumentando de tamaño, desarrollan un núcleo necrótico y posteriormente se ulceran.

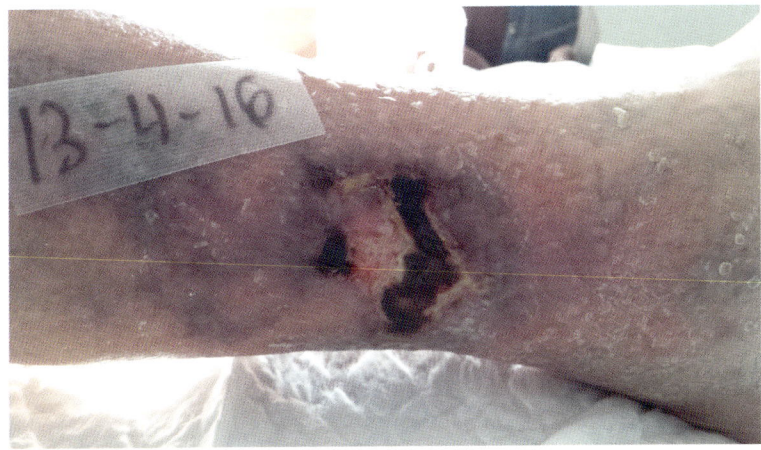

Imagen 3.23

Lesiones cutáneas por calcifilaxia: placas geográficas de color violáceo que desarrollan un núcleo necrótico y se ulceran

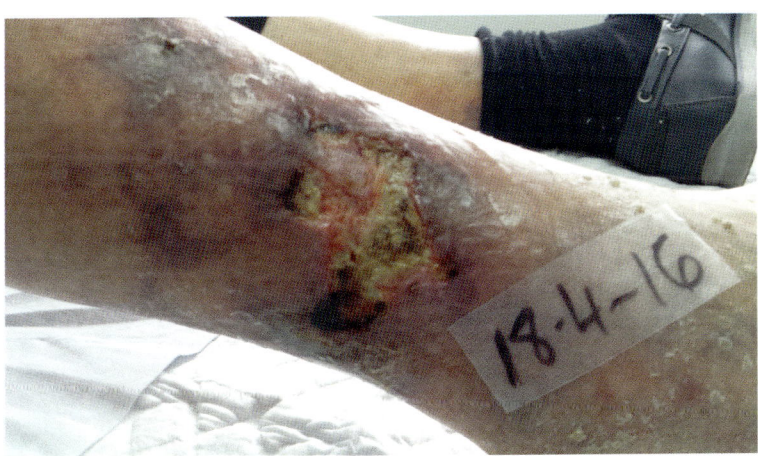

Imagen 3.24

Úlcera por calcifilaxia: lecho ulceroso esfacelado con algún resto necrótico, bordes desvitalizados y violáceos

Las úlceras son típicamente muy dolorosas, lo que dificulta el tratamiento local, y secundariamente se sobreinfectan, aumentando el dolor. Los lechos ulcerosos suelen estar esfacelados, con bordes desvitalizados, violáceos o necróticos

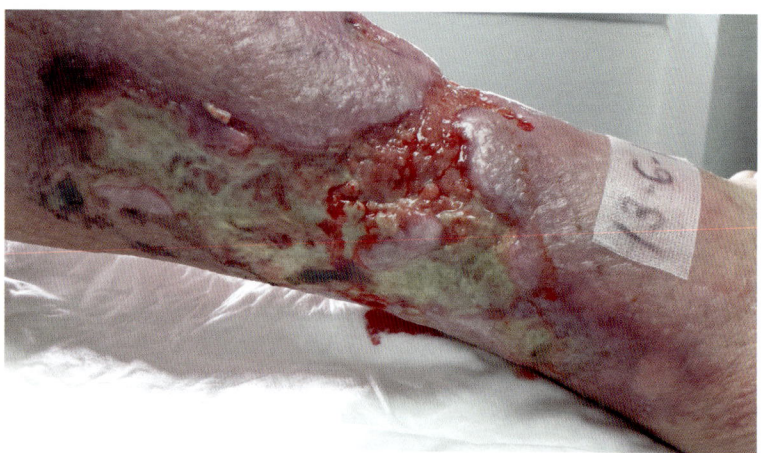

IMAGEN 3.25

Úlcera por calcifilaxia: lecho sobreinfectado, esfacelado y exudativo, bordes con áreas vitales, otras desvitalizadas y necróticas

DIAGNÓSTICO

El **diagnóstico de la úlcera por calcifilaxia** es **clínico**, atendiendo a los antecedentes médicos y las características del cuadro evolutivo y de la úlcera y piel perilesional. Los pacientes habitualmente presentarán una exploración arterial normal, aunque no es rara la ausencia de pulsos distales en pacientes añosos y/o con insuficiencia renal, pero sin signos significativos de isquemia. Tampoco se encontrarán los hallazgos habituales sugerentes de IVC (varices, hiperpigmentación, etc.). Estos datos negativos son importantes en el diagnóstico diferencial (véase tabla 3.2, capítulo 3.1).

Los **hallazgos analíticos** son sugerentes, pero no definitivos. En pacientes con insuficiencia renal crónica, las cifras de creatinina sérica se encontrarán elevadas y el filtrado glomerular disminuido. Frecuentemente, los niveles sanguíneos de PTH se encuentran elevados, con concentraciones alteradas de calcio y/o fósforo o del producto Ca/P.

Una **biopsia cutánea** puede confirmar el diagnóstico, aunque se reserva para casos clínicamente dudosos o que no responden al tratamiento prescrito. La biopsia muestra calcificación de la capa muscular arteriolar, fibrosis de la capa íntima y subintimal, con trombosis subcutánea o dérmica en ausencia de cambios vasculíticos. También se puede encontrar, tanto en estadios tempranos como tardíos, paniculitis septal calcificada aguda y crónica.

TRATAMIENTO

El tratamiento es **tópico y farmacológico**.

El tratamiento local de las úlceras seguirá las pautas habituales de limpieza, desbridamiento, acondicionamiento de los bordes, y colocación de apósitos ajustados a la fase de cicatrización en la que se encuentre la úlcera en cada momento. Se puede asociar terapia de compresión en caso de edema y/o exudación serosa abundante. El fármaco de elección es el tiosulfato sódico (25 mg/48-72 h IV, con ajuste de dosis en función de la patología renal) durante 1-3 meses, al que se puede asociar cinacalcet. Se precisará antibioterapia sistémica en caso de sobreinfección clínica. También debe tratarse la patología de base (insuficiencia renal, hiperparatiroidismo, etc.).

BIBLIOGRAFÍA

1. Sánchez Ruiz-Granados E, Domínguez Herrera JM, Mácias García L. Calcifilaxis en una paciente con insuficiencia renal avanzada. Rev Clin Med Fam 2017;10(2):150-3.

2. Nigwekar MD, Kroshinsky D, Nazarian RM, Goverman J, Malhora R, Jackson VA, *et al.* Calciphylaxis: risk factors, diagnosis, and treatment. Am J Kidney dis. 2015;66(1):133-146.

3. Hayashi M. Calciphylaxis: diagnosis and clinical features. Clin Exp Nephrol. 2013;17(4):498-503.

4. Peter W Santos, J Edward Hartle *et al.* Calciphylaxis (calcific uremic arteriolopathy). UpToDate. June 2015.

TEMA 4. PIE DIABÉTICO

Iván Durán Sáenz
Paz Beaskoetxea Gómez
Gorka Vallejo De la Hoz

4.1. DEFINICIÓN

La Organización Mundial de la Salud **(OMS)** define el **pie diabético (PD)** como «la *presencia de ulceración, infección y/o gangrena en el pie asociada a neuropatía diabética y a diferentes grados de enfermedad vascular periférica como consecuencia de la interacción compleja de diferentes factores inducidos por una hiperglucemia mantenida*».

El ***International Working Group on the Diabetic Foot*** define el pie diabético como «*infección, ulceración o destrucción de los tejidos profundos del pie asociado a neuropatía o enfermedad arterial periférica en las extremidades inferiores de los pacientes con diabetes*».

La progresión del pie diabético transcurre por la disminución del pulso pedio, aparición de lesión, aparición de úlcera, gangrena y aparición de infección (osteomielitis).

4.2. FISIOPATOLOGÍA

La fisiopatología de la úlcera de pie diabético (UPD) es multifactorial e intervienen simultáneamente uno o más factores de riesgo entre los que encontramos: neuropatía periférica relacionada con la diabetes, enfermedad arterial periférica y un acontecimiento precipitante.

La **neuropatía periférica relacionada con la diabetes** es una de las complicaciones de mayor prevalencia en pacientes con DM tipo 2 y el principal factor de riesgo para el desarrollo de úlceras y, por consiguiente, de amputaciones. Acarrea un pie insensible y a veces deformado con afectación a tres niveles: sensitivo, motor y autónomo.

- **Sensitivo**: desemboca en una pérdida de sensibilidad protectora, lo que hace que las personas pierdan capacidad de defensa ante traumatismos externos que pueden dañar o lesionar el pie de manera inadvertida.

- **Motor**: se manifiesta con una hipotonía de la musculatura intrínseca del pie, lo que provoca un desequilibrio con la musculatura extrínseca, dando lugar a la aparición de deformidades ortopédicas como, por ejemplo, dedos en garra. La afectación motora también se acompaña de limitación de la movilidad articular, favoreciendo el equino del tobillo y la aparición del *Hallux Limitus*.

- **Autónomo**: produce alteraciones en el sistema sudomotor, lo que favorece la desecación de la piel y aparición de fisuras y grietas.

Una de las afectaciones motoras definida como un proceso inflamatorio que provoca lesiones óseas, articulares y de tejidos blandos que se da en personas con neuropatía periférica relacionada con la diabetes es la **Neuroosteoartropatía de Charcot**. Es una complicación que afecta a menos de un 1 % de las personas diabéticas, pero que, si no es adecuadamente identificada, conduce a importantes deformidades del pie. Estas deformidades ocasionan ulceraciones de repetición que pueden complicarse con una infección severa y llegar a causar la amputación de la extremidad. Ocurre generalmente en diabéticos de larga evolución, generalmente de más de 12 años, pero puede ocurrir en pacientes recién diagnosticados de la enfermedad. La enfermedad progresa en tres fases según la clásica descripción de Eichenholtz:

ETAPA	RADIOLOGÍA	CLÍNICA
I. **Desarrollo**	Desmineralización Fragmentación Subluxación	Edema, pie caliente, rubor (inflamación aguda)
II. **Coalescencia**	Reabsorción ósea Neoformación ósea Reacción perióstica	Reducción del edema, calor y rubor
III. **Reconstructiva**	Consolidación ósea	Ligera tumefacción Desaparece el calor

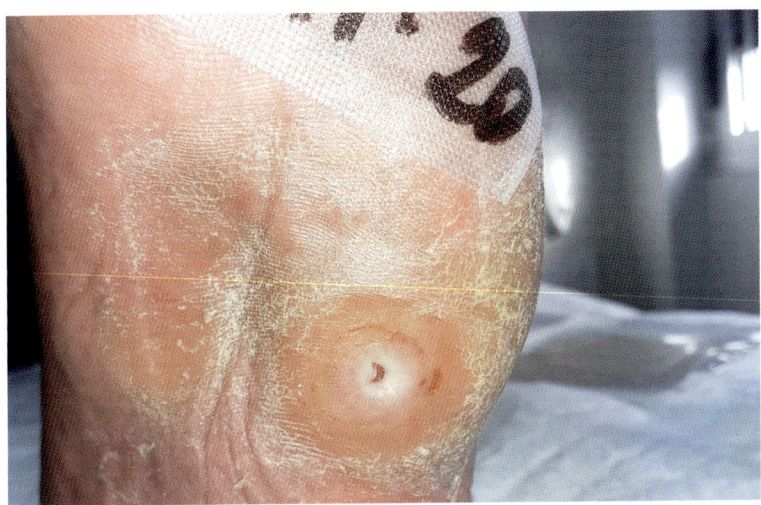

Imagen 4.1

Pie de Charcot

Dentro de la **enfermedad arterial periférica**, concretamente la ***macroangio-patía*** diabética es una de las complicaciones más comunes y graves deriva-das de la diabetes. Afecta a las principales arterias del cuerpo, como las del corazón, riñones, cerebro y extremidades inferiores. Genera un daño en las paredes arteriales secundario a la hiperglucemia prolongada, provocando in-flamación de las paredes arteriales y favoreciendo la posterior formación de placas de ateroma (ateroesclerosis). De hecho, una de las manifestaciones de mayor prevalencia de la macroangiopatía diabética es la ateroesclerosis de extremidades inferiores, pudiendo favorecer el desarrollo de una enferme-dad isquémica en las mismas.

También puede observarse en el pie, ***microangiopatía***. Se trata de un tras-torno funcional no oclusivo caracterizado por un engrosamiento difuso de las membranas basales capilares (con preservación de la luz vascular), que oca-siona un aumento de la permeabilidad capilar y una alteración de los meca-nismos de transporte y el metabolismo tisular. La microangiopatía, por tanto, no está implicada en la génesis de la isquemia de miembros inferiores ni de su baja respuesta a la cicatrización, si bien tiene un papel fundamental en el desarrollo de la retinopatía y la nefropatía diabética.

Con menos prevalencia y de causa desconocida, puede aparecer ***Calcinosis o Arteriosclerosis de Mönckeberg***; enfermedad en la que se produce una calcificación de la capa media de las arterias. Su prevalencia es mayor en personas de edad avanzada y en diabéticos. Se puede destacar que su presencia predice el riesgo de enfermedades vasculares periféricas y cardíacas, aumentando el número de amputaciones de extremidades.

Como **acontecimientos precipitantes de la ulceración de pie** se encuentran los traumatismos menores, ya sean **intrínsecos o extrínsecos.**

Los **intrínsecos** son debidos a la presión ejercida sobre los tejidos blandos, localizados en zonas con deformidades del pie: dedos en garra, dedos en martillo, prominencias de las cabezas de los metatarsianos, *Hallux Valgus*, artropatía de Charcot.

Los **extrínsecos** son debidos a traumatismos de tipo físico, químico o térmico que, de forma puntual o continuada, no son percibidos y, por tanto, no son evitados. La utilización de un *calzado inadecuado* es el factor extrínseco más frecuente, siendo responsable de entre el 20-30 % de las lesiones. La ausencia de una atención regular en el cuidado del engrosamiento de la piel (callos/hiperqueratosis) y de las uñas, se encuentra, igualmente, entre los agentes traumáticos extrínsecos más frecuentes.

Como **factores agravantes la úlcera de pie diabético**, además de la enfermedad arterial periférica, interviene la infección. Ambas inciden en la cronicidad de la úlcera y en sus complicaciones. Éstas están a menudo significadas por la gravedad y, fundamentalmente, por una mayor tasa de amputación de la extremidad. La **infección** comporta una mayor magnitud de la lesión, por su efecto necrotizante tisular y la afectación de un mayor número de estructuras anatómicas (tejido óseo, muscular, tendinoso); con necrosis de las mismas, y con el agravante de su capacidad de provocar una infección sistémica.

El diagnóstico de la *infección del pie diabético* debe basarse fundamentalmente en el diagnóstico clínico mediante la evaluación de signos y/o síntomas de infección. La infección está presente cuando un paciente presenta al menos dos de los siguientes signos y/o síntomas:

- Eritema o celulitis perilesional.

- Aumento de la temperatura local.

- Dolor o hipersensibilidad de la zona ulcerada, especialmente de nueva aparición.

- Induración o tumefacción del área afecta.

De forma adicional, la presencia de secreción purulenta se considera como infección, aunque el resto de signos o síntomas no estén presentes. Todas estas circunstancias hacen que, de forma añadida, se deba considerar la posibilidad de la infección cuando la úlcera presenta:

- Mal olor.
- Presencia de tejido hipergranulado, friable o pálido.
- Trayectos fistulosos.
- Aumento de la producción exudativa.
- Estancamiento en el proceso cicatricial.

El diagnóstico de la infección está directamente condicionado por el tipo de tejido infectado. En el pie podemos tener infecciones de tejidos blandos e infecciones óseas, siendo diferente en este último caso, el abordaje diagnóstico.

INFECCIONES DE PARTES BLANDAS		INFECCIONES ÓSEAS
Infecciones No Necrosantes Abscesos Celulitis	Infecciones Necrosantes Celulitis Necrosantes Fascitis Necrosantes Mionecrosis	Osteitis Osteomielitis

Es preciso mencionar que cuando la infección afecta al hueso de forma exclusiva, no va a haber manifestaciones inflamatorias que se puedan evidenciar clínicamente. Esto es especialmente frecuente en el caso de las osteomielitis crónicas, en cuyo caso la infección se circunscribe al tejido óseo. El diagnóstico de la osteomielitis tiene que ser rápido, porque una infección en un paciente diabético puede progresar en horas, y si no se diagnostica a tiempo puede derivar en amputaciones leves o muy severas. Una prueba de exploración clínica que debe ser realizada de forma rutinaria por los profesionales que asisten a este tipo de pacientes para determinar la relación entre la detección del hueso palpable a través de la úlcera infectada y la presencia o ausencia de osteomielitis subyacente es el test del *Probing to bone*. Además, también es conveniente la realización de una radiografía simple y la toma de un cultivo por aspiración o biopsia ósea.

4.3. ETIOPATOGENIA DEL PIE DIABÉTICO

Diagnóstico etiopatogénico de la úlcera del pie diabético

Desde el punto de vista etiológico, las **úlceras de pie diabético** so clasifican en **neuropáticas, isquémicas** o **neuroisquémicas** (combinación de las dos anteriores). Es preciso señalar que las úlceras del pie diabético de mayor prevalencia son las neuropáticas (45-60 %), seguidas de las neuroisquémicas (25-45 %) y las isquémicas (10-15 %).

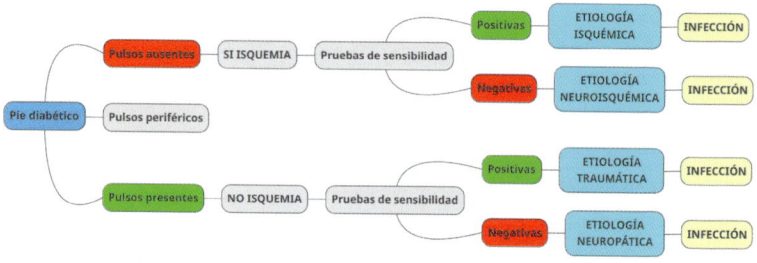

Imagen 4.2

Diagnóstico etiopatogénico de la úlcera del pie diabético

Úlcera Neuropática

Es la úlcera del pie diabético de mayor prevalencia y se define como la *ulceración en un punto de presión o deformidad del pie.* Las tres localizaciones de mayor frecuencia son el primer y quinto metatarsiano (zonas acras) y el calcáneo en su extremo posterior. Las úlceras son de forma redondeada, indoloras y presentan callosidad periulcerosa. La irrigación arterial es adecuada, los pulsos periféricos están conservados, pero existe una alteración de la sensibilidad.

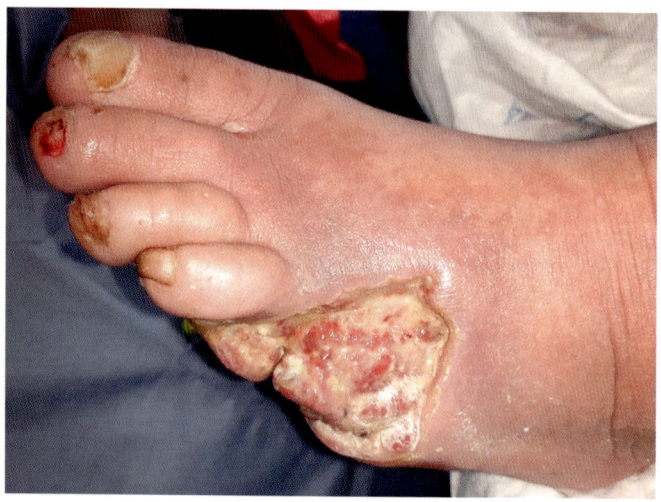

Imagen 4.3

Úlcera neuropática

Úlcera Isquémica

El origen de esta úlcera es un *déficit de la perfusión sanguínea* secundaria a una enfermedad vascular periférica. Las localizaciones de mayor prevalencia son las zonas distales: talón, puntas de los dedos o borde del pie. Este tipo de úlceras son muy dolorosas y con frecuencia presentan esfacelos o áreas necróticas.

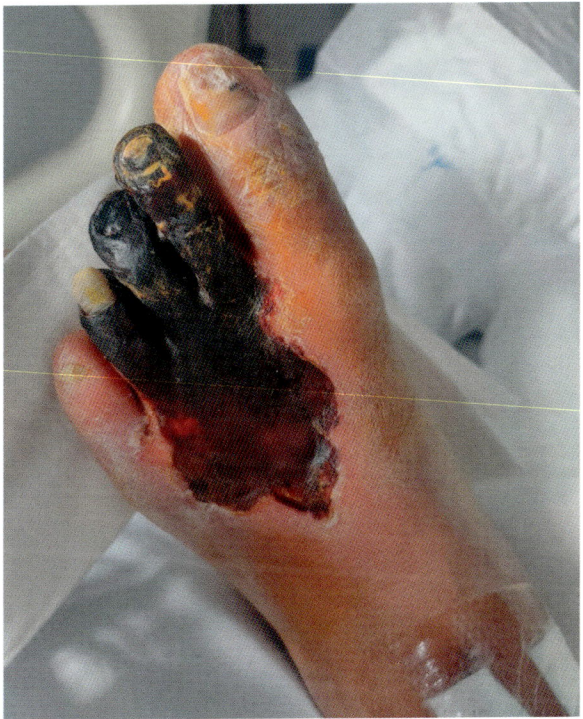

Imagen 4.4
Úlcera isquémica

Úlcera Neuro-Isquémica

Inicialmente se objetiva una necrosis seca, localizada en áreas latero-digitales, que rápidamente progresa a húmeda y presenta exudado purulento si existe infección. Generalmente se asocia a una neuropatía previa y los pulsos tibiales están abolidos. Son lesiones dolorosas, si bien depende del grado de neuropatía existente. Las localizaciones de mayor prevalencia: talón, primer dedo y superficie lateral de la cabeza del quinto metatarsiano.

139

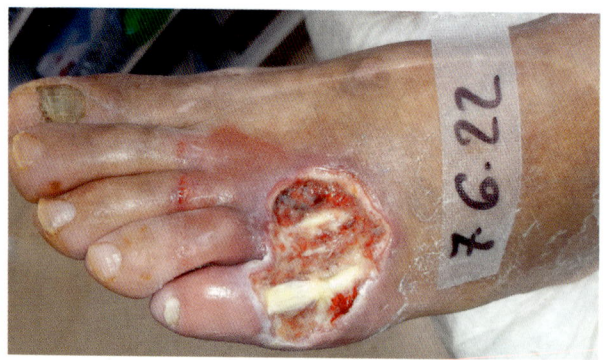

Imagen 4.5

Úlcera neuroisquémica

4.4. VALORACIÓN DEL GRADO DE RIESGO EN EL PIE DIABÉTICO

Es importante estratificar a las personas que tienen riesgo de desarrollar úlceras del pie diabético, como guía pronóstico para el cuidado del pie diabético. El Grupo de Trabajo Internacional de Pie Diabético (IWGDF-*The International Working Group on the Diabetic Foot*) diseñó un sistema para clasificar estos pacientes:

Sistema de Estratificación del Riesgo del IWGDF y su correspondencia con la frecuencia de cribado y examen del pie.

CATEGORÍA	RIESGO DE ÚLCERA	CARACTERÍSTICAS	FRECUENCIA DE REVISIÓN
0	Muy bajo	No Pérdida de la Sensibilidad Periférica (PSP) ni Enfermedad Arterial Periférica (EAP) ni deformidad del pie.	Anual
1	Bajo	PSP o EAP.	Cada 6-12 meses
2	Moderado	PSP+ EAP, o PSP + deformidad del pie EAP + deformidad del pie	Cada 3-6 meses
3	Alto	PSP o EAP y uno o varios de los siguientes: • Historia de úlcera previa. • Historia de amputación (menor o mayor). • Enfermedad renal terminal.	Cada 1-3 meses

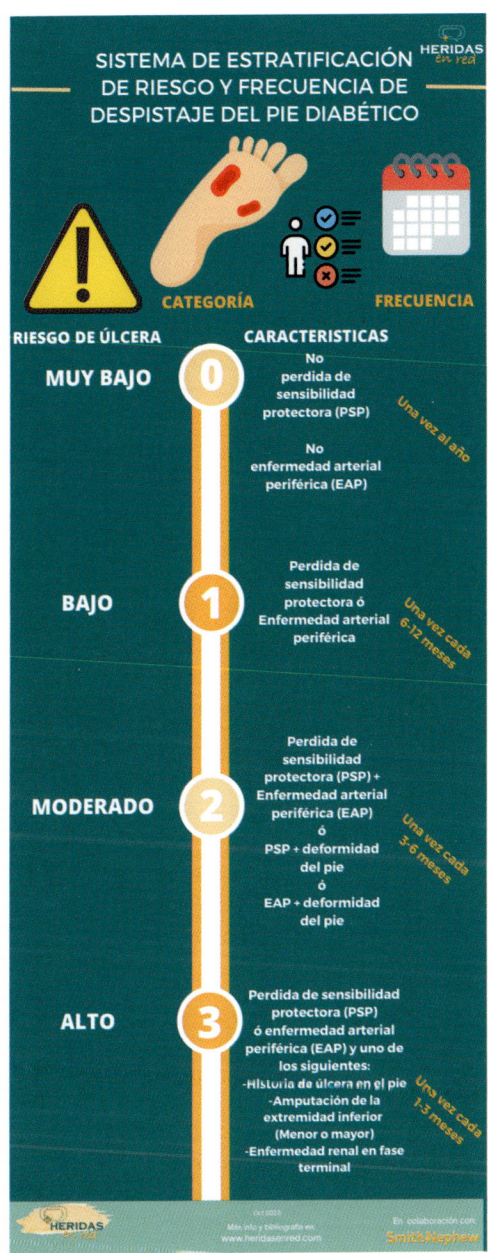

Fuente: www.heridasenred.com

Imagen 4.6

**Infografía «Sistema de estratificación de riesgo
y frecuencia de despistaje del pie diabético»**

Para **valorar un pie diabético en 60 segundos** se ha desarrollado un **test** rápido, conocido en su versión original como *Screening for the high risk diabetic foot: A 60-Second Tool (Sibbald)*. Esta valoración también permite diagnosticar úlceras, ampollas, callos, fisuras, tiña pedis, uñas encarnadas, etc., que pasan desapercibidas para el paciente.

Diagnóstico

En un paciente que presenta **pie diabético** es muy importante *valorar* los **niveles de HbA1c (hemoglobina glicosilada)**. Para la mayoría de las **personas adultas** con **diabetes**, un *nivel de hemoglobina glicosilada inferior* al **7 %** es un **objetivo** de tratamiento frecuente. Para un correcto diagnóstico de las complicaciones, es importante hacer una valoración del pie diabético. Esta se llevará a cabo a través de los siguientes puntos de acuerdo sugeridos por el *International Working Group of the Diabetic Foot* (IWGDF).

Examen e inspección regular del pie de riesgo, como mínimo, una vez al año.

Valoración para determinar el riesgo:

Anamnesis	Amputaciones.
	Síntomas de neuropatía.
	Síntomas de enfermedad arterial periférica.
	Otras complicaciones: retinopatía, nefropatía.
Examen general	Zapatos (correctos/incorrectos), desgaste, limpieza, etc.
	Calcetines: (costuras/compresión), roturas, limpieza, etc.
Inspección dermatológica	Aspecto de la piel: rojeces, signos de cianosis, zonas donde la piel es fina y brillante, sequedad o hiperhidrosis.
	Inspecciones interdigitales para localizar infecciones fúngicas.
	Zonas hiperqueratósicas, ampollas y hemorragias subqueratósicas.
	Úlceras.
	Inspección de las uñas: onicogrifosis/onicodistrofias, onicorrexis, onicomicosis, onicocriptosis.
Exploración musculoesquelética	Dedos en garra.
	Prominencia de las cabezas metatarsales.
Exploración neurológica	Monofilamento de Semmes-Weinstein.
	Diapasón de 128 Hz.
	Evaluación Sudomotora.
Exploración vascular	Palpación de pulsos.
	Índice tobillo brazo (ITB), onda Doppler e Índice dedo brazo (IDB).

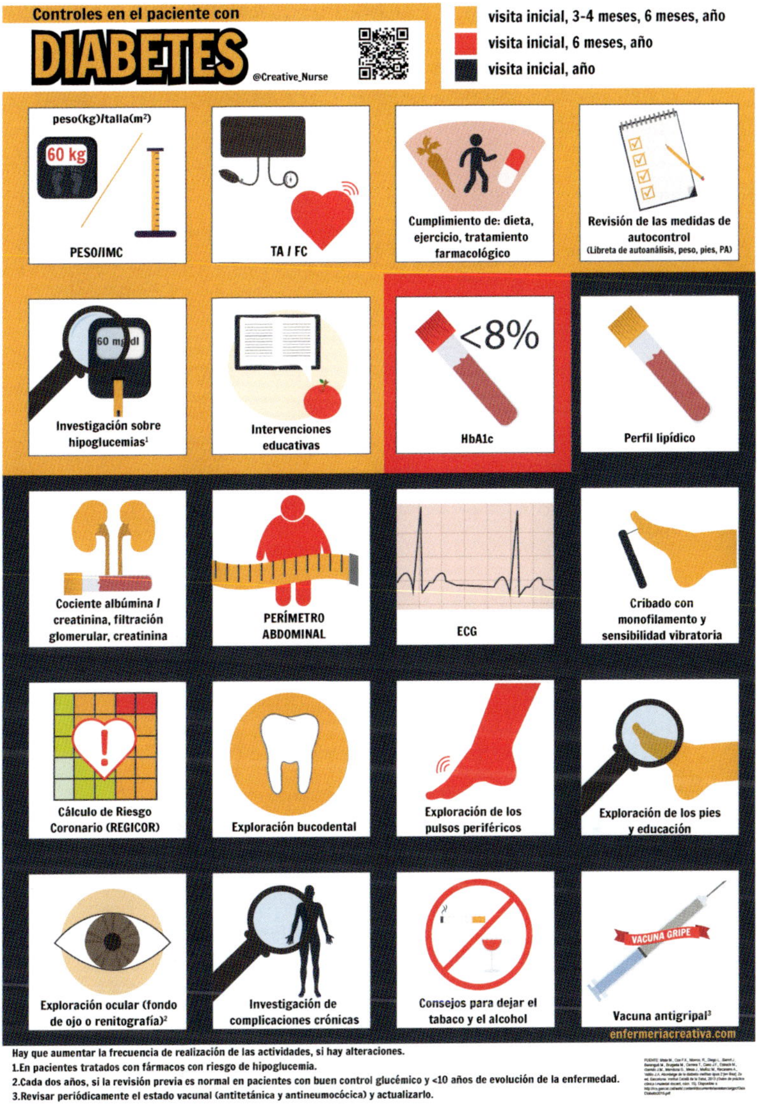

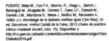

Fuente: Silvia Sánchez (www.enfermeriacreativa.com).

Imagen 4.7

Infografía «Controles en el paciente con diabetes»

4.5. CLASIFICACIÓN DE LAS LESIONES/ÚLCERAS DEL PIE DIABÉTICO

Los sistemas SINBAD y Meggitt-Wagner se consideran los más adecuados para la comunicación entre profesionales sobre las características de las úlceras de pie diabético.

Sistema SINBAD

CATEGORÍA	DEFINICIÓN	PUNTUACIÓN
Localización	Antepié	0
	Mediopié y retropié	1
Isquemia	Flujo sanguíneo intacto del pie: al menos un pulso palpable	0
	Evidencia clínica de flujo sanguíneo reducido del pie	1
Neuropatía	Sensación protectora intacta	0
	Perdida de sensación protectora	1
Infección bacteriana	Ausente	0
	Presente	1
Área úlcera	Úlcera < 1 cm^2	0
	Úlcera ≥ 1 cm^2	1
Profundidad	Úlcera limitada a la piel y tejido subcutáneo	0
	Úlcera que alcanza el músculo, tendón o más profunda	1
	Puntuación total posible	0-6

Adaptado de: Ince P, Abbas ZG, Lutale JK, Basit A, Ali SM, Chohan F, *et al.* Use of the SINBAD classification system and score in comparing outcome of foot ulcer management on three continents. Diabetes care. 2008;31(5):964-7.

Clasificación de Meggit-Wagner

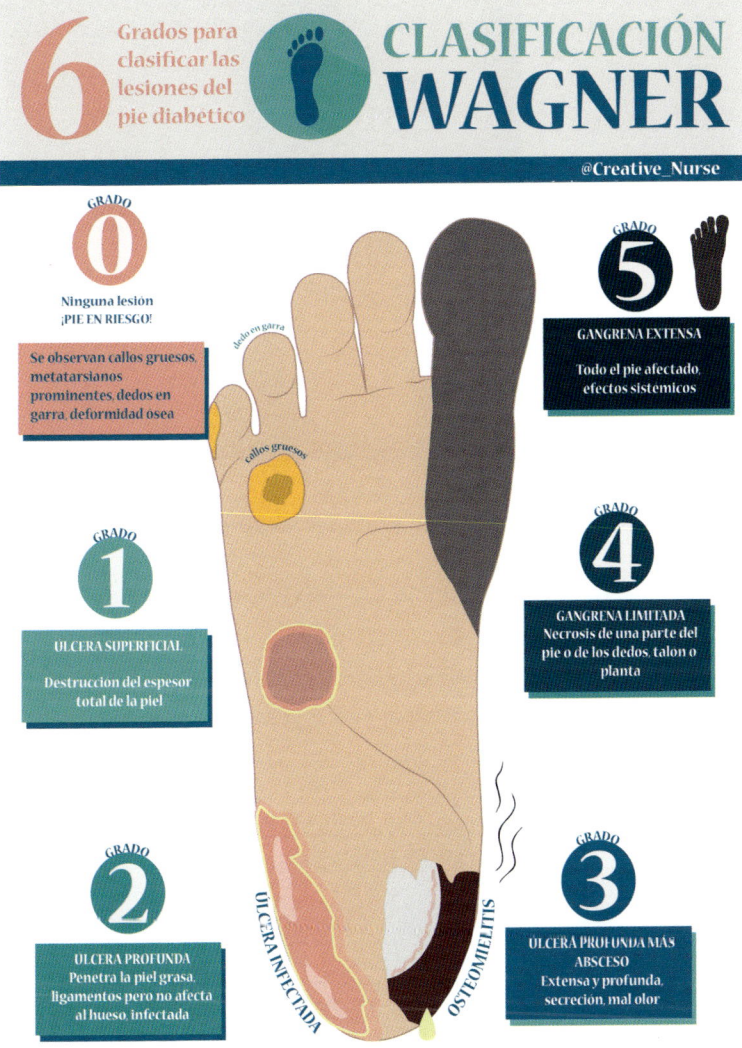

Imagen 4.8

Infografía «Clasificación Wagner»

Localización prevalente

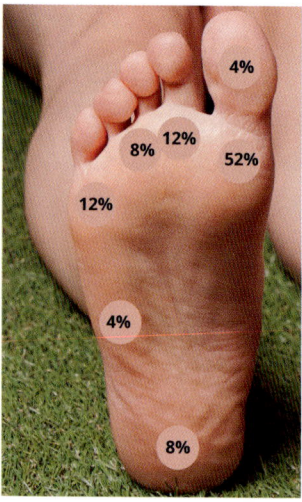

Imagen 4.9
Localizaciones frecuentes de úlceras del pie diabético (UPD)

4.6. AUTOCUIDADOS DIARIOS EN LA PREVENCIÓN DEL PIE DIABÉTICO

Inspeccionar a diario los pies para detectar zonas enrojecidas, hiperqueratosis, ampollas, etc.
Antes de usar el calzado, inspeccionar con la mano su interior en busca de costuras, resaltes o cuerpos extraños.
Usar el calzado idóneo.
En caso de hiperqueratosis o deformidades, acudir a un podólogo para que le aconseje.
Cambiar los calcetines y los zapatos dos veces al día.
No caminar descalzo.
No acercar los pies a fuentes de calor.
Evitar manipular los pies quitando callos o durezas. Acudir a un podólogo.
Cortar las uñas de forma recta y limarlas suavemente.
Lavar los pies con agua a menos de 37 ºC con jabón neutro, durante no más de 5 minutos y secarlos cuidadosamente (sobre todo entre los dedos).
Aplicar crema hidratante después del baño en zonas de riesgo.
Comunicar cualquier anomalía que encuentre en los pies.

Fuente: Silvia Sánchez (www.enfermeriacreativa.com).

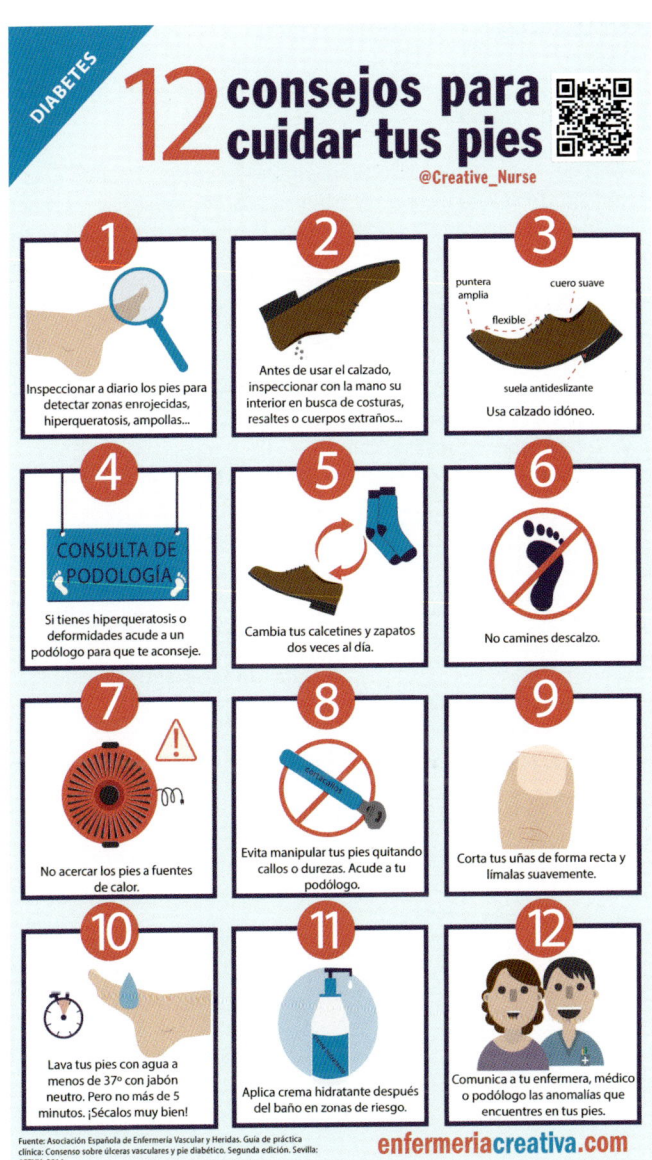

Fuente: Silvia Sánchez (www.enfermeriacreativa.com).

Imagen 4.10

Infografía «12 consejos para cuidar tus pies»

4.7. TRATAMIENTO

El tratamiento del pie diabético se resume mediante las **3D**: **desbridar, desinfectar y descargar.**

El diagrama de *The International Working Group of the Diabetic Foot* ayuda en la toma de decisiones sobre el tratamiento de descarga recomendado para personas con úlceras de pie diabético. Existen **distintos tipos de descargas**:

PROVISIONALES	DEFINITIVAS
Fieltros adhesivos Los fieltros adhesivos son láminas de lana y algodón de diferentes grosores (2, 4, 6 y 10 cm), aunque existen factores que influyen en su efectividad:	**Soportes plantares** (correctores, compensadores o de apoyo)
 • Índice de masa corporal (IMC). • Actividad del paciente.	**Ortesis** (de silicona)
• Adherencia al tratamiento. • Localización de la lesión.	**Botas inmovilizadoras**
• El área sometida a carga. • Nivel de exudado. **Corrección de dedos en garra**	**Calzado terapéutico**
Total contact cast (TCC)	Ayudan a estabilizar la pisada del paciente

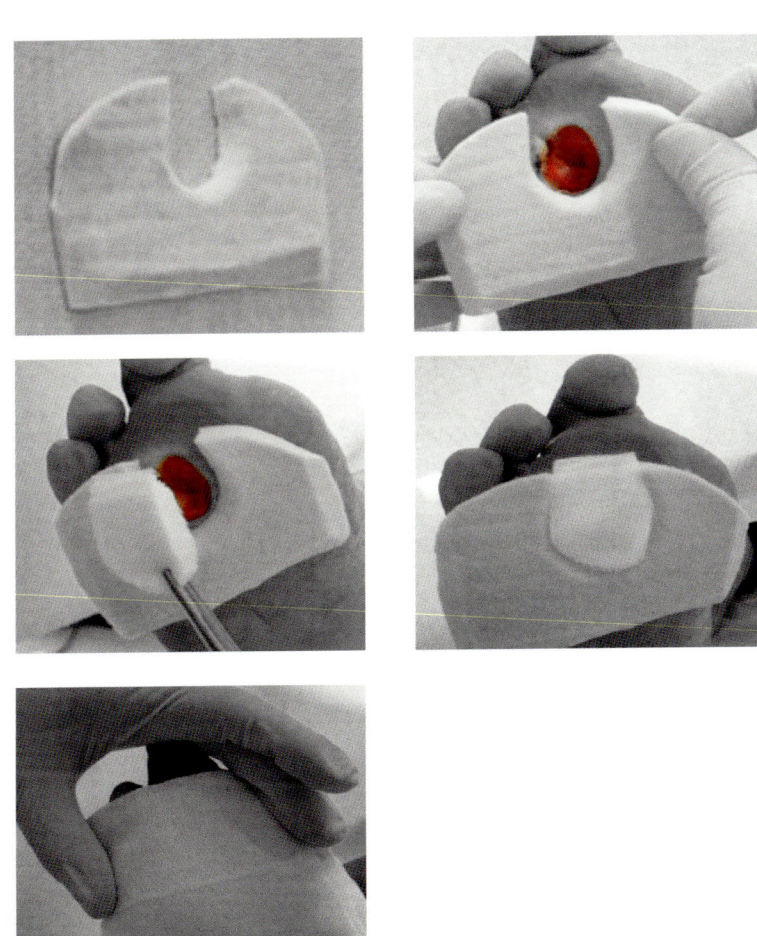

Fuente: Fresco®

Imagen 4.11

Descarga de pie diabético con fieltro

149

BIBLIOGRAFÍA

Asociación Española de Enfermería Vascular y Heridas. Guía de práctica clínica: Consenso sobre úlceras vasculares y pie diabético. Tercera edición. Madrid: AEEVH, 2017.

García-Fernández FP, Soldevilla-Agreda JJ, Torra-Bou JE (eds). Atención Integral de las Heridas Crónicas (2.ª edición). Logroño: GNEAUPP-FSJJ. 2016: págs. 333-349.

Garrido-Calvo AM, et al. El pie diabético. Med Integral 2003;41(1):8-17. https://ulceras.net/monograficos/83/66/pie-diabetico-epidemiologia.html

González-de la Torre H, Mosquera-Fernández A, Quintana-Lorenzo M.ªL., Perdomo-Pérez E, Quintana-Montesdeoca MP. Clasificaciones de lesiones en pie diabético. Un problema no resuelto. Gerokomos 2012; 23 (2): 75-87.

Ince P, Abbas ZG, Lutale JK, Basit A, Ali SM, Chohan F, et al. Use of the SINBAD classification system and score in comparing outcome of foot ulcer management on three continents. Diabetes care. 2008;31(5):964-7.

IWGDF Guidelines on the Prevention and Management of Diabetic Foot Disease. 2023. Disponible en: https://iwgdfguidelines.org/wp-content/uploads/2024/06/Guia-Espanol-IWGDF-2023-final.pdf

Marinel.lo-Roura J, Verdú-Soriano J (Coord.). Conferencia nacional de consenso sobre las úlceras de la extremidad inferior (C.O.N.U.E.I.). Documento de consenso 2018. 2.ª ed. Madrid: Ergon; 2018.

Palma-Bravo, A. Aplicación de descargas con fieltro para úlceras neuroisquémicas en el pie Diabético.Revista pie diabetico. 2011; (13)34-35

Sibbald RG, Ayello EA, Alavi A, Ostrow B, Lowe J, Botros M, Goodman L, Woo K, Smart H. Detección del pie diabético de alto riesgo: una herramienta de 60 segundos (2012). Adv Cuidado de heridas en la piel. octubre de 2012; 25(10):465-76; Cuestionario 477-8. doi: 10.1097/01.ASW.0000421460.21773.7b. PMID: 22990344.

TEMA 5. LESIONES DE BAJA PREVALENCIA

5.1. QUEMADURAS

Ondiz Díez Zaballa
Naiara Santín Pérez

1. DEFINICIÓN

Las quemaduras son lesiones caracterizadas por el daño o lesión de piel/tejido subyacente, que pueden ser consecuencia de una sustancia química, un mecanismo físico o químico, ya sea térmico (calor o frío), eléctrico, radioactivo o cualquiera de sus combinaciones.

Estos agentes inducen la desnaturalización de las proteínas tisulares, produciendo una necrosis por coagulación de la epidermis y los tejidos adyacentes. La profundidad depende de la intensidad de exposición de la piel y de su duración.

2. FISIOPATOLOGÍA

La piel es un órgano que cuando pierde su integridad se producen 3 efectos principales: **pérdida de líquidos, pérdida de calor** (lo que puede causar hipotermia) y **pérdida de la acción barrera** frente a los microorganismos, aumentando el riesgo de infección.

Secundariamente, la destrucción celular causada por la quemadura genera toxinas y activa la liberación de sustancias inflamatorias y vasoactivas (histamina, serotonina, prostaglandinas, tromboxanos, leucotrienos, citoquinas, radicales libres, etc.) que desencadenan una reacción inflamatoria local, dando lugar a la aparición de edema, flictenas y exudado seroso.

3. CLASIFICACIÓN

Las quemaduras son una entidad de gran variabilidad, en cuanto a afectación clínica y pronóstico. Engloban desde lesiones leves de escasa superficie y profundidad, a situaciones de gran morbimortalidad y riesgo vital.

Es importante destacar que la evaluación inicial de la profundidad de las quemaduras es con frecuencia un ejercicio difícil debido al carácter dinámico que presentan durante las primeras 24-72 h, por lo que la **valoración debe de ser continua**.

Existen varias clasificaciones, pero las más útiles son las siguientes:

3.1. Según su etiología

- Líquido caliente: escaldadura. Su gravedad va a depender de la temperatura del líquido y del tiempo de exposición.

- Llama: suelen estar asociadas a inhalación de humo y gases de la combustión.

- Sólido caliente.

- Fricción o rozamiento.

- Electricidad:

  —Bajo voltaje (<1.000 voltios): escasa afección tisular con elevado riesgo de lesión o parada cardio-respiratoria.
  —Alto voltaje (>1.000 voltios): gran destrucción de tejido en estructuras internas y puntos de contacto. También pueden afectar al músculo cardíaco.

- Productos químicos: pueden ser tanto ácidos como bases. Los álcalis presentan mayor capacidad destructiva (coagulación proteica más profunda) que los ácidos (generan una escara superficial que frena la progresión en profundidad).

- Frío o congelación.

- Radiaciones:

  —Ionizantes: las lesiones tardan en aparecer entre 24-48 horas.
  —Ultravioletas: quemaduras solares.

3.2. Según su profundidad

Las quemaduras, generalmente, no presentan una profundidad uniforme en toda el área. La evaluación inicial de ésta es difícil, ya que las quemaduras son dinámicas y no es infrecuente la progresión de las lesiones durante las primeras 48-72 horas.

La *clasificación tradicional* de las quemaduras en primer, segundo y tercer grado está siendo reemplazada por un sistema que refleja mejor la **necesidad de intervención quirúrgica**: superficiales o epidérmicas, dérmicas superficiales, dérmicas profundas y subdérmicas.

GRADO	SÍNTOMAS	SIGNOS	EVOLUCIÓN
Epidérmicas o de primer grado	Superficiales, dolorosas.	Lesiones eritematosas, levemente inflamatorias. Conserva la integridad de la piel.	Curación en 5-7 días. No secuelas.
Dérmica superficial o 2.º grado superficial	Dolor.	Lesiones rojas que palidecen con la presión, ampollas.	Curan entre 7-21 días. Discromía que desaparece con el tiempo.
Dérmica profunda o 2.º grado profundo	Dolor, pero menor que en las superficiales.	Lesiones variables que van desde el rojo brillante a áreas blanquecinas o amarronadas y alguna flictena.	Habitualmente requieren tratamiento quirúrgico. Curan entre 15 días y 2-3 meses.
Subdérmica o de tercer grado	Anestesia.	Escara Tacto seco. Color desde el blanco anacarado al negro.	Siempre requieren tratamiento quirúrgico.

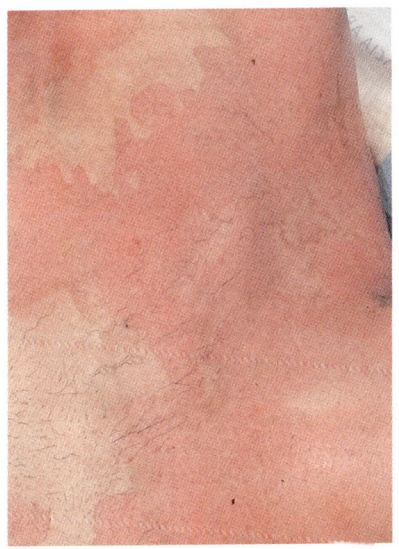

Imagen 5.1

Quemadura epidérmica o de 1.ᵉʳ grado

155

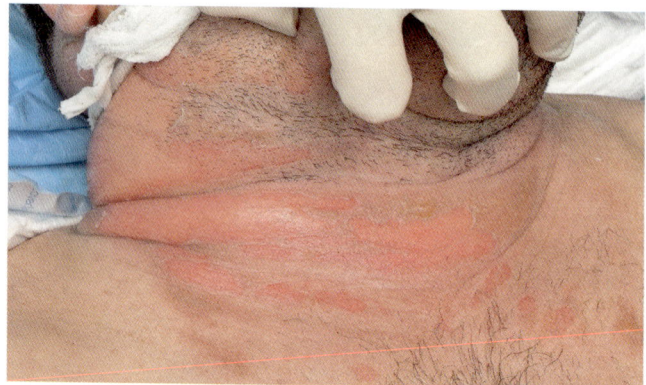

Imagen 5.2
Quemadura dérmica superficial o 2.º grado superficial

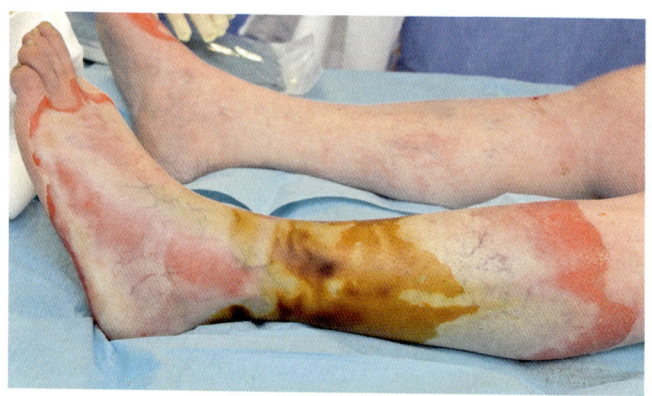

Imagen 5.3
Quemadura dérmica profunda o 2.º grado profundo

Consejos para la valoración de la profundidad

*«**Test de la aguja**»:* Valorar la **sensibilidad** pinchando con una aguja o con el capuchón de la aguja, alternando. Si lo distingue claramente sin mirar con qué objeto se le está tocando, la quemadura es superficial. En caso contrario es profunda.

*«**Signo del pelo**»:* consiste en tirar de los pelos que quedan en la zona quemada; si ofrece resistencia o causa dolor, la **raíz del pelo** no está afectada y

la quemadura es de segundo grado superficial. En caso contrario, es de segundo grado profundo.

Es posible que algunas quemaduras dérmicas superficiales o profundas, al inicio no presenten ampollas, por lo que ante la duda diagnóstica es recomendable revalorar la quemadura al cabo de unas horas.

3.3. Según su extensión

El cálculo de la **superficie corporal total quemada** (**SCTQ**) no incluirá las quemaduras de primer grado, porque no presentan repercusión sistémica ni dejan secuelas dérmicas.

Existen diferentes herramientas para el cálculo de la SCTQ.

Cálculo de la extensión

- **Regla del nueve (Wallace):** utiliza múltiplos del nueve. Es una herramienta intuitiva, fácil y rápida. Solo es válida en adultos.

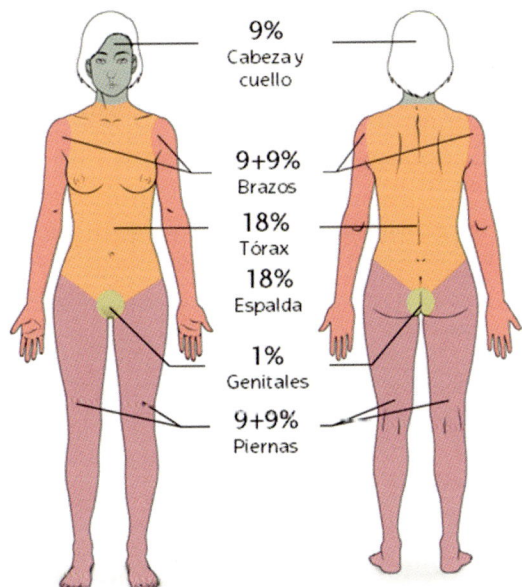

Imagen 5.4

Regla del nueve (Wallace)

157

- **Tabla de Lund-Browder**: muy empleada en lactantes y niños/as. Con frecuencia sobreestima el tamaño de la quemadura.

Superficie corporal quemada (%) por región del cuerpo

REGIÓN DEL CUERPO	0 AÑOS	1 AÑO	5 AÑOS	10 AÑOS	15 AÑOS	ADULTO
Cabeza	19	17	13	11	9	7
Cuello	2	2	2	2	2	2
Tronco anterior	13	13	13	13	13	13
Tronco posterior	13	13	13	13	13	13
Cada brazo	9	9	9	9	9	9
Cada antebrazo y mano	5	5	5	5	5	5
Cada muslo	5,5	6,5	8	8,5	9	9,5
Cada pierna	5	5	5,5	6	6,5	6,5
Cada pie	3,5	3,5	3,5	3,5	3,5	3,5
Área genital	1	1	1	1	1	1

Instrucciones para uso de la Tabla LUND-BROWDER

1. **Evaluar la edad del paciente**: determina la edad del paciente para usar la columna correspondiente.

2. **Identificar las regiones quemadas**: observa y señala las áreas del cuerpo que presentan quemaduras.

3. **Sumar los porcentajes**: usa la tabla para sumar los porcentajes correspondientes a cada región afectada.

4. **Calcular el total**: la suma te dará el porcentaje total de la superficie corporal quemada.

Esta herramienta es de utilidad en la evaluación inicial y en la planificación del tratamiento de pacientes con quemaduras para calcular la cantidad de fluidos necesarios y evaluar la gravedad de las lesiones.

- **Regla del 1 % o de la palma de la mano.** Medir la superficie de la mano del paciente, considerando el tamaño de la palma desde la punta de los dedos hasta el pliegue de la muñeca. Esta superficie constituye el 1 % de la superficie corporal total.

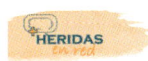
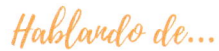
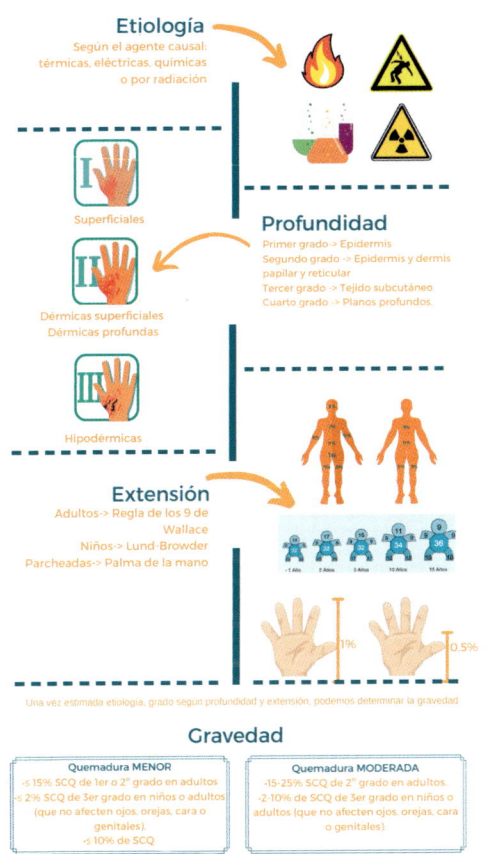

Fuente: www.heridasenred.com

Imagen 5.5

Infografía «Quemaduras»

4. CUIDADO LOCAL DE LAS QUEMADURAS

4.1. Enfriamiento de la quemadura

El enfriamiento local de la quemadura limita la extensión y la profundidad de la lesión, además de disminuir el edema y el dolor.

- **Enfriamiento con agua o suero fisiológico:**

  Se realiza mediante rociamiento indirecto, a unos 15 cm de la quemadura, a una temperatura de 15 ºC (el agua del grifo oscila entre 8 y 18 ºC), durante 15-20 minutos. Finalizado el tiempo de enfriamiento, hay que aplicar gasas secas o paños estériles.

  El uso de agua fría o helada produce vasoconstricción acelerando la progresión de la quemadura local y aumentando el dolor. En caso de extensiones elevadas, favorece el riesgo de hipotermia.

- **Enfriamiento con apósitos de hidrogel:**

  Los apósitos de gel de agua son otra opción para quemaduras de origen térmico. Es un compuesto con un contenido en agua del 96 %, al que se le añade un espesante que transforma el agua en gel. A diferencia de las gasas, no se adhieren a las zonas cruentas (es hidrosoluble, por lo que puede ser fácilmente retirado con agua de forma indolora). Contiene un antiséptico natural (árbol de té) que evitará la proliferación de gérmenes.

4.2. Limpieza de las quemaduras

Se debe utilizar agua potable o suero fisiológico con un jabón suave de pH neutro para lavar las quemaduras leves.

Los antisépticos pueden interferir en el proceso de cicatrización, solo los utilizaremos si hay alto riesgo de contaminación.

- La clorhexidina es un antiséptico ampliamente utilizado que, a concentraciones bajas, tiene un efecto bacteriostático y a altas concentraciones es bactericida.

- La polihexanida en solución o en gel es un potente descontaminante y contribuye a mantener una carga bacteriana baja reduciendo el riesgo de infección.

- El ácido hipocloroso es una solución electrolizada que se produce mediante la hidrolisis de agua ultra pura y cloruro sódico. Tiene una acción limpiadora eficaz de las heridas reduciendo la cantidad de microorganismos y reduce la inflamación y el riesgo de reinfección, por lo que es muy apropiada para el tratamiento de las heridas agudas, crónicas y quemaduras de primer y segundo grado (actúa como un antiséptico cicatrizante).

En los sucesivos cambios de cura, se debe enjuagar con agua o con suero fisiológico, idealmente a 30-32 ºC, y jabón neutro para eliminar el exudado o restos de productos y aplicar un nuevo apósito o pomada, según las necesidades.

4.3. Manejo de las flictenas y del epitelio necrosado

Existen diferentes opiniones y criterios de los expertos, pero lo cierto es que no hay evidencias científicas respecto a si se ha de desbridar o puncionar, es por ello que las siguientes pautas son únicamente recomendaciones:

- Ampollas rotas: eliminar el tejido necrótico.

- Ampollas íntegras, líquido turbio o que se rompen con facilidad (articulaciones), extensas o de piel fina: quitarlas de forma estéril.

- Ampollas íntegras con líquido limpio, pequeñas (< 6 mm) o de piel gruesa: dejar intactas.

4.4. Cobertura de las quemaduras

El principal objetivo es limitar el crecimiento de microorganismos, evitando posibles infecciones y favoreciendo la epitelización.

Según la evidencia científica no hay ningún producto que sea mejor para todo tipo de quemaduras, ni para todas las diferentes fases de las quemaduras, pero los apósitos deben de reunir las siguientes características:

- Mantener el ambiente húmedo de la herida.

- No deben ser adherentes para proteger la piel delicada.

- Deben mantener contacto estrecho con el lecho de la herida.

- Deben ser fáciles de aplicar y retirar.

- Deben ser indoloros en la aplicación y la retirada.

- Costo-efectivos.

Los cambios de apósito deben ser lo suficientemente frecuentes para controlar el exudado, pero no tan frecuentes como para interferir en la reepitelización de la herida. La frecuencia varía de dos veces al día a una semana, según la cantidad de exudado y la elección del material del apósito. Se realizan cambios de apósito más frecuentes si hay una gran cantidad de exudado, supuración o infección. Estos apósitos también se usan después de la cirugía para cubrir y proteger los injertos de piel y las áreas donantes de injertos de piel.

5. TRATAMIENTO SEGÚN PROFUNDIDAD

5.1. Tipos de coberturas más comunes para quemaduras NO COMPLEJAS

5.1.1. Tratamiento de las quemaduras de 1.ᵉʳ grado

Agua fría en forma de baños o duchas para calmar el dolor, y secar sin frotar. Posteriormente, *hidratación* de la zona o zonas afectadas; por lo tanto, es útil aplicar cremas hidratantes que contengan urea, ácido láctico, aloe vera, etc. las veces que sean necesarias durante el día. No llevar ropas que compriman ni rocen, porque la piel podría desprenderse fácilmente. A ser posible, dejar la zona lesionada al aire y no cubrir. Protección total frente al sol.

5.1.2. Tratamiento de las quemaduras de 2.º grado superficial

Hidrogel en placa. Se utiliza en las quemaduras de 2.º grado superficiales cuando la piel está intacta y no han aparecido ampollas o son muy pequeñas y en las que, con ampollas, se les ha extraído el líquido. Produce inmediatamente sensación de frescor y alivio (sobre todo si se ha mantenido en nevera), calman el dolor y reducen la inflamación. Aplicado a los pocos minutos de producirse la quemadura evita la aparición de ampollas o que éstas aumenten de tamaño. Es un desbridante ideal de esfacelos, suciedad y tejido necrótico. Otra propiedad importante de su aplicación es que retrasa la contaminación, aportando frío local (los gérmenes se desarrollan mejor a temperaturas altas), hidrata, refresca y aísla, creando un ambiente húmedo. Se puede aplicar junto a colagenasa para potenciar el desbridamiento. Necesita de un apósito secundario. Es necesario cambiarlo cada 24 horas por resecamiento del apósito. Si al retirarlo se ha deshidratado, solo es necesario humedecerlo con suero fisiológico, para retirarlo con facilidad.

Láminas de silicona. Evita la adherencia a la herida. Protegen y alivian el dolor en los cambios de apósitos. Se aplica cuando el exudado es moderado o nulo (no tiene poder de absorción) y en zonas de difícil acceso. Mantienen la herida húmeda, pero necesitan un apósito secundario.

Hidrofibra de hidrocoloides. Aconsejado cuando la quemadura es exudativa, está limpia y no precisa desbridamiento. Tienen poder de absorción, protegen y espacian las curas. Contraindicados en quemaduras químicas y eléctricas.

Alginatos. Indicado si la quemadura es muy exudativa, tanto si presenta o no contaminación o infección. Tiene un alto poder de absorción, controlan el exudado y no maceran, pero necesita un apósito secundario.

Apósitos de espuma de poliuretano. Se utilizan para controlar y retener exudado medio y mantener el calor y la humedad en la herida.

Apósitos de plata. Son antimicrobianos, previenen y evitan que avance la infección, controlando la carga bacteriana y son eficaces frente gram positivos, negativos y hongos. No deben utilizarse como preventivos y mucho menos si la quemadura tiene la piel intacta. No actúa si no hay exudado. Si la quemadura no presenta infección está desaconsejado su uso.

Pomadas antibacterianas. Ninguna de las pomadas tópicas que existen en la actualidad tiene las características y propiedades ideales de uso exclusivo y único en el tratamiento de las quemaduras. Si es posible se evitará el uso de estas pomadas por el riesgo de resistencias. Las curas deberían realizarse cada 12 horas.

Alginogel Flaminal. Se trata de un compuesto formado por polímeros de alginato hidratado con un sistema enzimático biológico a base de glucosa oxidasa y lactoperoxidasa estabilizada con guayacol. Debido a su formulación, este agente exhibe un efecto continuo tanto antimicrobiano como desbridante. Experimentos realizados *in vitro* han confirmado su baja toxicidad en queratinocitos y fibroblastos, además de demostrar su capacidad para disminuir la colonización de heridas por una amplia variedad de microorganismos gram-negativos y gram-positivos. Una de las principales ventajas asociadas es la reducción de la necesidad de cambio diario del apósito.

Sulfadiazina argéntica. En su composición hay sulfamidas y plata, por tanto, es un antibiótico tópico. Activa frente a la mayoría de gérmenes gram (+), gram (–), hongos (cándidas, etc.). Actúa solo a nivel superficial y su efecto antibacteriano dura de 8 a 12 horas, por lo que, para ser efectiva, se debería aplicar 2-3 veces al día. A pesar de que se usa habitualmente en heridas agudas y crónicas, la evidencia disponible no permite recomendarla. En las lesiones crónicas, además de carecer de eficacia clara contra las bacterias organizadas y protegidas en biopelículas (biofilm), se pueden generar resistencias bacterianas y provocar respuestas alérgicas. Se han observado efectos perjudiciales tanto *in vitro* como *in vivo* en el proceso de cicatrización, como la alteración en la activación de los macrófagos y la citotoxicidad en queratinocitos y fibroblastos. Las dermatitis de contacto alérgicas asociadas con la sulfadiazina argéntica no son infrecuentes, ya sea debido a reacciones alérgicas a la plata o a la sulfadiazina. No se debe mezclar con ningún otro producto. No se debe utilizar en niños menores de 2 años ni en mujeres embarazadas.

163

QUEMADURAS: ABORDAJE TÓPICO

ANTE UNA QUEMADURA
1. Enfriamiento de la quemadura.
2. Retirada de objetos susceptibles de generar compresión en la zona.
3. Valoración del dolor y administración de analgesia.
4. Mantener elevada la zona afectada.
5. Realizar la primera cura o derivar si procede, cubriendo con un paño limpio.

Tratamiento

HIDRATACIÓN

APÓSITOS CURA EN AMBIENTE HUMEDO

Cicatrización

1ª revaloración a las 24h
7-21 días

3-4 semanas
Si NO epitelización
valorar por cirugía plástica

Evitaremos

Roce o compresión de la zona
Exposición solar
Uso tópico de antisépticos,
antibióticos y/o corticoides

Frotar el lecho de la herida
El uso de antimicrobianos
tópicos si no hay s/s de
infección

Limpiar y valorar la gravedad
de la lesión y su derivación
Puede precisar cirugía

Si no derivación,
objetivo: desbridamiento
apósitos de CAH

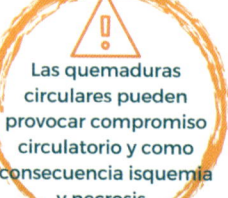

Las quemaduras
circulares pueden
provocar compromiso
circulatorio y como
consecuencia isquemia
y necrosis.

FLICTENAS

NO HAY CONSENSO EN LA LITERATURA
Retirada en función del tamaño y sus
complicaciones potenciales o instauradas
(infección, resultado estético y/o funcional...).
Si riesgo de ruptura poco probable (diámetro
<6mm) indicado mantenerlas íntegras.

MÁS INFO EN:
WWW.HERIDASENRED.COM
FEB2022

En colaboración con:
Smith Nephew

Fuente: www.heridasenred.com

Imagen 5.6

Infografía «Quemaduras. Abordaje tópico»

Nitrofurazona. Es una pomada bactericida y bacteriostática, pero no es eficaz frente a pseudomonas, gram-negativos y no inhibe el crecimiento de hongos ni virus. Aparecen resistencias con mucha frecuencia sobre todo al *Estafilococo aureus* y *Escherichia coli*, por lo que no está aconsejado su uso. Si la quemadura es exudativa la pomada se inactiva por el exudado de la herida, lo que impide su actuación. La aplicación suele ser dolorosa, con sensación de escozor y quemazón. Es nefrotóxica. La correcta aplicación, igual que todas las pomadas antibióticas, debería ser 2-3 veces al día para ser efectiva.

Miel de Manuka. La miel médica se suele presentar en gel de ALH (*Active Leptospermum Honey*) al 80 %. La ALH es obtenida a partir de la miel natural de Manuka, esterilizada por radiación gamma. Gracias a su efecto osmótico tiene potentes propiedades antimicrobianas, de modulación del pH, antiinflamatorias y reguladoras de las metaloproteasas. Cada vez más utilizada en quemaduras de segundo grado con signos de infección y en quemaduras faciales. En estas últimas se aplica en pomada y se deja en expositiva hasta que se desprende la costra que se forma cuando se seca.

5.2. Tratamiento de las quemaduras COMPLEJAS

Las lesiones por quemaduras profundas requieren la extirpación de la escara de la quemadura para proporcionar un lecho de herida apropiado para un eventual autoinjerto, prevenir la sepsis de la herida por quemadura y simplificar los cambios de vendaje.

Hasta la aparición del desbridamiento enzimático, la escisión tangencial era la técnica más utilizada para la eliminación de la escara. Hoy en día, la aplicación de un concentrado de enzimas proteolíticas enriquecidas con bromelaína, que se produce de un extracto del tallo de la piña, es el método más utilizado.

También se puede utilizar el uso de chorros de agua a alta presión que pueden cortar el tejido. Todos ellos implican el desbridamiento del tejido quemado hasta encontrar una capa de tejido viable, sobre el que se colocará el autoinjerto. Esta cobertura se puede realizar al mismo tiempo si se dispone de tejido adecuado, pero en ocasiones se necesitan apósitos temporales para heridas u otras alternativas (por ejemplo, sustitutos de la piel) hasta que se pueda lograr una reconstrucción más definitiva.

Autoinjertos

Los autoinjertos incluyen piel de espesor parcial y piel de espesor total transferida desde un sitio donante a un sitio receptor. Los autoinjertos se extraen

165

de piel sana y sin lesiones. Los sitios donantes comunes incluyen el muslo, el abdomen y las nalgas. Los injertos suelen mallarse para poder cubrir una mayor área quemada con menos zona donante.

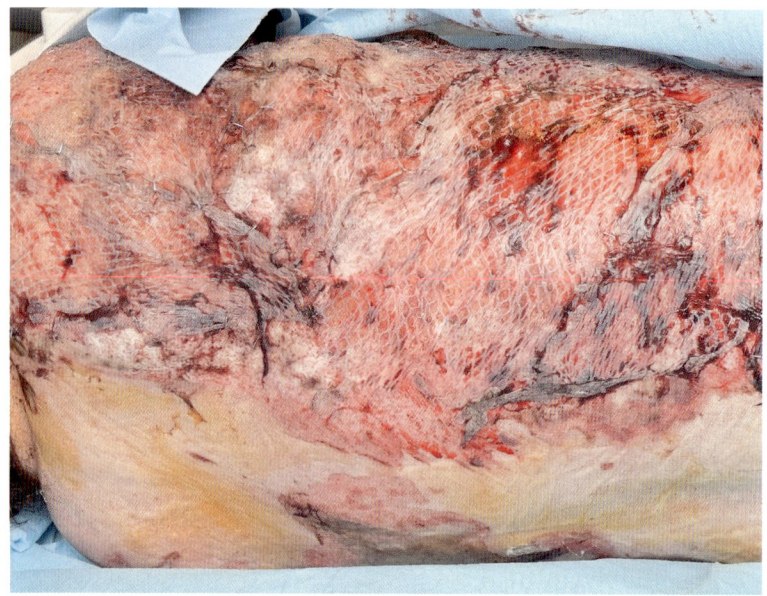

Imagen 5.7

Injerto de piel en quemadura

En el tratamiento de la zona receptora es primordial que el apósito no sea adherente. Es por ello que habitualmente se coloca una malla parafinada con povidona yodada y un apósito secundario de gasa. La inmovilización del injerto en el lecho del receptor es imperativa para evitar el corte del injerto y/o la acumulación de líquido debajo del injerto, lo que impediría el proceso de neovascularización y, por lo tanto, provocaría el fracaso del injerto de piel. El tratamiento de heridas con presión negativa minimiza el cizallamiento y la acumulación de líquido debajo del injerto. Para áreas extensas, y específicamente para aquellas cercanas a las articulaciones, son recomendables los apósitos de terapia de presión negativa en el período inmediatamente posterior al injerto.

En el postoperatorio, la ferulización permite la preservación anatómica y funcional y minimiza la formación temprana de cicatrices anormales. Además, las extremidades que se injertan deben elevarse durante cuatro a cinco días para disminuir el edema postoperatorio.

Las **zonas donantes** de piel de espesor total deben cerrarse quirúrgicamente; sin embargo, para el tratamiento de las de espesor parcial no hay ningún tratamiento que destaque con respecto a otros, aunque todos ellos deben proteger la herida y favorecer la epitelización. Lo más habitual es utilizar las láminas de silicona, los alginatos y las mallas de parafina con un apósito secundario de gasa. La curación total suele darse entre los 10-14 días y se pueden realizar nuevas tomas de la misma zona pasado este tiempo. Puesto que se trata de una herida muy sangrante se suele realizar un vendaje compresivo las primeras 48 h. Se trata de zonas muy dolorosas.

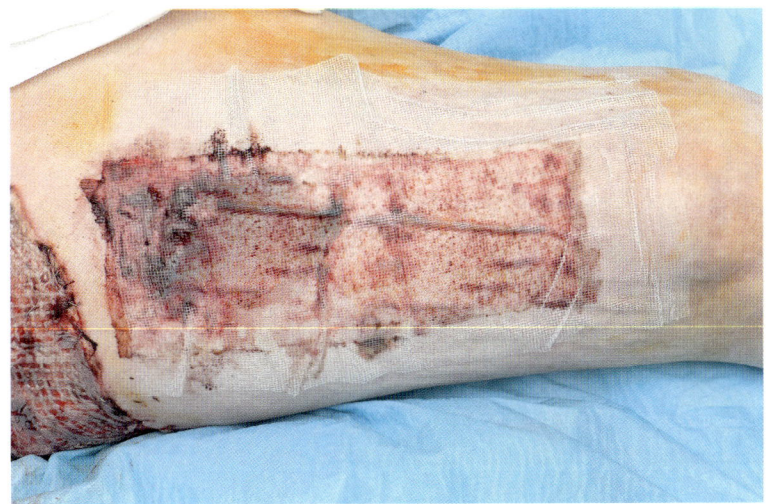

Imagen 5.8

Zona donante

6. ANALGESIA Y COBERTURA ANTITETÁNICA

A la hora de manejar el dolor en el paciente quemado hay que tener en cuenta que se produce un dolor muy intenso y de larga duración. Las quemaduras más dolorosas son las de segundo grado superficial, debido a la mayor estimulación de los nociceptores. Puesto que este tipo de quemaduras suelen tratarse más a nivel ambulatorio, es altamente recomendable premedicar a estos pacientes antes de realizarles la cura. Los analgésicos más usados en quemaduras menores son: paracetamol, ibuprofeno y metamizol.

En caso de quemaduras de segundo grado profundas, puede ser útil emplear hidrocloruro de morfina subcutánea.

Habrá que valorar la necesidad de una sedación consciente con analgesia en curas prolongadas y la asociación con medidas no farmacológicas.

También hay que recordar que puede ser útil la administración oral de antihistamínicos para aliviar el prurito que acompañará posteriormente a la reepitelización.

Es necesario conocer el estado de inmunización contra el tétanos en todos los casos de heridas por quemaduras y seguir el protocolo de profilaxis antitetánica.

7. LA INFECCIÓN EN LA QUEMADURA

Es la complicación más importante y de mayor prevalencia. Al inicio de la lesión, la superficie quemada permanece estéril aproximadamente durante las primeras 48 horas, pero pasado este tiempo y de forma progresiva, se va produciendo una colonización rápida en muy pocos días. La contaminación suele aparecer en las primeras 72 horas de producirse la quemadura (entre el tercer y quinto día aproximadamente). Se considera que la infección aparece entre el 5.º-7.º día de producirse la lesión. Inicialmente suele ser monobacteriana debido a gérmenes gram-positivos en su mayoría; cuyo causante principal es el *Estafilococo aureus*. Posteriormente, pasados unos días, hacen su aparición sobre todo en el tejido necrótico, gérmenes gram-negativos, principalmente las pseudomonas (mucho más invasoras) y la infección, por tanto, pasa a ser polimicrobiana, agravándose en profundidad bajo la escara y ocasionando un importante retraso en la cicatrización.

Ante la presencia de signos de infección, está indicado la administración de antibioterapia empírica de amplio espectro. Tras la identificación del germen o gérmenes, debe iniciarse el tratamiento de elección.

8. SECUELAS

La pérdida de función física y las alteraciones estéticas producidas como consecuencia de las quemaduras, pueden repercutir a nivel psicológico afectando al ámbito personal, familiar y laboral de los/as pacientes. Es por ello que la aplicación precoz del tratamiento rehabilitador resulta clave a la hora de prevenir todas estas posibles consecuencias.

La rehabilitación del paciente quemado debe ser abordada por un equipo multidisciplinar integrado por cirujanos plásticos, enfermeras, médicos rehabilitadores, fisioterapeutas, psicólogos, terapeutas ocupacionales y trabajadores sociales.

La **rehabilitación** del paciente quemado se lleva a cabo en **3 fases**:

* *Fase aguda* (desde que se produce la quemadura hasta la epitelización). Consiste en aplicar un tratamiento postural para evitar las retracciones cicatrizales, pero a la vez se han de realizar movilizaciones por parte de los fisioterapeutas con objeto de evitar las rigideces articulares. Es en esta primera fase en la que se iniciará el tratamiento psicológico que acompañará al paciente hasta su total recuperación.

* *Fase subaguda* (desde que epiteliza hasta 2 meses después). En esta fase la rehabilitación tiene como objetivo, entre otros, ampliar la movilidad de las articulaciones afectadas.

* Aquí comienza la *fase de manejo de las cicatrices* para intentar minimizar las secuelas. Es primordial la hidratación de la piel junto con la presoterapia que se consigue con el diseño de prendas que compriman la piel para evitar cicatrices hipertróficas, queloides y retracciones cicatrizales. Suelen llevarse durante 23 horas durante un periodo mínimo de 6 meses y un máximo de 2 años.

Una vez reepitelizada la piel se debe emplear protección solar de pantalla total durante el día durante el primer año post-quemadura, para evitar las alteraciones en la pigmentación, tanto la hiperpigmentación como la hipopigmentación.

169

QUEMADURAS
Y LESIÓN MEDULAR @CREATIVE_NURSE

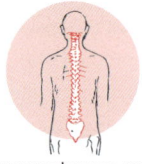

Las quemaduras son una **complicación causada por la falta de sensibilidad** y se producen con cierta frecuencia en las personas con una lesión medular.

Se pueden producir por pequeños descuidos y **en un corto espacio de tiempo.**

La **cicatrización** puede ser **lenta**.

¿ CÓMO PREVENIR LAS QUEMADURAS ?

1 Evitar focos directos de calor

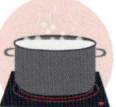

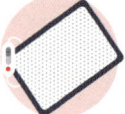

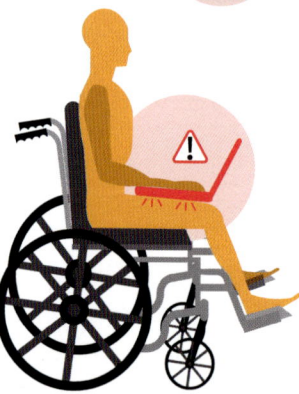

2 Comprobar la temperatura bañera/ducha

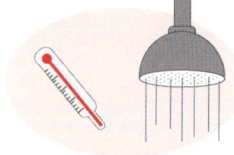

3 Evitar la colocación del ordenador portátil sobre zonas con falta de sensibilidad durante períodos prolongados

Infografía realizada por EnfermeriaCreativa.com para ASELME Asociación Española de Enfermería Especializada en la Lesión Medular Espinal

Fuente: Silvia Sánchez (www.enfermeriacreativa.com).

Imagen 5.9

Infografía «Quemaduras y lesión medular»

BIBLIOGRAFÍA

Agentes tópicos y apósitos para el cuidado local de quemaduras Autores: Mayer Tenenhaus, Hans-Oliver Rennekampff. Revisión de la literatura vigente hasta: noviembre de 2021. | Última actualización de este tema: 15 de octubre de 2021. Up to date.

Boukraâ L, Sulaiman SA. Uso de la miel en el manejo de quemaduras: potenciales y limitaciones. Forsch Komplementmed 2010; 17:74.

Casteleiro-Roca MP, Castro-Prado J. Guía práctica de lesiones por quemadura. Guía práctica n.º 5. Servicio Gallego de Salud; 2016 [consultado 10-9-2019]. Disponible en: https://ulcerasfora.sergas.gal

Comité de Directrices de Práctica de ISBI, Subcomité Directivo, Subcomité Asesor. Pautas de práctica de ISBI para el cuidado de quemaduras. Burns 2016; 42: 953.

Del Amo López R, Díez García MA. Heridas y quemaduras. AMF. 2009;5(9):494-9.

Esparza MJ, Mintegui S, Azkunaga B. Guía para padres sobre la prevención de lesiones no intencionadas en la edad infantil. Madrid: Asociación Española de Pediatría Fundación Mapfre; 2016.

Guía práctica clínica para el cuidado de personas que sufren quemaduras (2011) [ebook] Sevilla. Servicio Andaluz de Salud. Consejería de Salud. Junta de Andalucía. Disponible en:http//www.guiasalud.es/GPC/GPC_485_Quemados_Junta_Andalucia_completa.pdf

Herndon D. Total Burn Care. 5.ª ed. Edinburgh: Elsevier Inc.; 2018.

International Best Practice Guidelines: Effective skin and wound management of non-complex burns. Wounds International, 2014.

Jull AB, Cullum N, Dumville JC y col. Miel como tratamiento tópico para heridas. Cochrane Database Syst Rev 2015; CD005083.

Malik KI, Malik MA, Aslam A. Miel comparada con sulfadiazina de plata en el tratamiento de quemaduras superficiales de espesor parcial. Int Wound J 2010; 7: 413.

Manrique Martínez I, Angelats Romero CM. «Abordaje de las quemaduras en Atención Primaria.» Pediatr Integral [Internet]. 2019; 81-9.

Maté Martín D, Varela Elena J. La efectividad del alginogel Flaminal en el tratamiento de quemaduras de espesor parcial. Proyecto Lumbre: Revista Multidisciplinar de Insuficiencia Cutánea Aguda, número 24 (Junio), 2022, págs. 29-37.

Rosenberg L., Shoham Y., Monstrey S., et al. Cuidado de quemaduras en la era del desbridamiento enzimático rápido: desafío al dogma de que la curación más allá de los 21 días da como resultado cicatrices hipertróficas. Dermatol abierto. J. 2021;15(1):66-77. doi:10.2174/1874372202115010066

5.2. HERIDA QUIRÚRGICA

Raquel García Cendón
Gorka Vallejo De la Hoz

DEFINICIÓN

Una **herida quirúrgica** se define como una incisión o corte en la piel y tejidos subyacentes realizada intencionadamente como parte de un **procedimiento quirúrgico**, en el que se deben guardar las medidas de asepsia y que se realiza con **fines terapéuticos y/o reparadores.** Cabe destacar que la mayoría de las heridas quirúrgicas son el resultado de un procedimiento planificado (cirugía programada) pero que, otras veces, la cirugía puede ser opcional o un procedimiento de urgencia.

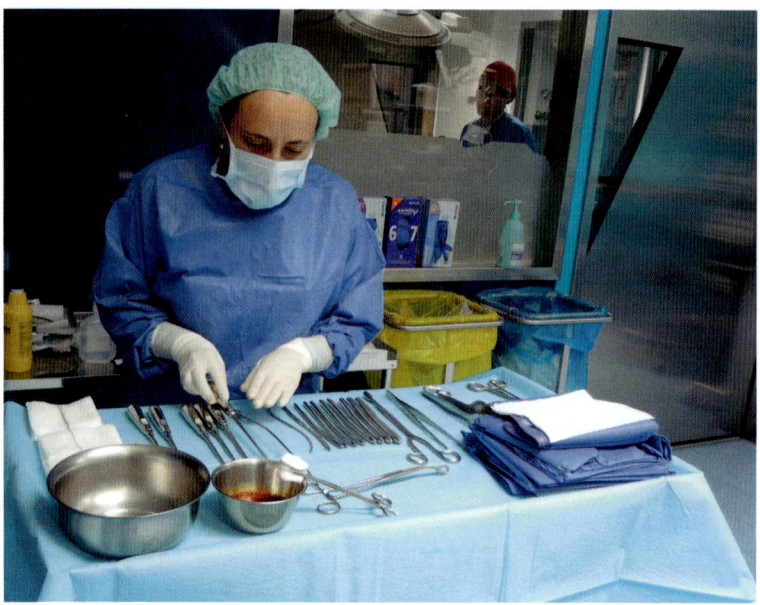

Imagen 5.10

Preparación mesa quirúrgica

Estas heridas se clasifican de acuerdo a varios criterios, incluyendo la intencionalidad, la profundidad (superficiales, profundas), y el método de cierre (primario, secundario, terciario).

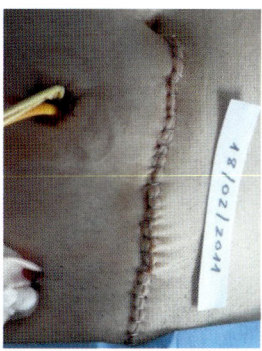

Imagen 5.11
Herida quirúrgica

El **manejo adecuado de una herida quirúrgica** es fundamental para promover una **curación efectiva y prevenir complicaciones**, tales como infecciones, dehiscencias (reapertura de la herida) y la formación de cicatrices patológicas. El manejo adecuado incluye técnicas estériles durante la cirugía, sutura indicada (seda, grapas, etc.) para cerrar la herida, cuidados postoperatorios apropiados y seguimiento y valoración continua para detectar signos de infección y/o problemas en la cicatrización.

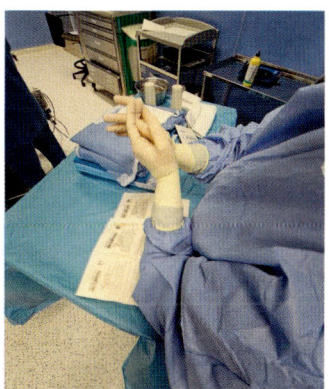

Imagen 5.12
Colocación de guantes y bata estéril

173

La **curación de las heridas quirúrgicas**, tal y como acontece en el resto de las heridas, ocurre en tres fases principales: inflamación, proliferación, y maduración o remodelación. Durante la fase inflamatoria, el cuerpo responde a la lesión con un proceso que limpia la herida. En la fase de proliferación, por su parte, se genera la formación de tejido nuevo para cerrar la herida. Finalmente, en la fase de maduración, el tejido cicatricial se fortalece y la cicatriz se vuelve menos visible.

El **objetivo en el manejo de heridas quirúrgicas** es asegurar que la curación se produzca de manera óptima, minimizando el riesgo de complicaciones y garantizando el mejor resultado estético y funcional posible.

CLASIFICACIÓN DE LAS HERIDAS

La clasificación de las heridas es fundamental ya que proporciona un marco para evaluar el riesgo de infección, decidir sobre el manejo apropiado (tratamiento o de la cura de elección), y predecir los resultados de la curación. Las heridas se pueden clasificar en base a diferentes criterios, incluyendo su causa, el mecanismo de lesión, el grado de contaminación y la profundidad de la lesión. Cabe destacar que, **con independencia de la causa u origen de una herida, muchas veces el tratamiento es quirúrgico.** A continuación, se detallan las clasificaciones más comunes:

Causa u origen

- **Heridas incisas**: causadas por un objeto cortante, como un cuchillo, un vidrio e incluso un bisturí o escalpelo. De hecho, las heridas quirúrgicas son heridas incisas en su mayoría.

- **Heridas contusas**: resultado de un golpe con un objeto romo, causando lesiones internas y a menudo hematoma sin corte de la piel.

- **Heridas punzantes**: producidas por un objeto puntiagudo que penetra en la piel, como un clavo o una aguja.

- **Heridas laceradas**: implican un desgarro de la piel y tejidos subyacentes, generalmente causadas por un trauma con un objeto romo que provoca un corte irregular.

- **Heridas avulsivas**: se caracterizan por la pérdida de tejido, donde la piel y los tejidos blandos se separan completamente del cuerpo.

- **Heridas por arma de fuego**: causadas por la penetración de balas o fragmentos de proyectiles en el cuerpo.

174

Por grado de contaminación

- **Heridas limpias**: heridas quirúrgicas en las que no hay proceso infeccioso ni entrada de flora bacteriana durante el procedimiento.

- **Heridas limpias-contaminadas**: heridas en las que se anticipa una mínima contaminación bacteriana.

- **Heridas contaminadas**: heridas abiertas, accidentales, en las que se objetiva una significativa contaminación bacteriana.

- **Heridas sucias o infectadas:** heridas con tejidos necróticos que presentan signos visibles de infección clínica.

Por mecanismo de lesión

- **Heridas agudas**: derivadas de traumatismos o cirugías recientes.

- **Heridas crónicas**: persisten durante un tiempo prolongado, a menudo debido a condiciones subyacentes como diabetes, insuficiencia vascular, etc.

Por profundidad

- **Superficiales**: afectan solo la epidermis y la dermis.

- **Profundas**: se extienden más allá de la dermis, afectando tejidos subcutáneos, fascia, músculos, huesos o estructuras internas.

La clasificación de las heridas es fundamental en la evaluación inicial de cualquier lesión, ya que determina las decisiones sobre la limpieza, desbridamiento, cierre de heridas, uso de antibióticos y necesidad de estudios de imagen, asegurando así un manejo adecuado y una óptima curación.

De acuerdo con la población microbiana, las **heridas quirúrgicas** pueden clasificarse en heridas:

1. Limpias.
2. Limpias-contaminadas.
3. Contaminadas.
4. Sucias o infectadas.

Heridas limpias: representan el 75 % de todas las heridas que se realizan en cirugías de tipo electivo. En ellas se utiliza el cierre por primera intención y se emplean técnicas asépticas adecuadas. En estas intervenciones no se invade ni la cavidad orofaríngea, ni el tracto respiratorio, ni el digestivo, ni el genitourinario.

Heridas limpias-contaminadas: herida quirúrgica en la cual se invade o penetra el tracto respiratorio, digestivo, genital o urinario bajo condiciones controladas y sin contaminación inusual.

Heridas contaminadas: lesiones en las que no se han podido conservar las técnicas de asepsia, por un error mayor de técnica o escape mayor de un órgano hueco.

Heridas sucias o infectadas: son lesiones muy contaminadas o infectadas secundarias a traumatismos, cirugías o lesiones previas (perforación preoperatoria de los tractos gastrointestinal, orofaríngeo, biliar o traqueobronquial).

COMPLICACIONES DE LA HERIDA QUIRÚRGICA MÁS PREVALENTES

1. Infección

La **infección** de la **herida quirúrgica** representa una de las **complicaciones** postoperatorias de mayor prevalencia y una de las infecciones **nosocomiales** más comunes. Estas infecciones no solo aumentan la morbilidad y la mortalidad entre los/as pacientes, sino que también incrementan el coste de la atención sanitaria debido a prolongaciones en la estancia hospitalaria y a la necesidad de tratamientos adicionales. El manejo adecuado de las heridas quirúrgicas es crucial para la prevención y el tratamiento efectivo de estas complicaciones.

La prevalencia de las infecciones de heridas quirúrgicas puede variar ampliamente en relación al tipo de cirugía y a las condiciones del paciente. Entre sus **factores de riesgo** más significativos se incluyen: la duración de la cirugía, la contaminación de la herida durante la intervención, las comorbilidades del paciente (diabetes, obesidad, etc.), y la técnica quirúrgica empleada. Cabe destacar que el riesgo de infección es mayor en el hospital que en el domicilio. Por otra parte, una infección de la herida quirúrgica puede alargar la estancia hospitalaria una media de entre 7 y 10 días, alcanzando incluso los 90 días en intervenciones ortoprotésicas.

La **infección de una herida quirúrgica** se produce cuando los microorganismos patógenos colonizan la herida quirúrgica y la propia incisión. Los patógenos pueden proceder de la flora microbiana del propio paciente (endógena) o del área quirúrgica (exógena). Los microorganismos de mayor prevalencia son el *Staphylococcus aureus*, incluyendo las cepas resistentes a la meticilina (MRSA), las bacterias gramnegativas y los microorganismos anaerobios.

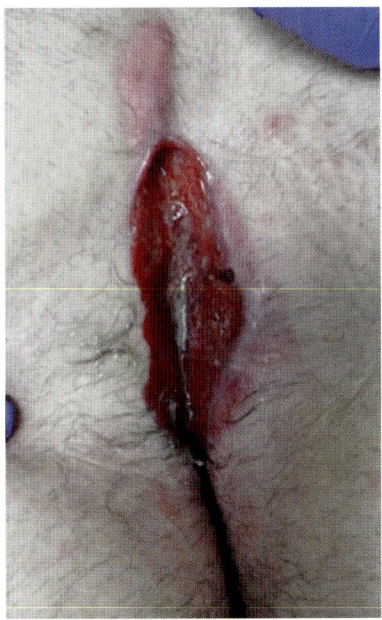

Imagen 5.13
Infección herida quirúrgica

La **prevención de las infecciones** de heridas quirúrgicas comienza en el **preoperatorio**, incluyendo la administración de antibióticos profilácticos, el manejo óptimo de comorbilidades y la preparación adecuada de la piel. Durante la cirugía, técnicas estériles rigurosas y minimizar el tiempo quirúrgico pueden reducir el riesgo de infección. En el **postoperatorio**, el cuidado apropiado de la herida y la valoración continua de la herida quirúrgica son de vital importancia para evitar e identificar signos de infección, respectivamente.

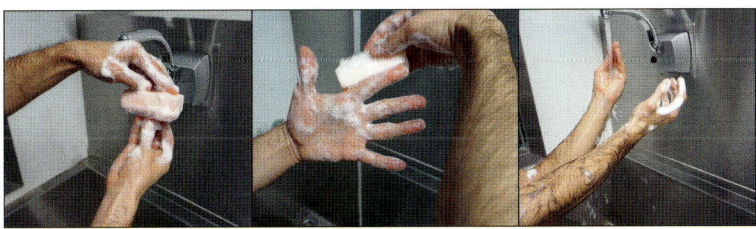

Imagen 5.14
Lavado de manos quirúrgico

177

Las **heridas quirúrgicas** pueden clasificarse dependiendo de la **afectación por capas:**

- **Infección superficial:** afecta a la piel y al tejido celular subcutáneo.

- **Infección profunda:** afecta a la piel, tejido celular subcutáneo y fascia del músculo.

- **Infecciones de órgano o espacio**: la infección se produce dentro de la cavidad abdominal o vísceras y ocasiona peritonitis.

Factores que contribuyen a la infección

Existen una serie de factores que pueden contribuir a que se origine la infección de la herida quirúrgica:

- **Factores dependientes del paciente:**
  —La presencia de tejido desvitalizado, de hematoma o de cuerpos extraños.
  —Circulación local afectada.
  —Edad. Las respuestas inmunitarias se reducen con el avance de la edad.
  —La presencia de inmunodeficiencias hereditarias.
  —Patologías concomitantes: cualquier proceso patológico que reduzca las defensas inmunológicas sitúa al paciente bajo riesgo. Las más comunes son la enfermedad pulmonar obstructiva crónica (EPOC), enfermedad venosa profunda (EVP), quemaduras y diabetes.
  —El estrés físico y emocional. El estrés provoca una elevación del nivel de cortisol que, si se prolonga en el tiempo, conlleva una disminución de las respuestas antiinflamatorias y de las reservas de energía. Esta disminución puede causar agotamiento, disminuyendo así la resistencia a la infección.
  —Déficits nutricionales.
  —Obesidad.
  —Terapias médicas: radioterapia, medicamentos (antineoplásicos), antibióticos (efectos adversos al destruir la flora bacteriana), antiinflamatorios (inhibiendo la respuesta inflamatoria), procedimientos invasivos (otras intervenciones quirúrgicas, endoscopias, etc.).

- **Factores dependientes de la intervención quirúrgica**:
  —La cirugía y la técnica quirúrgica.
  —Transfusiones.
  —Presencia de dispositivos vasculares (catéteres) y sondas.
  —Implantes o prótesis: prótesis de caderas, mallas de las hernias, etc.

- **Factores propios de la hospitalización**:

  —Hospitalización prolongada.

  —Resistencias a los antibióticos.

Signos y síntomas

- La febrícula o la fiebre son algunos de los signos más precoces.

- Dolor, inflamación, edema o tumefacción localizada en la zona de la herida.

- Abscesos localizados.

- Los síntomas suelen aparecen entre el 5.º y el 10.º día, llegando incluso a aparecer hasta el 30.º día.

Microorganismos más prevalentes

Staphylococcus aureus, Streptococcus, Escherichia coli, Klebsiella, Bacteroides fragilis, Enterococcus, Pseudomonas aeruginosa, Clostridium, Candida, etc.

El **tratamiento de las infecciones de las heridas quirúrgicas** se basa en la gravedad y el tipo de infección. Las medidas incluyen la limpieza y drenaje adecuados de la herida, la retirada de suturas si es necesario, y la administración de antibióticos sistémicos. En casos de infecciones profundas puede ser necesaria una intervención quirúrgica adicional para tratar el tejido infectado o retirar los implantes contaminados.

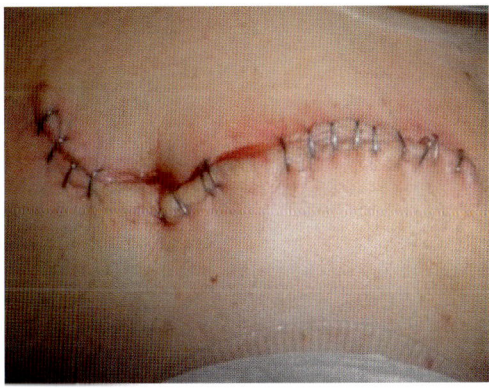

Imagen 5.15

Retirada de grapas y drenaje de absceso

179

2. Dehiscencia

La dehiscencia de la herida quirúrgica se define como la separación de los bordes de la incisión o de la herida quirúrgica.

La **dehiscencia se clasifica** según su afectación tisular:

- **Grado 1.** Tejido dérmico.
- **Grado 2.** Tejido subcutáneo.
- **Grado 3.** Tejido muscular.
- **Grado 4.** Fascia profunda y/o víscera.

Las dehiscencias tienen mayor prevalencia en las grandes cirugías abdominales y menor prevalencia en las cirugías por laparoscopia.

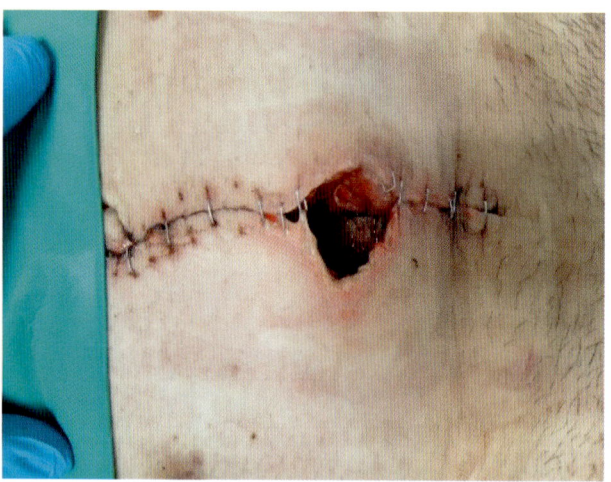

Imagen 5.16

Dehiscencia de herida quirúrgica

Las **principales causas** de las dehiscencias son:

1. Los factores de riesgo prequirúrgicos: obesidad, diabetes, malnutrición, dehiscencias previas y tabaquismo.
2. Cirugías prolongadas con cierres inadecuados.
3. Presencia de infección, hematoma, edema o seroma.

La bibliografía describe el **tratamiento local de la dehiscencia** según el siguiente esquema:

- Evacuación de abscesos, seromas y hematomas.
- Manejo eficaz de la infección.
- Control del exudado y del edema.
- Uso de apósitos específicos.
- La Terapia de Presión Negativa (TPN) se ha mostrado como una alternativa en el tratamiento de las dehiscencias.

3. Cicatrización patológica

Las cicatrices hipertróficas y queloides son tumores fibrosos benignos derivados de una respuesta anormal a un traumatismo. Estos dos tipos de cicatrización se diferencian en varios aspectos:

1. **Cicatriz hipertrófica**: es una lesión eritematosa, fibrosa, levantada, que genera prurito y que se origina dentro de los bordes iniciales de una herida, frecuentemente en un área de tensión. Habitualmente se suele producir una regresión espontánea, aunque sea parcial, y la prevalencia de recidiva post extirpación quirúrgica es baja.

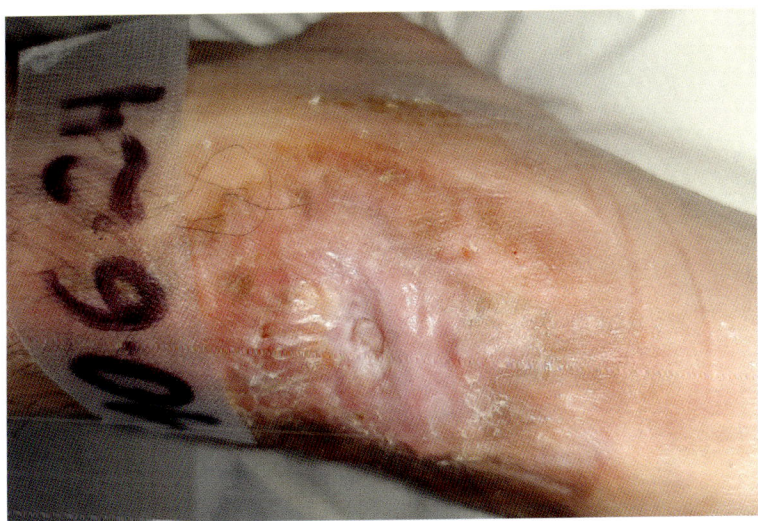

Imagen 5.17

Cicatriz hipertrófica

2. **Cicatriz queloide**: es una lesión de aspecto tumoral, color rojo-rosado o púrpura y, en ocasiones, hiperpigmentada. Los contornos están bien definidos, pero no son regulares, sobrepasando los márgenes iniciales de la herida. El epitelio sobre la lesión es delgado y puede existir ulceración focal. La cicatrización queloide puede presentar prurito y dolor, ocasionalmente desaparece de forma espontánea y la recidiva es relativamente frecuente post extirpación quirúrgica.

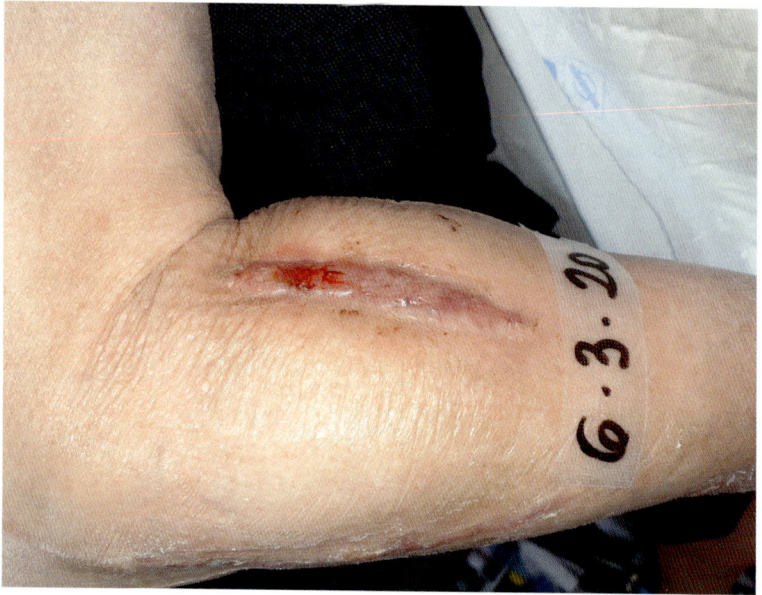

Imagen 5.18

Cicatriz queloide

3. **Retracción patológica**: la contracción de la herida es un proceso normal mediante el que la lesión disminuye de tamaño. Esta situación causa la contracción de la piel de articulaciones, flexuras, cuello y manos, especialmente secundario a quemaduras.

4. **Cicatrización insuficiente**: la cicatrización puede ser mínima, inestable e incluso ausente, constituyendo una herida crónica.

SEROSO

CLARO, ÁMBAR
O PAJA

ACUOSO

- Normal durante las fases inflamatorias y proliferativas de curación.
- Si aumenta el exudado puede ser un signo de infección.
- Excesivo exudado puede deberse a otras causas (Ej. insuficiencia cardíaca congestiva, enfermedad venosa, desnutrición o fístula urinaria o linfática).

SEROHEMÁTICO

ROSA CLARO

LIGERAMENTE
MENOS ACUOSO

- Normal durante fases inflamatorias y proliferativas de la curación.
- Rosado debido a la presencia de hematíes.
- Después de una operación o de la retirada traumática de un vendaje o drenaje.

HEMÁTICO

ROJIZO

ACUOSO

- Rojizo debido a la presencia de hematíes.
- Puede indicar crecimiento de nuevos vasos sanguíneos.
- Puede estar asociado a la hipergranulación.

SEROPURULENTO

BLANCO CREMOSO O
AMARILLO-MARRÓN

LÍQUIDO
FINO

- Exudado seroso que contiene pus.
- También puede deberse a la licuefacción del tejido necrótico.
- Puede indicar una infección inminente.

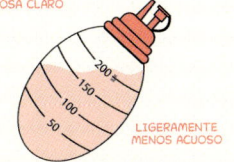

TIPOS DE EXUDADOS

@CREATIVE_NURSE

EL TIPO, EL COLOR Y LA CONSISTENCIA DEL EXUDADO **EN HERIDAS Y DRENAJES** PUEDEN PROPORCIONAR INDICADORES ÚTILES DEL ESTADO DE CURACIÓN Y POSIBLES PROBLEMAS

FIBRINOSO

TURBIO

LÍQUIDO
FINO O
ACUOSO

- Turbio debido a la presencia de hebras de fibrina.
- Puede indicar inflamación, con o sin infección.

PURULENTO

OPACO, LECHOSO,
AMARILLO,
MARRÓN, O VERDE

A MENUDO
ESPESO

- Principalmente pus y puede incluir tejido necrótico llevado a esfarcin.
- Indica infección.
- Infección por Pseudomonas aeruginosa cuando es de color verde.
- Mal olor.

HEMOPURULENTO

ROJIZO,
LECHOSO,
OPACO

ESPESO

- Mezcla de sangre y pus.
- Puede existir una infección establecida.

HEMORRÁGICO

ROJO, OPACO

ESPESO

- Debido a la presencia de hematíes e indicativo de mayor fragilidad capilar o traumatismo en la herida.
- Puede indicar infección bacteriana.

FUENTE: World Union of Wound Healing Societies (WUWHS) Consensus Document. Wound exudate: effective assessment and management Wounds International, 2019

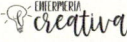 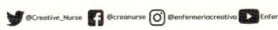

Fuente: Silvia Sánchez (www.enfermeriacreativa.com).

Imagen 5.19

Infografía «Tipos de exudado»

Tratamiento y cuidado de las heridas quirúrgicas

Existen diferentes alternativas terapéuticas dependiendo del tipo de herida. Cada paciente debe ser **valorado de forma individual** y cada herida tratada según las particularidades del paciente y las características de la lesión.

El **abordaje debe ser global**, incluyendo la valoración y el registro de la lesión, control de la posible infección, abordaje del dolor y control nutricional.

Debe valorarse la presencia de eritema (vigilar evolución y valorar apósito con plata), induración y calor (emplear apósito con plata y vigilar control de temperatura y aparición de exudado), presencia de exudado (revisar herida, retirada de grapas o suturas, recogida de cultivos, drenaje de abscesos si precisa, etc.).

El **seguimiento de la herida** por el/la mismo/a profesional es uno de los factores a tener en cuenta para valorar de forma adecuada su evolución. Tanto el tipo de cura como la periodicidad de las mismas será decisión del/la profesional correspondiente, en base a la valoración hecha previamente; pudiéndose modificar en relación a la evolución de la misma. La **periodicidad de las curas** debe decidirse teniendo en cuenta dos cuestiones fundamentales:

1. Presencia o no de infección.

2. Cantidad de exudado.

Para el uso eficiente de los apósitos, se hace absolutamente indispensable conocer los diferentes tipos de apósitos disponibles, sus características y su capacidad de acción.

Tipos de cura de la herida quirúrgica

Cura tradicional

Se basa en la aplicación de povidona yodada o clorhexidina acuosa sobre la propia herida y en los bordes de la misma, cubriéndola posteriormente con un apósito adhesivo de gasa.

Técnica (preferiblemente realizar entre dos personas):

1. Lavado de manos.

2. Preparación del material (gasas estériles, paño estéril, guantes estériles, suero fisiológico, povidona yodada o clorhexidina acuosa, apósito adhesivo de gasa, bolsa recogida residuos).

3. Explicar el procedimiento al paciente y colocarle en una posición cómoda.

4. Retirada del apósito, de forma suave evitando tirones.

5. Lavado de manos.

6. Preparación del campo estéril y colocación de guantes estériles.

7. Limpieza de la herida con suero fisiológico, de arriba hacia abajo y del centro hacia fuera. Repetir la operación hasta que la herida esté limpia.

8. Secar suavemente.

9. Aplicar povidona yodada o clorhexidina acuosa. Dejar secar.

10. Cubrir con apósito adhesivo de gasa.

11. Registrar en plan de cuidados de enfermería.

Este tipo de cura se suele realizar diariamente y/o en caso de apósito sucio o despegado. Este tipo de cura es de elección en:

• Heridas limpias.

• Heridas limpias-contaminadas en las que no resulta adecuada la utilización de cura en ambiente húmedo (CAH).

La **cura tradicional** para el tratamiento de heridas e incisiones quirúrgicas presenta una serie de **inconvenientes** que se detallan a continuación:

• Fugas. Además de incomodidad para el paciente, riesgo de maceración de la piel perilesional.

• Cambios de apósitos frecuentes: debido a la no capacidad de absorción de los mismos.

• Dolor al retirar el apósito. Los apósitos tradicionales quedan adheridos al lecho de la lesión, por lo que al retirarlos se eliminan células viables de tejidos neoformados.

• Falta de higiene: no permiten la ducha, disminuyendo el confort del paciente y su autonomía.

• Incrementan el riesgo de infección si se levantan innecesariamente.

• Presencia de flictenas o ampollas: al no poseer elasticidad, cuando se produce el edema posterior a la incisión quirúrgica, el apósito provoca una fricción contra la piel que da lugar a flictenas alrededor de la incisión quirúrgica. Éstas también pueden aparecer debido a alergias a los adhesivos de los esparadrapos, así como por la irritación cutánea ante los cambios de apósitos efectuados.

• Dificultad para la movilización temprana, postoperatorio más largo.

185

Ante los citados inconvenientes provocados por la utilización de la cura tradicional, la tendencia actual establece la cura en ambiente húmedo como estándar de tratamiento en este tipo de lesiones. Estos apósitos favorecen la cicatrización manteniendo el grado de humedad apropiado, resultan atraumáticos, ya que no se adhieren al lecho de la herida, conservan la lesión libre de tejido desvitalizado y, a la vez, la protegen frente a patógenos y partículas extrañas.

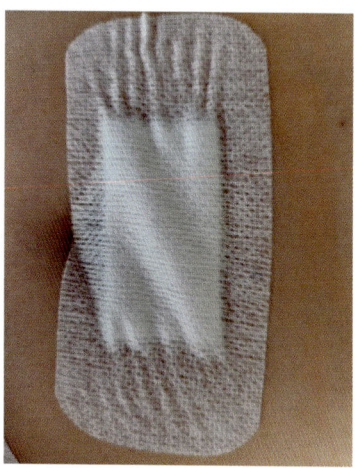

Imagen 5.20
Cura de herida quirúrgica con apósito tradicional

Cura en ambiente húmedo (CAH)

Se basa en la utilización de apósitos de cura en ambiente húmedo, que aíslan la herida del medio exterior proporcionando un ambiente óptimo de temperatura y humedad, favoreciendo la curación de la herida en todas las fases de la cicatrización. El uso de este tipo de cura requiere un conocimiento explícito de los materiales a utilizar, con el objetivo de un aprovechamiento óptimo de los mismos en beneficio de la evolución satisfactoria de la lesión a tratar.

Técnica:

1. Lavado de manos.

2. Preparación del material (gasas estériles, paño estéril, guantes estériles, suero fisiológico, clorhexidina acuosa, apósitos seleccionados, bolsa para recogida de residuos).

3. Explicar el procedimiento al paciente y colocarle en una posición cómoda.

4. Retirada del apósito, de forma suave.

5. Lavado de manos.

6. Preparación de campo estéril y colocación de guantes estériles.

7. Limpieza de la herida con suero fisiológico, de arriba hacia abajo y del centro hacia fuera. Repetir la operación hasta que la herida esté limpia.

8. Secar suavemente.

9. Aplicar clorhexidina acuosa. Dejar secar.

10. Cubrir con los apósitos elegidos.

11. Registrar en plan de cuidados de enfermería.

Cabe señalar que **cualquier herida quirúrgica es susceptible de CAH.**

Para la elección de los apósitos en este tipo de cura, deben tenerse en cuenta varios factores:

1. Valoración de las características del paciente.

2. Valorar las características de la herida.

3. Conocer los materiales y la potencialidad de los mismos.

4. Conocer los recursos de los que disponemos.

5. Valorar el coste-eficacia.

La **cura en ambiente húmedo** ofrece los siguientes **beneficios**:

- Favorece la cicatrización óptima de la herida.
- Mantenimiento de un medio húmedo en condiciones óptimas de temperatura y humedad.
- Posee una capacidad de absorción del exudado, lo que mantiene la piel perilesional íntegra.
- No se adhiere al lecho de la herida, por lo que ejerce una acción antiálgica.
- Disminuye el riesgo de infección.
- Mayor tiempo de permanencia.
- Mayor confort para el paciente.
- Facilidad de uso: aplicación y retirada.
- Mejores resultados estéticos.
- Facilita la actividad cotidiana al permitir la higiene del paciente.

Una de las **CAH** más empleada es la **técnica Mölndal**, que consiste en emplear una **hidrofibra de hidrocoloide y un film de poliuretano adherido**. Es una cura que se realiza sobre incisiones quirúrgicas y que debe ser ejecutada en las mejores condiciones de asepsia posible. De hecho, es recomendable hacer la primera cura con esta técnica en el propio quirófano. Mediante la técnica Mölndal, la herida permanece protegida y aislada de factores externos, pero permite visualizar la herida a través del apósito; aspecto fundamental para hacer una valoración continua de la evolución de la herida.

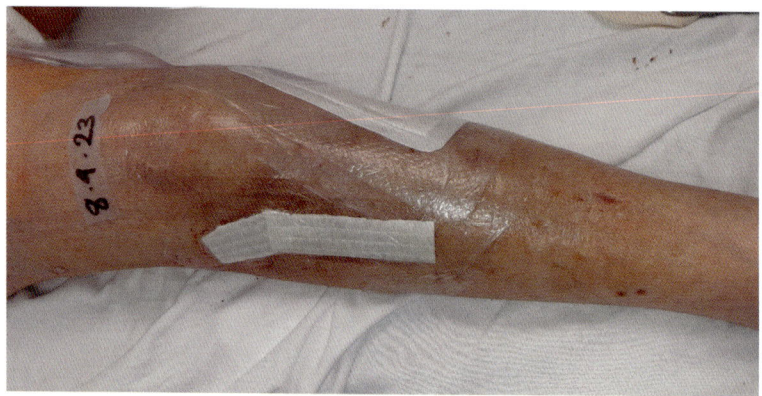

Imagen 5.21

Cura de herida quirúrgica mediante técnica Mölndan

En la aplicación de la CAH con la **técnica Mölndan** deben realizarse **diferentes pasos**: En primer lugar, debe hacerse una adecuada **limpieza y desinfección** tanto de la herida como de la piel perilesional. Posteriormente, debe cortarse una **tira de hidrofibra de hidrocoloide** con una anchura y longitud suficiente para cubrir la incisión quirúrgica. Después de este paso, si fuera preciso, podría utilizarse alguna película barrera en la piel. La cura finaliza colocando **film de poliuretano** sobre el apósito de hidrofibra, utilizándose como apósito secundario de sujeción, ya que se adhiere a todo el perímetro de piel circundante.

La **técnica Mölndan** tiene una serie de **ventajas** que es preciso destacar:

En relación a la herida, como se trata de una cura semioclusiva en ambiente húmedo, favorece la cicatrización. Además, previene la infección, controla el exudado, reduce el riesgo de maceración y mejora el estado de la piel perilesional. Por otra parte, para la organización sanitaria es eficiente, ya que resulta una cura de rápida ejecución, disminuye la carga de trabajo asistencial y reduce el número de curas. Y finalmente, también mejora la calidad de vida del paciente, debido a no precisar curas diarias que le permiten aumentar su autonomía y mejorar su bienestar. Además, los/as pacientes pueden realizar su higiene personal con mayor seguridad, debido a la impermeabilidad del apósito que evita la entrada de líquidos exteriores. Por tanto, la técnica Mönldan es considerada una correcta elección para el tratamiento de heridas e incisiones quirúrgicas.

BIBLIOGRAFÍA

Chaput B, *et al.* Anomalías de la cicatrización. EMC-Cirugía Plástica Reparadora y Estética 20.3 (2012): 1-13.

García-Cendón, R. Estudio antes-después sobre el uso de la técnica Mölndal. Rev. Rol enferm (2019): 46-54.

García-Montero A, Viedma-Contreras S, Martínez-Blanco N, Gombau-Baldrich Y, Guinot-Bachero J. Abordaje multidisciplinar de una dehiscencia abdominal infectada: evaluación coste-consecuente de apósitos y medidas utilizadas. Gerokomos [Internet]. [citado 2024 Ene 20]; 29(3): 148-152. Disponible en: http://scielo.isciii.es/scielo.php?script=sci_arttext&pid=S1134-928X2018000300148&lng=es

Gómez-Fernández L, Hinojosa-Caballero D, Álvarez-Rodríguez LR, Pol-Reyes MA, Garrigós-San Cristóbal X, Espejo-Arenas E, Torres-Subires A, Güell-Puigcercós D, Yeste-Campos M, Campillo-Alonso F. Abordaje interdisciplinar de pacientes con dehiscencia de sutura de pared abdominal. Revista de la Sociedad Española de Heridas. 2018; n.º 2 Volumen 8.

Estrategia de seguridad del paciente 2020. Osakidetza.

Jiménez-Fernández M.P. Cambio de cura tradicional a cura Mölndal en una unidad de enfermería quirúrgica. Enferm Dermatol. 2016; 10(29): 19-26

López-De los Reyes R, Vives-Rodríguez E, Rumbo-Prieto JM, Arantón-Areosa L, Delgado-Fernández R, Sanmartín-Castrillón R, Puente-Puig M. Aplicación de la técnica.

Mölndal en la cicatrización de heridas quirúrgicas agudas e incisiones de drenajes. Enferm Dermatol. 2014; 8(21): 7-14.

Parra-Mediavilla P, *et al.* La técnica Mölndal: procedimiento y efectividad en la curación de heridas quirúrgicas. 2021; 11 (2): 6-9.

Romero-Núñez R. Beneficios e inconvenientes de la utilización de la cura Mölndal frente a la cura simple en la herida quirúrgica. [Trabajo de Fin de Grado]. Universidad Da Coruña. 2017.

Salem C, Vidal A, Mariangel P, Concha M. Cicatrices hipertróficas y queloides. Cuadernos de Cirugía, Vol. 16, n.º 1, 2002, pp. 77-86.

5.3. HERIDA TRAUMÁTICA

Iván Durán Sáenz

Una herida traumática, es aquella lesión producida por un agente mecánico, generalmente externo, localizada en partes blandas con afectación y/o deterioro de la integridad cutánea.

Los hematomas dérmicos y subcutáneos son entidades nosológicas, insidiosos, complejos y de difícil manejo, que generan angustia y sufrimiento a la persona que los padece. Son lesiones difíciles de tratar, originando en un alto porcentaje, dependiendo de su localización, lesiones ulcerativas de evolución tórpida si no se evacúan con rapidez.

ETIOLOGÍA

Los **hematomas** se forman en heridas agudas cerradas o abiertas, al romperse los pequeños vasos sanguíneos del plexo subpapilar o las perforantes que están a nivel subcutáneo; filtrando su contenido dentro del espesor de los tejidos blandos.

Se originan como **complicación de un traumatismo o** complicación de **heridas postquirúrgicas.**

Pueden comprometer:

Epidermis	Cuyo tratamiento consiste en crioterapia (frío local: hielo) y pomadas heparinoides.
Dermis e Hipodermis	Se aloja en el espesor del tejido celular subcutáneo.
Músculo	Ocupando el espesor del mismo, lesionando las fibras subyacentes y tejido conectivo sin romper la piel. Causan: dolor, edema y limitan el rango de movimiento en la articulación cercana a la lesión.
Hueso	Compromete la porción medular produciendo sangrado y edema. Son los más severos y dolorosos.

Los hematomas en miembros inferiores, principalmente los localizados en la cara anterior de la región pretibial (antero interno y antero externo), son frecuentes; sobre todo en población anciana donde su manejo agresivo tradicionalmente no es prioritario, pero que actualmente se sabe que requiere una práctica basada en la evidencia y un manejo avanzado con base en la preparación del lecho de la herida.

COMPLICACIONES

Un volumen de sangre importante dentro del tejido subcutáneo de días de evolución origina alteraciones del estado general del paciente: fiebre, dolor, edema, riesgo de infección, necrosis de zonas adyacentes e impotencia funcional.

Hay casos que presentan áreas de necrosis cutáneas que precisan de desbridamiento y cobertura con injertos de piel.

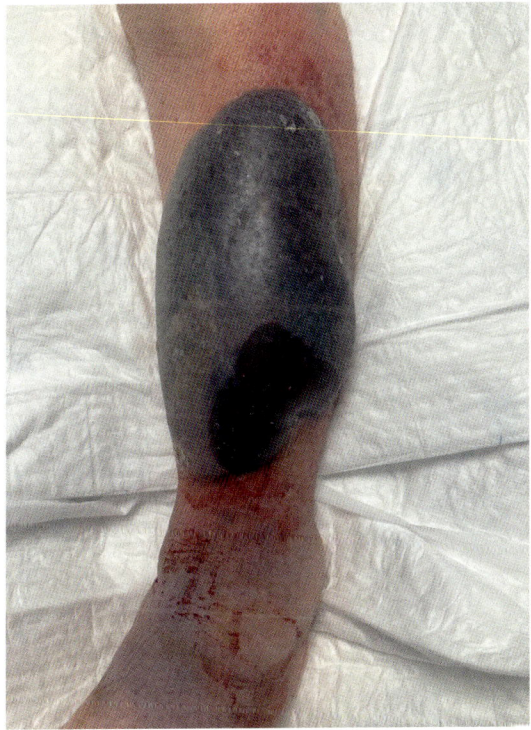

Imagen 5.22

Hematoma

TRATAMIENTO. CUIDADOS DE ENFERMERÍA

ABORDAJE TRADICIONAL	TÉCNICA ROVIRALTA
Realización del drenaje, bajo condiciones estériles, a través de una incisión en la piel suprayacente al hematoma, y aplicar compresión sobre la tumoración hasta vaciarla de sangre y coágulos conformados, pudiendo aproximar después o no los bordes de la herida con agrafes o suturas. Después, se aplica un vendaje compresivo para controlar la hemorragia.

En un alto porcentaje, conlleva la presencia de necrosis de las zonas adyacentes, formando una lesión ulcerativa de evolución tórpida, de meses de duración, suponiendo una disminución de calidad de vida para el/la paciente, sobrecarga asistencial por parte del personal de enfermería, aumento de costes y gastos en recursos materiales. | Empleo inmediato de la Heparina de Bajo Peso Molecular (**HBPM**) aplicada en una dosis diaria, **en irrigación** en dichas lesiones durante tres o cuatro días para disolverlos más rápidamente. Valiéndose siempre de la curación avanzada en ambiente húmedo.

Se infiltra la zona con mepivacaína al 2 %. Se realiza incisión hasta llegar al hematoma. Con pinzas de Adson se separan los bordes de la herida y se realiza extracción de parte del mismo, a continuación, con HBPM (0.4 mg y 0.6 mg), previa retirada de la aguja se irriga la zona. Se introduce drenaje Penrose, en teja o dedo de guante estéril fijado con un punto si la incisión es pequeña (aprox. 2 cm). Si es amplia se introduce apósito. Al retirar el apósito surgirá un gran sangrado que suele confundirse con hemorragia por fusión o disolución del mismo. |

SUGERENCIAS Y CONSEJOS

La **retirada de restos necróticos**, conocida como técnica **Friedrich**, consiste en la escisión de la herida y eliminación de parte de los microorganismos. No es necesaria en heridas simples, pero es un acto esencial en heridas contaminadas (y está completamente contraindicado en heridas infectadas).

BIBLIOGRAFÍA

Ameneiro-Romero L, Arantón-Areosa L, Sanmartín-Castrillón R. Guía práctica de heridas traumáticas agudas de partes blandas. [Guía práctica no 8]. Colección de Guías Prácticas de Heridas del Servicio Gallego de Salud. Santiago de Compostela (A Coruña): 18 Xunta de Galicia. Consellería de Sanidad. Servicio Gallego de. 2021.

García-Fernández F, Soldevilla-Agreda J, Torra i Bou JE (eds). Atención Integral de las Heridas Crónicas. 2.ª ed. Logroño. GNEAUPP-FSJJ.2016.

Ott C, Goldberg A. Hematoma: Sometimes a Mild Bump Can Lead to Large Bruises. Wound Care Canada. 2020;18(2):45-50.

Roviralta-Gómez S, Henao-Ruiz EC. Abordaje de hematoma subcutáneo con heparina de bajo peso molecular (0.4, 0.6). Heridas y Cicatrización. 2012;10(3):36-40.

Roviralta-Gómez S. Hematoma subcutáneo. Enfermería dermatológica. 2008;(4):28-30.

Salmerón-González E, Gárcia-Vilariño E, Sanchez-Gárcia A, Ruiz-Cases A, Garcia-Sanchez J, LLinás-Porte A. Manejo terapéutico del hematoma postraumático a tensión con sufrimiento cutáneo potencial. Heridas y Cicatrización. 2018;8(1):6-9.

5.4. HERIDAS NEOPLÁSICAS

Iván Durán Sáenz
Paz Beaskoetxea Gómez

Las **heridas tumorales o neoplásicas** son una complicación del cáncer. Están causadas por la infiltración directa en la piel, los tejidos, la mucosa, la sangre o los vasos linfáticos de un tumor o un depósito metastásico. También pueden ser consideradas aquellas producidas por los tratamientos como la cirugía o la radioterapia.

ETIOLOGÍA / ETIOPATOGENIA

Se cree que interfieren en la oxigenación, en el drenaje linfático y en la hemostasia. La reducción de la perfusión tisular es debido a anomalías en la vascularización de los tumores sólidos y conduce a la anoxia tisular; pudiendo provocar muerte celular y necrosis de los tejidos. Las bacterias anaerobias (causante del mal olor) y aerobias (*Estafilococo aureus, Pseudomonas aeruginosa*, etc.), proliferan en el tejido necrótico y en los productos de desecho. Además del mal olor, el exudado abundante y la fragilidad de los capilares tumorales, aumentan el riesgo de hemorragia.

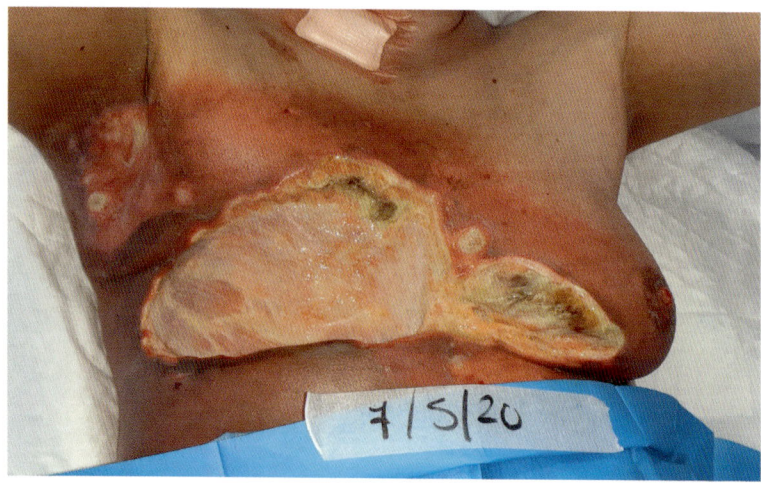

Imagen 5.23

Herida neoplásica

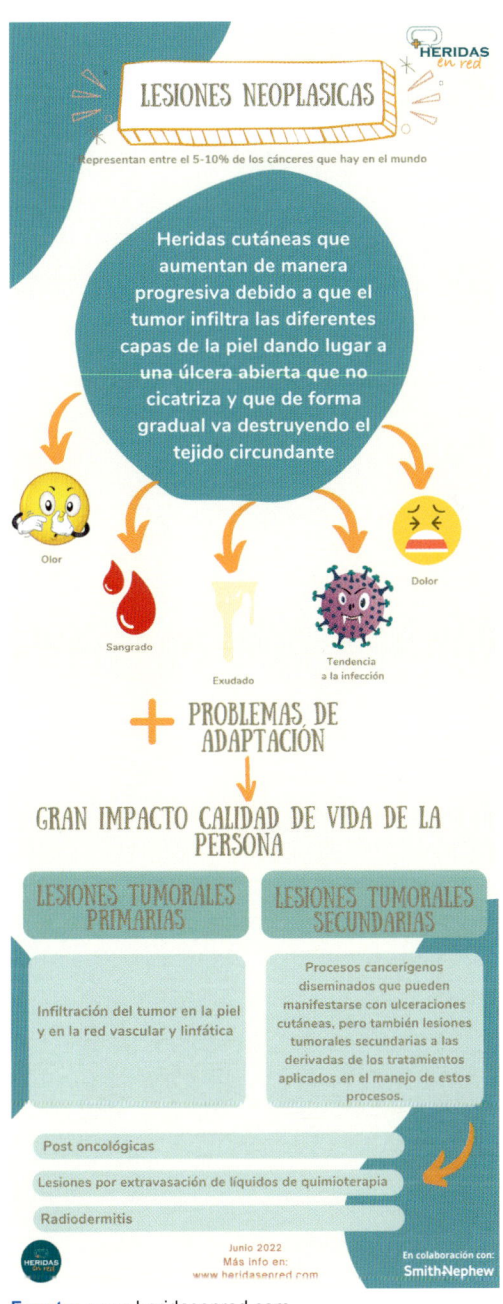

Fuente: www.heridasenred.com

Imagen 5.24

Infografía «Lesiones neoplásicas»

Este tipo de lesiones pueden tener diferentes orígenes.

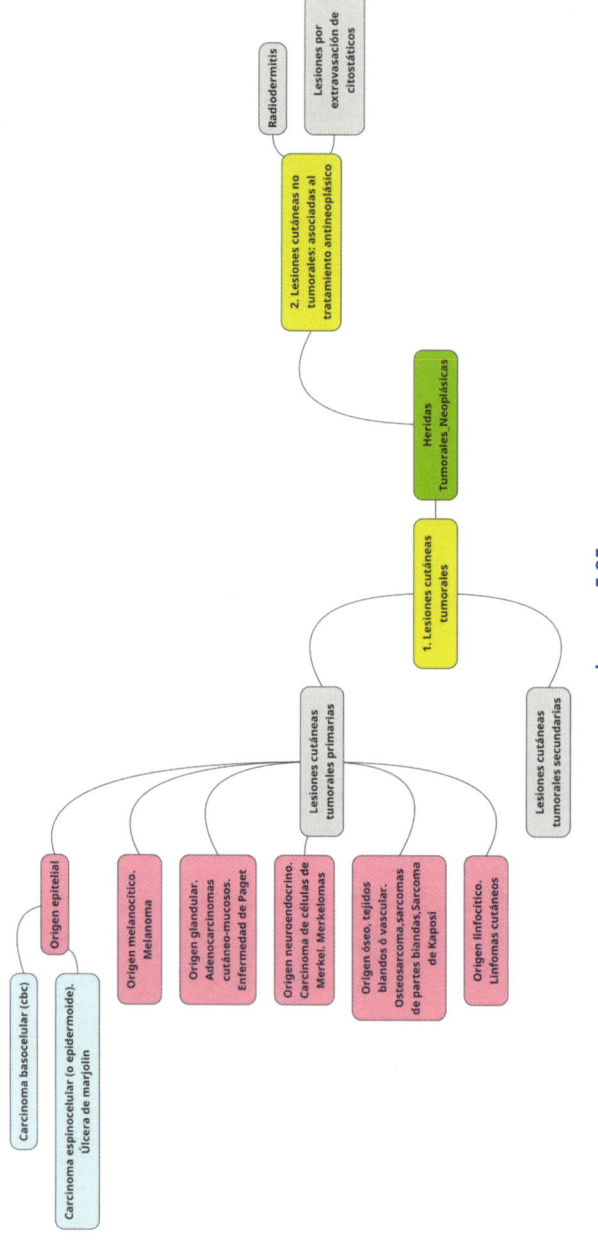

Imagen 5.25

Origen de las heridas neoplásicas

El crecimiento tumoral puede ser:

Exofítico o vegetante.

Proliferativas (forma de coliflor) «*Fungating*»

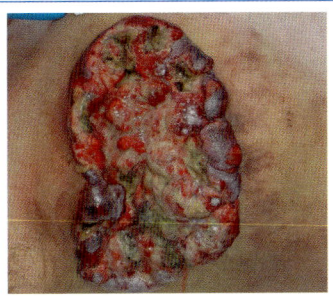

Imagen 5.26

Lesión neoplásica proliferativa

Endofítico.

Destructivas (forma de cráter).

Se caracteriza por crecimiento irregular, bordes evertidos e indurados, fondo sucio, sin halo inflamatorio perilesional, evolucionando a la destrucción de los tejidos.

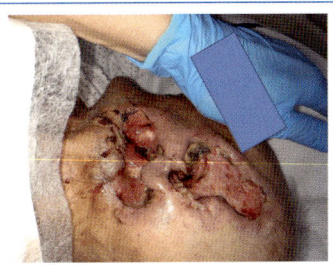

Imagen 5.27

Lesión neoplásica endofítica

Ambos

Entre sus **localizaciones** más frecuentes de estas lesiones encontramos:

Mama (49 %), cuello (21 %), pared torácica (18 %), extremidades y genitales (17 %), cabeza (13 %), y otras localizaciones (2 %).

Además, existen distintos tipos de **clasificación de las lesiones tumorales**:

- En función de si existe ruptura de la **integridad cutánea** o no, se clasifican como lesiones abiertas (existe ruptura de la integridad cutánea) o lesiones cerradas (no ruptura de la integridad cutánea).

  Esta clasificación es la que más aplicabilidad tiene desde el punto de vista práctico en los cuidados de enfermería.

197

- En función de la **evolución**. En este tipo de lesiones NO es posible una clasificación por estadios de afectación.

COMPLICACIONES

Los signos y síntomas que presentan estas lesiones, y puede interpretarse como complicaciones de las mismas, son:

SIGNOS/SÍNTOMAS	CAUSA
Hemorragia	Fragilidad capilar.
Infección	Crecimiento bacteriano en el tejido necrótico.
Mal olor	Procesos metabólicos de las bacterias.
Exudado abundante	Las bacterias activan proteasas que degradan el tejido necrótico.
Dolor	Crecimiento rápido del tumor y compresión de estructuras adyacentes.
Prurito	Maceración de piel periulceral o crecimiento tumoral.

También se pueden presentar de forma asintomática.

TRATAMIENTO

El tratamiento debe comenzar por una valoración integral de la persona que presenta la lesión de difícil cicatrización y su entorno. Seguidamente se debe realizar una valoración local de la lesión. Esta valoración incluye aspectos como etiología de la enfermedad, pronóstico, situación actual, datos objetivos, subjetivos, valoración nutricional y valoración psico-social para adecuar las intervenciones de enfermería a las necesidades detectadas.

CUIDADOS DE ENFERMERÍA

En este apartado se describen los cuidados específicos de las complicaciones de este tipo de lesiones.

HEMORRAGIA	
Si existe riesgo de sangrado	Proteger la lesión con apósitos de malla antiadherente; se recomienda el uso de siliconas, teniendo especial cuidado al retirar el apósito: humedecer previamente.
Si existe sangrado	Se utilizarán apósitos de alginato. Si existe un punto de sangrado se puede cauterizar con Nitrato de Plata o Adrenalina al 1/1.000. Otra opción es la utilización de lámina de espuma de gelatina absorbible, que no es necesario retirar en las curas siguientes, gasas impregnadas de ácido tranexámico, ácido aminocaproico, oximetazolina o sucralfato al 1 %.
Si presenta sangrado masivo	Contemplar la posibilidad de los beneficios de la radioterapia con finalidad hemostática.
INFECCIÓN	
Valorar el uso de antibióticos y antisépticos tópicos, ya que debido a la mala vascularización de estas lesiones se dificultaría la llegada de los mismos por vía sistémica. El gluconato de clorhexidina resulta efectivo frente a gérmenes aerobios y anaerobios, así como a hongos. Recomendando concentraciones entre 0,05-1 % por su menor toxicidad. Elección de apósitos de plata adecuados a cada tipo de lesión que ayuden a controlar la carga bacteriana, control del exudado y control del olor.	
MAL OLOR	
Se utilizarán apósitos de carbón activado, que asociados con plata gestionan la infección. Administración de metronidazol por vía tópica (0,75-1%) en gel, crema o en tabletas trituradas. Medidas ambientales: ventilación durante la cura y después, ambientadores, balsámicos, etc.	
EXUDADO MODERADO Y ABUNDANTE	
Utilizar apósitos absorbentes de alginato cálcico o hidrofibra, que no maceren la lesión ni los bordes.	

DOLOR

El abordaje se debe consensuar entre el profesional sanitario y las personas con heridas. Como norma general, utilice medidas coadyuvantes para el manejo del dolor (como la cura en ambiente húmedo, el horario reglado o humedecer los apósitos). Emplear productos que contribuyan a mitigar el dolor, como el uso de hidrogeles en zonas con presencia de esfacelos. Si las curas son muy dolorosas se debe administrar previamente fármacos analgésicos y en ocasiones es necesario sedar al paciente (midazolam y/o morfina por vía subcutánea), previamente a la realización de la cura.

Valorar la aplicación de analgesia local:

- Aplicar lidocaína al 2 % o gel de lidocaína 30 minutos antes de la cura.
- Aplicar morfina o gel de morfina en apósitos que cubran la herida 30 minutos antes de la cura. (Mezclar 10 mg/ml de cloruro mórfico al 1 % con 8 gr de hidrogel, presentar en tubo opaco y aplicar de 1 a 3 veces al día).
- Cubrir con pomada anestésica de lidocaína y prilocaína (EMLA®), 1 hora antes de la cura cubriéndola con apósito oclusivo.

Como intervenciones no farmacológicas se incluyen el lavado con suavidad, humedecer los apósitos con solución salina o agua tibia, el uso de apósitos con baja adherencia al lecho de la lesión, para que la retirada sea atraumática y disminuir el número de cambio de apósitos.

PRURITO

Deben proporcionarse cuidados generales de la piel que incluyan una hidratación suficiente y prevención de lesiones de rascado. Para el manejo del prurito deben emplearse cremas de protección piel perilesional y corticoides tópicos en la piel perilesional, o hidrogeles en la lesión tumoral. Como medidas específicas, es recomendable utilizar: Gel de lidocaína al 2 %, loción de calamina o esteroides tópicos.

RADIODERMITIS

La radiodermitis, también conocida como **dermatitis por radiación**, es una reacción cutánea que puede ocurrir como efecto secundario de la radioterapia. La exposición a la radiación puede dañar las células de la piel, lo que lleva a una diversidad de síntomas, que pueden variar en severidad desde leves hasta muy graves, dependiendo de la dosis de radiación y la sensibilidad individual de la piel.

El tratamiento dependerá del grado de severidad:

Dermatitis leve (grado 1)	Medidas generales +/– corticoides tópicos.
Dermatitis moderada (grado 2):	Control del exudado con apósitos de baja adherencia. Debe ser cambiado dependiendo del exudado. Puede asociarse al uso de un agente tópico. En caso de que haya signos de sobreinfección bacteriana (exudación purulenta o maloliente) se recomienda el uso de antibióticos tópicos (mupirocina, ácido fusídico, etc.) y/o sistémicos.
Radiodermitis severa (grado 3 y 4)	Ante la presencia de descamación húmeda emplear apósitos absorbentes de espuma de silicona suaves, ya que estos apósitos son atraumáticos para la lesión y la piel perilesional. En la práctica clínica se usan una gran diversidad de apósitos no adherentes, incluyendo hidrogeles e hidrocoloides, aunque existe escasa evidencia a la hora de decantarse por unos u otros (los escasos estudios existentes parecen inclinarse por el uso de apósitos secos frente a hidrogeles. La presencia de una radiodermitis grado 3 con descamación húmeda puede requerir la interrupción de la radioterapia.

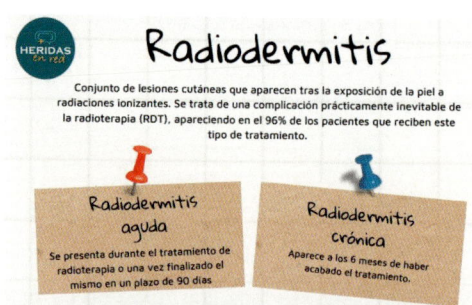

Radiodermitis

Conjunto de lesiones cutáneas que aparecen tras la exposición de la piel a radiaciones ionizantes. Se trata de una complicación prácticamente inevitable de la radioterapia (RDT), apareciendo en el 96% de los pacientes que reciben este tipo de tratamiento.

Radiodermitis aguda

Se presenta durante el tratamiento de radioterapia o una vez finalizado el mismo en un plazo de 90 días

Radiodermitis crónica

Aparece a los 6 meses de haber acabado el tratamiento.

Escalas de valoración de la toxicidad

Grado	RTOG	CTCAE 4.0	LENT
0	Ningún síntoma	Ningún síntoma	Ningún síntoma
1	Eritema folicular ligero o mate, depilación, descamación seca, disminución de la secreción sudoral	Eritema ligero o descamación seca	Síntomas menores que no requieren tratamiento
2	Eritema intenso o brillante, descamación irregular, edema moderado	Eritema moderado o ligero, descamación exudativa no confluente, principalmente en los pliegues, edema moderado	Síntomas moderados que requieren tratamiento
3	Descamación exudativa confluente fuera de los pliegues cutáneos, edema	Descamación exudativa fuera de los pliegues, hemorragia inducida por traumatismos menores o abrasión	Síntomas graves que afectan a la realización de las actividades cotidianas y requieren un tratamiento más agresivo
4	Ulceración, necrosis, hemorragia	Compromiso del pronóstico vital, necrosis cutánea o ulceración de todo grosor de la dermis, hemorragia espontánea en el lugar irradiado, indicación de injerto cutáneo	Daños funcionales irreversibles que requiere una intervención terapéutica importante
5	Fallecimiento	Fallecimiento	Fallecimiento o pérdida de órgano

Grado de afectación

Grado 0
Sin lesiones

Grado I
Eritema asociado o no a prurito

Grado II
Dermitis seca con prurito más intenso. Eritema moderado, placas con descamación, edema, hiperpigmentación. El daño está confinado a epidermis y dermis.

Grado III
Dermitis húmeda, pérdida de integridad de la piel y está húmeda. Descamación confluente >1,5 cm de diámetro, daño no confinado a las capas de la piel. Más frecuente en áreas con pliegues como mama o cuello. Suele ser doloroso y más vulnerable a infecciones.

Grado IV
Necrosis cutánea o úlceras. Lesión grave que afortunadamente no es frecuente y su evolución suele ser tórpida.

Prevención

- Higiene previa y posterior a las sesiones de tratamiento
- Evitar la exposición al sol. Utilización de fotoprotección
- Evitar antitranspirantes
- Aplicación de talco previa a la RDT

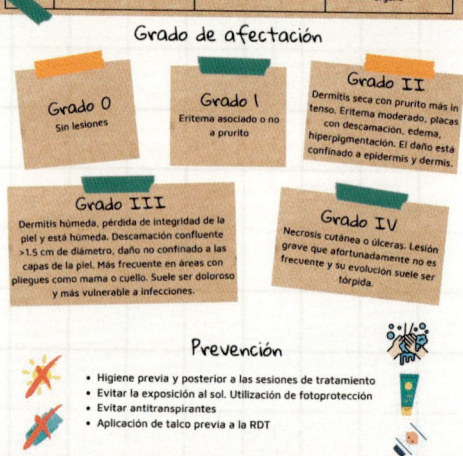

Febrero 2023 · Más info en: www.heridasenred.com · En colaboración con SmithNephew

Fuente: www.heridasenred.com

Imagen 5.28

Infografía radiodermitis

SUGERENCIAS Y CONSEJOS

Algoritmo terapéutico para el cuidado de úlceras neoplásicas

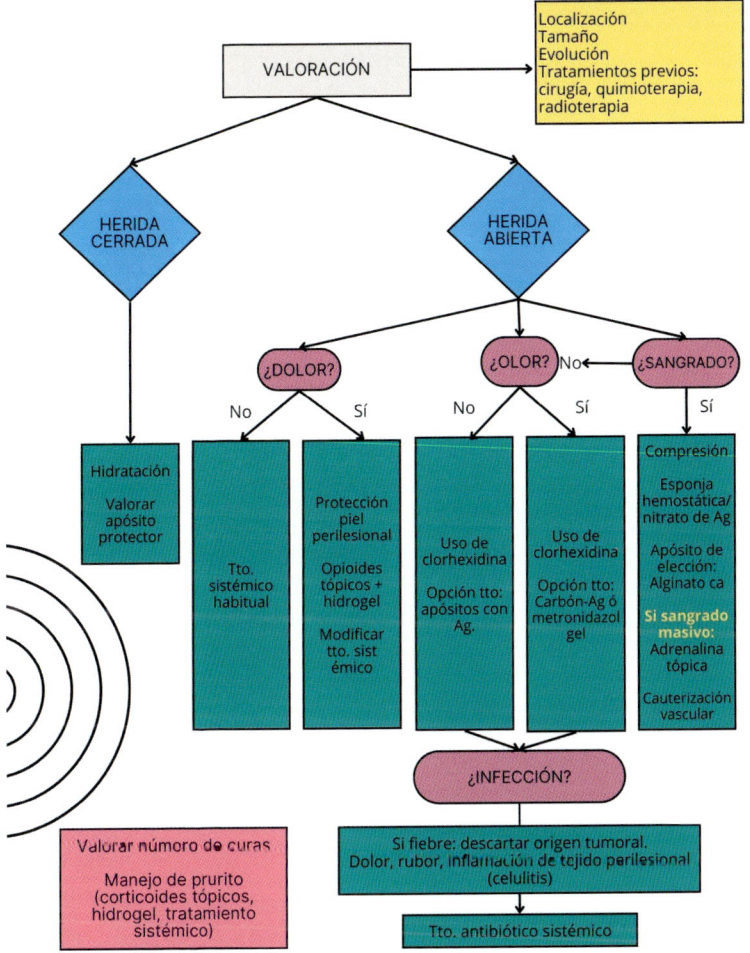

Imagen de elaboración propia, adaptado de: Guía de Práctica Clínica para el Cuidado de Personas con Úlceras Neoplásicas (1.ª ed.). Consejería de Igualdad, Salud y Políticas Sociales. Junta do Andalucía Editores. Andalucía; 2015, p. 41.

Imagen 5.29

Algoritmo terapéutico para el cuidado de úlceras neoplásicas

BIBLIOGRAFÍA

Cabanillas-González M, Pulgarín-Sobrino S, Ananín-Fernández C. Guía práctica de lesiones cutáneas neoplásicas. [Guía práctica n.º 4]. Colección de guías prácticas de heridas del Servicio Gallego de Salud. Santiago de Compostela (A Coruña): Xunta de Galicia. Consellería de Sanidad. Servicio Gallego de Salud. 2016.

Gethin G, McIntosh C, Probst S. Complementary and alternative therapies for management of odor in malignant fungating wounds: a critical review. Chronic Wound Care Manag Res. 2016; 3:51.

Hernández Navarro E, Malumbres Talavera J, Urueña Díaz A, Domínguez Ariza B, Magallón Pedrera I, Lliró García X, et al. Manejo de las lesiones tumorales externas: Una revisión bibliográfica. Revista oficial de la sociedad española enfermería oncológica. 2018; 20(3):39-45.

Pérez Santos L, Cañadas Núñez F, García Aguilar R, Turrado Muñoz MA, Fernández García GA, Moreno Noci M et al. Guía de Práctica Clínica para el Cuidado de Personas con Úlceras Neoplásicas.1ª Ed. Cañadas Núñez F, Pérez Santos L. Coordinadores. Hospital Universitario Reina Sofía (Córdoba), Complejo Hospitalario Torrecárdenas (Almería). Servicio Andaluz de Salud. Consejería de Igualdad, Salud y Políticas Sociales. Junta de Andalucía. Editores. Andalucía; 2015.

Vardhan M, Flaminio Z, Sapru S, Tilley CP, Fu MR, Comfort C, et al. The Microbiome, Malignant Fungating Wounds, and Palliative Care. Front Cell Infect Microbiol. 2019;9(November):1-7.

Verdon A. Fungating wounds: causes, characteristics. Wounds Essentials. 2015;10(2):60-3.

Young T. Caring for patients with malignant and end-of-life wounds. Wounds UK-EWMA Spec. 2017;20-9.

5.5. MORDEDURAS, PICADURAS, PARÁSITOS Y OTRAS HERIDAS DE ORIGEN INFECCIOSO (LEPRA Y BURULI)

Iván Durán Sáenz

Los animales terrestres y marinos con capacidad de producir lesiones de contacto, picaduras y mordeduras son numerosos. Hay ocasiones en que las consecuencias pueden ser graves; provocando edemas, compromiso vascular, necrosis, gangrena, amputación, dificultad respiratoria y riesgo vital (shock anafiláctico con parada cardiorrespiratoria).

Las agresiones al humano por parte de otros seres vivos condicionan una respuesta mediada por **tres mecanismos**:

1. Por **acción directa del contacto** con el animal o la sustancia inyectada, que puede ocasionar trastornos *in situ* y a distancia.

2. Por **reacciones inmunológicas**.

3. Por **transmisión** de diversas enfermedades y facilitando la sobreinfección.

ETIOLOGÍA

A continuación se describen las lesiones y potenciales complicaciones que pueden aparecer ante mordeduras, picaduras y parásitos en la península ibérica. Así como los cuidados de enfermería, sugerencias y consejos.

205

MASCOTAS	Las lesiones más frecuentes se relacionan con mordeduras y arañazos.

Lavar la zona y aplicar un antiséptico (no colorante).

Profilaxis antirrábica y antitetánica.

Puede requerir antibióticos según evolución clínica.

La sutura primaria de la herida dependerá del mamífero que realiza la mordedura, así como del tipo y localización de la misma; indicándose en heridas no infectadas, de menos de 12 horas de evolución (24 horas en cara), y localización distinta a manos y pies. Con el fin de disminuir infección y consecuencias estéticas, serán diferidas a cierre secundario aquellas con alto riesgo de infección.

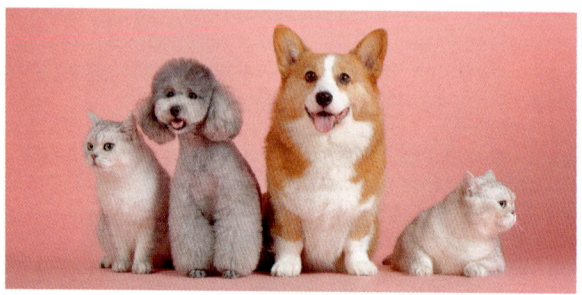

Imagen 5.30

Mascotas o animales domésticos

ROEDORES	Las lesiones más frecuentes se relacionan con mordeduras (ratas).

Posibilidad de úlcera abierta en la zona de la mordedura.

Riesgo de erupción cutánea (manchas rojas, púrpuras y protuberancias). Lavar la zona y aplicar un antiséptico (no colorante).

Pueden requerir antibióticos sistémicos según repercusión clínica.

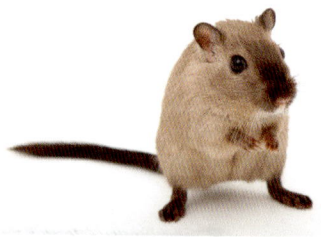

Imagen 5.31

Roedor

OFIDIOS (SERPIENTES): CULEBRAS VÍBORAS	La presencia de edema local importante presupone una difusión rápida del veneno.

Reposo, observación y vigilancia, sobre todo si presenta edema local en la lesión.

Monitorización, control analítico y evolutivo.

Retirar anillos, pulseras, *piercings* (pueden comprimir la zona).

Evitar difusión del veneno (inmovilizar), elevar extremidad y aplicar frío local moderado (hielo sin contacto directo con la zona).

Si la asistencia médica se puede retrasar más de 2 horas, aplicar vendaje con compresión moderada y homogénea (evitar áreas de estasis del veneno).

Lavar la zona y aplicar un antiséptico (no colorante).

Retirar cuerpos extraños (colmillos, tierra, etc.).

Puede requerir analgesia (evitar salicilatos), antiinflamatorios, antihistamínicos y antibióticos según repercusión clínica.

NUNCA aplicar torniquetes, hacer incisiones o succionar sobre mordedura.

Medir y registrar la lesión desde el punto de inoculación hasta el punto más distal lesionado, y el diámetro de la extremidad afectada.

Puede requerir realización de fasciotomía si aparece compromiso vascular evidente. Puede requerir administración de suero antiofídico (riesgo de reacción alérgica).

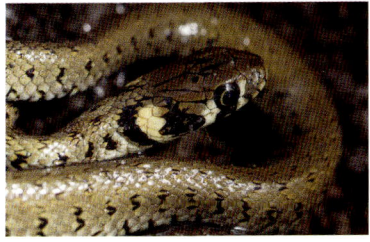
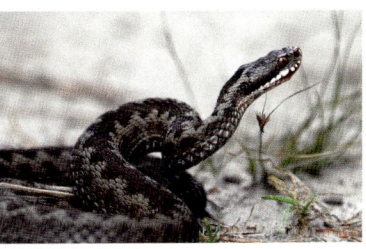

Imagen 5.32
Culebra

Imagen 5.33
Víbora

207

INSECTOS Y MIRIÁPODOS	Riesgo de anafilaxia. Dolor local intenso. Posibilidad de múltiples puntos de inoculación.

Extraer el aguijón sin comprimir en su base (riesgo de inocular el veneno de la glándula).

Retirar anillos, pulseras, *piercings* (pueden comprimir la zona).

Lavar la zona y aplicar un antiséptico (no colorante).

Aplicar frío local (aunque algunos venenos son termolábiles, mejora los signos inflamatorios).

Puede requerir analgesia, antiinflamatorios, corticoides y antihistamínicos, según repercusión clínica.

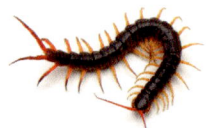

Imagen 5.34

Miriápodo

ARTRÓPODOS: ARÁCNIDOS (*Loxosceles rufescens*)	Riesgo de hematoxicidad y neurotoxicidad, que pueden requerir control analítico. Dolor local intenso.

Retirar anillos, pulseras, *piercings* (pueden comprimir la zona).

Lavar la zona y aplicar un antiséptico (no colorante).

Aplicar frío sobre la lesión (nunca hielo directo, la humedad y el frío extremo favorecen la isquemia, aumentando el riesgo de necrosis).

Pueden requerir analgesia (incluso infiltración anestésica en picaduras de escorpión), antiinflamatorios y antihistamínicos, según repercusión clínica.

Evitar difusión del veneno (inmovilizar y elevar la extremidad).

Vigilar la evolución por riesgo de escara necrótica en 3-4 días.

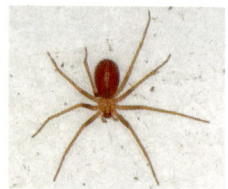

Imagen 5.35

Arácnido

ANIMALES MARINOS		
Mecanismo de inoculación del veneno:		
Por contacto (anémonas, actinias y medusas)	Provocan lesiones urticantes que pueden ser graves en función de la zona afectada y la extensión (sobre todo las medusas). Las lesiones urticantes de las actinias y anémonas suelen tener poca transcendencia. La toxina permanece activa durante horas, incluso tras la muerte del animal.	Manipular con guantes. Mantener la extremidad en reposo. **Irrigar con agua del mar o suero salino fisiológico (SSF)**, (la osmolaridad del agua dulce activa el efecto tóxico). Retirada por raspado de todos los filamentos o tentáculos adheridos, utilizar el borde de una tarjeta o filo de un cuchillo (la aplicación de espuma de afeitar facilita la retirada total). Aplicar hielo (frío indirecto) unos 15 minutos. No frotar la zona afectada con arena o toalla. Aplicar vinagre (o amoniaco diluido con agua de mar al 50 %). Puede requerir analgesia, antiinflamatorios, antihistamínicos orales o parenterales (NUNCA tópicos), y corticoides, según repercusión clínica. 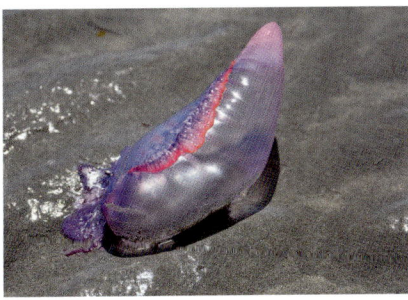 **Imagen 5.36** **Medusa**

ANIMALES MARINOS		
Mecanismo de inoculación del veneno *(continuación)*:		
Por punción (pez araña, araña de roca, escorpión o faneca brava)	Suele afectar a extremidades (pisada accidental o inoculación accidental en pesca deportiva). Pueden inocular veneno tras la muerte del animal. Toxina con efectos citotóxicos y neurotóxicos. Veneno termolábil. Riesgo de vasoconstricción y edema perilesional progresivo. Disestesias y dolor intenso. Riesgo de compromiso vascular, isquemia, necrosis y gangrena.	Manipular con guantes. Limpieza y exéresis de cuerpos extraños (arena, algas, espinas, etc.), SIEMPRE con agua salada o SSF (la osmolaridad del agua dulce activa el efecto tóxico). Aplicar calor local sumergiendo la zona afectada en agua a temperatura de entre 50 °C y 60 °C (veneno termolábil). Si la zona no puede sumergirse, aplicar paños de agua salada caliente, cambiándolos cada minuto. En último caso, puede ser útil acercar a una fuente de calor el punto de inoculación. Nunca aplicar torniquetes, no hacer cortes o incisiones de drenaje, ni succionar la zona afectada. Puede requerir anestesia local (pero aumenta el riesgo de compromiso vascular), analgesia sistémica, antiinflamatorios y antibióticos, según repercusión clínica. Controlar evolución de la lesión por el riesgo de vasoconstricción (compromiso vascular), isquemia, necrosis y gangrena. 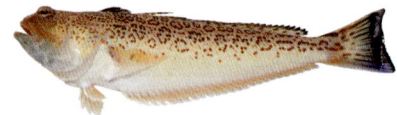 **Imagen 5.37** **Pez araña**

ANIMALES MARINOS

Mecanismo de inoculación del veneno *(continuación)*:

Punción múltiple (erizo de mar) por espigas o pedicelarios (éstos segregan e inoculan veneno)	Suele apreciarse punteado, y aparecer trozos de púas visibles (se fracturan al clavarse). Suelen afectar a dedos, manos y planta de los pies.	Manipular con guantes. Limpieza con agua salada o SSF. Retirar las espinas con una aguja o alfiler para la extracción, preferentemente con la zona humedecida y reblandecida (evitar tracción por riesgo de rotura de las espinas). Aplicar vinagre varias veces al día. Puede requerir analgesia sistémica, antiinflamatorios y corticoides, según repercusión clínica.

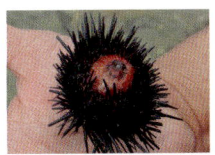

Imagen 5.38

Erizo de mar

Mordedura (peces, pulpo)	La mordedura suele ser dolorosa. En algunas especies pueden derivar en escalofríos, polipnea y espasmos musculares (morena, congrio, etc.).	Si la mordedura tiene lugar en el agua, sacar al afectado a tierra firme. Limpieza y exéresis de cuerpos extraños (arena, algas, espinas), SIEMPRE con agua salada. Lavar la zona y aplicar un antiséptico (no colorante). Puede requerir antiinflamatorios y antibióticos (alto riesgo de infección). Las lesiones por mordedura de pulpo provocan heridas (desgarros) de probable evolución tórpida

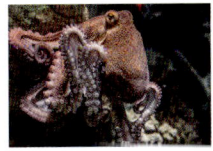

Imagen 5.39

Pulpo

PARÁSITOS	Riesgo de transmisión de enfermedades infecciosas. Suelen relacionarse con mascotas (pulgas, garrapatas, etc.)

Extracción temprana de las **garrapatas**:

Realizar la extracción de la garrapata fijada mediante tracción cuidadosa con una pinza de punta fina, no con la mano.

Sujetar la garrapata con una pinza de boca estrecha, agarrándola por la cabeza, ya que si exprime el cuerpo puede inyectar sus fluidos en el interior de la herida.

Se ejercerá una tracción, de forma progresiva y continua, nunca bruscamente, tirando suavemente y con firmeza, hasta conseguir su extracción.

Desinfectar la herida a continuación.

Puede haber múltiples focos de inoculación (frecuente en pulgas).

Lavar la zona y aplicar un antiséptico (no colorante).

Pueden requerir medicación tópica o sistémica (corticoides y antihistamínicos), según repercusión clínica.

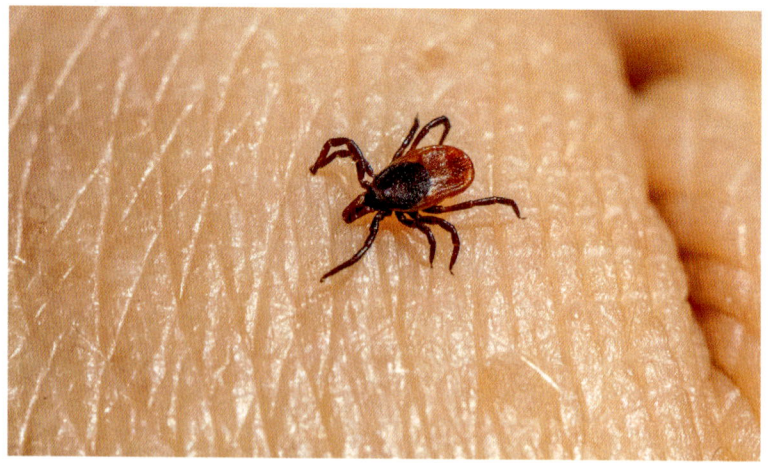

Imagen 5.40

Garrapata

Adaptado de: López-Casanova P, Arantón-Areosa L, Black M. Úlceras por mordeduras, picaduras o parásitos. En: García Fernandez F, Soldevilla Agreda J, Torra i Bou JE (eds). Atención Integral de las Heridas Crónicas (2.ª ed.). Logroño. GNEAUPP-FSJJ. 2016, págs. 393-395.

ÚLCERAS TROPICALES Y DE ORIGEN INFECCIOSO

Las manifestaciones cutáneas por enfermedades tropicales presentan baja prevalencia en países desarrollados. Su presencia se asocia a movimientos migratorios y su conocimiento permitirá su identificación etiológica.

TUNGIASIS	
Etiología	*Tunga penetrans* (pulga).
Transmisión	Picadura. Pulicosis por pulgas. También se conoce como *Nigua* y *Bicho do pé*.
Descripción de la úlcera	Es la evolución de una mácula-pápula redondeada y blanquecina con centro oscuro en la que se encuentra la hembra cargada de huevos.
Distribución geográfica	Zona tropical de África y Madagascar, India y América del Sur, salvo la costa del Pacífico.
Tratamiento	El tratamiento consiste en retirar, con un objeto puntiagudo, la pulga de la piel cuidando las normas de asepsia.

DRACUNCULOSIS	
Etiología	*Dracunculo medinensis* (nematodo de hasta 1 m de largo).
Transmisión	Crustáceos del género *Ciclops*. Ingieren los huevos en zonas acuáticas. Ingestión humana y migración desde digestivo a extremidades inferiores.
Descripción de la úlcera	Pápula a vesícula, ampolla, ulceración y sobreinfección bacteriana. En el interior se encuentra el nematodo.
Distribución geográfica	Zonas tropicales de África y Asia. En 2020 se notificaron 27 casos, que fueron notificados en 6 países: Angola (1 caso), el Chad (12 casos), Etiopía (11 casos), Malí (1 caso), Sudán del Sur (1 caso) y Camerún (1 caso, probablemente importado del Chad).
Tratamiento	Consiste en sacar el gusano emergente enrollándolo alrededor de un trozo de gasa o un pequeño bastoncillo, unos pocos centímetros cada día, a la vez que se limpia y cubre la herida con un ungüento antibiótico para prevenir infecciones bacterianas secundarias. El paciente se encuentra incapacitado por el dolor durante la extracción del gusano (unas 8 semanas y media de media), lo que tiene un gran impacto en el día a día de las áreas donde el parásito es endémico. En algunos casos pueden darse contracturas articulares e incapacidad permanente.

LEISHMANIOSIS CUTÁNEA	
Etiología	Unas 20 especies de Leishmania. Dos formas: • Amastigota: vive en el huésped vertebrado mamífero o reptil sauriforme. Sale con las heces. • Promastigota (presenta flagelo): fusiforme y móvil, viven en el vector (mosquito). Especie *Flebotomus* en Europa.
Transmisión	Por más de 700 especies de mosquito mediante picadura que produce lesión cutánea o mucosa.
Descripción de la úlcera	Es la evolución de un granuloma. Área central necrótica, bordes pálidos y eritema perilesional. Lesiones y úlceras satélites.
Distribución geográfica	Zonas tropicales o subtropicales de 80 países.
Tratamiento	Antimoniales pentavalentes, en dos diferentes formulaciones: antimoniato de N-metil glucamina, y estibogluconato de sodio. Medicamentos como el isetionato de pentamidina, la miltefosina, la anfotericina B y la anfotericina B liposomal, constituyen otras opciones terapéuticas. Sin embargo, ningún tratamiento erradica la infección y la gravedad de los eventos adversos asociados al tratamiento con drogas sistémicas. Por ello, se ha motivado la aceptación de tratamientos locales (intralesionales o termoterapia) para la leishmaniasis cutánea localizada con lesiones de hasta 900 mm cuadrados de área (diámetro de 3 cm), teniendo en cuenta la relación riesgo/beneficio.

215

MIASIS	
Etiología	Varios géneros de moscas, del griego *Mylia* (mosca): *Sarcophaga/Dermatobia/Lucila/Crisomia/Musca.*
Transmisión	Infectación de animales o seres humanos por larvas de moscas (díptera) en situación de mala higiene y pediculosis.
Descripción de la úlcera	Tamaño variable de 0,5 a 5 cm. Bordes netos e irregulares. Lecho sangrante. Múltiples túneles con fondo donde se puede observar la larva.
Distribución geográfica	África tropical, Centroamérica y noroeste de Sudamérica.
Tratamiento	Extracción manual y antibioterapia. *Miasis forunculoide:* no debe forzarse la salida de la larva por el punto central, ya que su cuerpo presenta numerosas espinas y ganchos que evitan su salida. Extracción manual de larva y antibioterapia. *Miasis cavitaria:* se debe realizar limpieza con irrigación o escisión quirúrgica.

LEPRA	
Etiología	Causada: *Mycobacterium leprae.*
Transmisión	Por vía aérea cuando el paciente respira y habla; para ello se debe evitar un contacto íntimo y prolongado con el/la enfermo/a.
Descripción de la úlcera	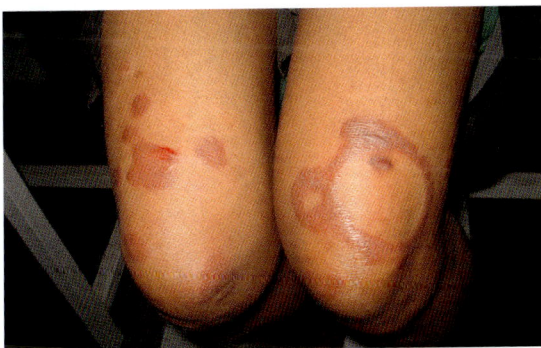
Distribución geográfica	Zonas endémicas: Angola, Brasil, India, Madagascar, Mozambique, Nepal, República Centroafricana, República Democrática del Congo y República Unida de Tanzania.
Tratamiento	Tratamiento: dapsona, rifampizina y clofazimina.

Fotografía: cedida por Fundación Fontilles.

Imagen 5.41

Lepra

ÚLCERAS DE BURULI	
Etiología	Infección crónica causada por el *Mycobacterium ulcerans*.
Transmisión	Bacteria localizada en biofilms en zonas acuáticas y en insectos acuáticos.
Descripción de la úlcera	Necrosis de la piel, tejido subcutáneo y, ocasionalmente, hueso. Categoría I: pequeñas lesiones (pápula, nódulo, placa y úlcera < 5cm de diámetro) Categoría II: placa ulcerosa y no ulcerosa y edematosa; gran lesión ulcerativa entre 5-15 cm Categoría III: lesiones en cabeza y cuello, especialmente cara, formas diseminadas y mixtas como osteítis, osteomielitis, compromiso articular; lesiones múltiples y osteomielitis; lesiones > 15 cm

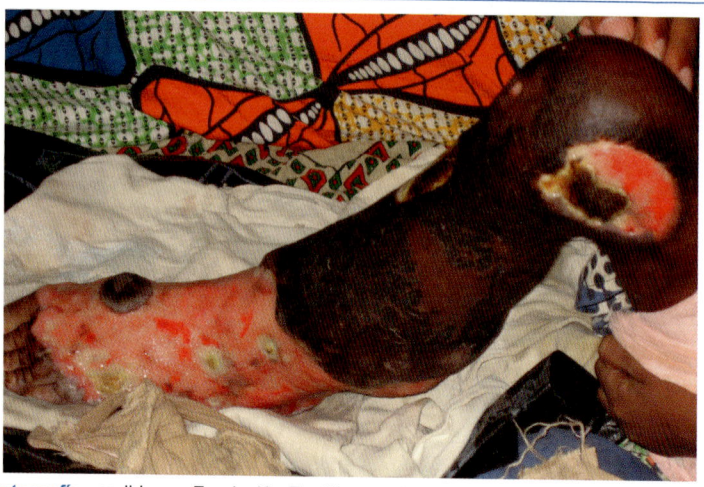

Fotografía: cedida por Fundación Fontilles.

Imagen 5.42

Úlcera de Buruli

ÚLCERAS DE BURULI *(continuación)*	
Distribución geográfica	África central y occidental. En menor grado, Australia, sudeste de Asia, México y sur de América. Áreas NO endémicas con presencia de casos: Estados Unidos, Canadá y Europa.
Tratamiento	Farmacológico: Una combinación de rifampicina (10 mg/kg una vez al día) y claritromicina (7,5 mg/kg dos veces al día), durante 8 semanas. En Australia se utiliza, habitualmente con buenos resultados, una combinación de rifampicina (10 mg/kg una vez al día) y moxifloxacina (400 mg una vez al día), aunque no se ha demostrado la eficacia de este tratamiento mediante ensayo aleatorizado.

Adaptado de: López-Casanova P, Arantón-Areosa L, Black M. Úlceras por mordeduras, picaduras o parásitos. En: García Fernández F, Soldevilla Agreda J, Torra i Bou JE (eds.). Atención Integral de las Heridas Crónicas (2.ª ed.). Logroño. GNEAUPP-FSJJ. 2016, págs. 396-400.

BIBLIOGRAFÍA

Bollea-Garlatti M, Martínez-Font A, Vacas AS, Pizarro-Guevara G, Martínez-Piva M, Enz P, *et al.* Serie parasitosis en Dermatología. Miasis: diferentes formas de presentación clínica. Rev Hosp Ital BAires. 2017; 37:34-8.

Fundación Fontilles [Internet]. Fontilles Cooperación. Fundación Fontilles; 2017 [citado el 29 de abril de 2024]. Disponible en: https://fontilles.org/

Gago-Fornells M, García-González RF, Rodríguez-Palma M, López-Casanova P, Verdú-Soriano J. Tropical ulcers: That is upon us | Úlceras tropicales: La que se nos viene encima. Gorokomos. 2010;21(2):74-9.

Guidelines for the diagnosis, treatment and prevention of leprosy. World Health Organization. 2018.

López-Casanova P, Arantón-Areosa L, Black M. Úlceras por mordeduras, picaduras o parásitos. En: García Fernandez F, Soldevilla Agreda J, Torra i Bou JE (eds). Atención Integral de las Heridas Crónicas (2.ª ed.). Logroño. GNEAUPP-FSJJ. 2016, págs. 393-395.

Mayayo AD, Gallardo-Arenas M, Sáenz-Ortigosa R. Mordeduras, picaduras y parasitosis cutáneas. AMF. 2020;16(9):504-16.

Organización Mundial de la salud. Úlcera de Buruli (infección por Mycobacterium ulcerans). [Internet] 12 de enero de 2023. [Citado el 9 de abril de 2024]. Recuperado a partir de: https://www.who.int/es/news-room/fact-sheets/detail/buruli-ulcer-(mycobacterium-ulcerans-infection)

Pérez-Cánovas C. Mordeduras y picaduras de animales. Soc Española Urgencias Pediatría.2019; Disponible en: https://seup.org/pdf_public/pub/protocolos/24_Mordedura.pdf

Piñeiro-Pérez R, Carabaño-Aguado I. Manejo práctico de las picaduras de insecto en Atención Primaria. Pediatría Atención Primaria. 2015;17(66):159-66.

5.6. GANGRENA DE FOURNIER

Iván Durán Sáenz

La gangrena de Fournier es una fascitis necrosante que afecta, habitualmente, a la zona genital externa y perineal, con eventual extensión al abdomen, los miembros inferiores, e incluso el tórax; con alta letalidad, que debe tratarse de manera agresiva en las primeras horas tras el diagnóstico. Se considera que enfermedades debilitantes como la *diabetes mellitus* o la obesidad favorecen su aparición.

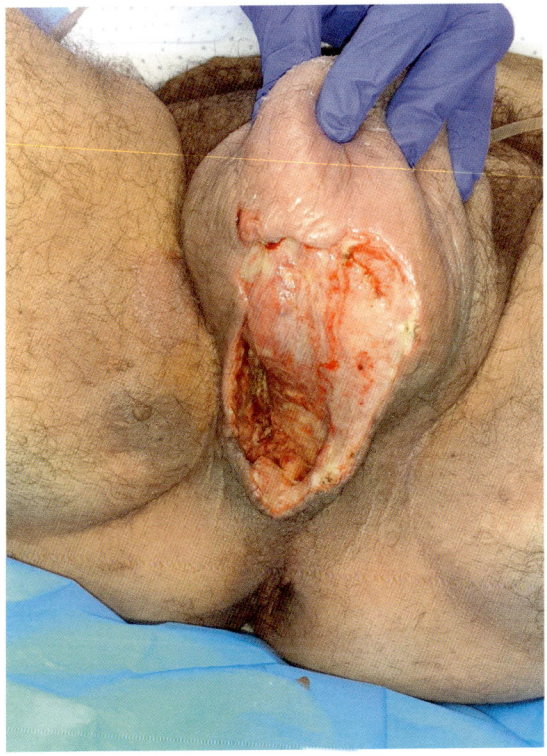

Imagen 5.43

Gangrena de Fournier

221

ETIOLOGÍA

Es una infección polimicrobiana y puede existir sinergismo entre microorganismos aerobios y anaerobios. Los microorganismos que se ven implicados son las Enterobacterias y de ellas la principal es la *Escherichia coli* (56,5 %), seguida por *Staphylococcus aureus* (34,8 %) y el *Streptococcus* (13,1 %). En menor proporción se ven implicados las Pseudomonas aeruginosa, Clostridium, Proteus, Klebsiella y Bacteroides. Cabe destacar que éstos son los microorganismos pertenecientes a la flora normal del tracto gastrointestinal y del área perineal. Se produce una endoarteritis obliterante, que es la responsable de la trombosis vascular, llevando a necrosis de los tejidos.

COMPLICACIONES

En algunos casos, dependiendo de la extensión de la enfermedad, necesita otros procedimientos además del desbridamiento de la herida, como la colostomía, la cistostomía o la orquiectomía; sin embargo, no se han encontrado indicaciones claras sobre estos procedimientos en la literatura. La derivación fecal puede evitar la contaminación de la herida y favorecer la cicatrización, por lo que debería considerarse. En cualquier caso, la elección queda a criterio del equipo de cirugía y sigue siendo controvertida.

TRATAMIENTO

La intervención **quirúrgica temprana es el pilar del tratamiento** de la gangrena de Fournier, y el desbridamiento extenso debe realizarse dentro de las primeras 12 horas del ingreso. El desbridamiento incluye la eliminación de todo el tejido no viable y la resección hasta que se encuentren márgenes de piel sangrante. Se recomienda estrictamente cubrir el tejido expuesto con una gasa empapada en solución salina, que debe cambiarse con frecuencia a lo largo del día. La terapia de presión negativa puede utilizarse para conseguir una herida limpia que facilite la reconstrucción definitiva y reduzca la duración de la estancia hospitalaria y el coste. El oxígeno hiperbárico, cuando se combina con el desbridamiento y los cambios de apósito, puede reducir el tiempo de cicatrización.

La reanimación con líquidos, la corrección de los desequilibrios electrolíticos, y los antibióticos intravenosos de amplio espectro (incluidos los agentes contra las bacterias aerobias, anaerobias, gram-positivas y gram-negativas) deben administrarse lo antes posible.

CUIDADOS DE ENFERMERÍA. SUGERENCIAS Y CONSEJO

La terapia asistida por vacío ha sido utilizada para una gran variedad de heridas complejas. Existe evidencia reciente que es eficaz posteriormente al desbridamiento inicial, para la reducción del edema y promover la cicatrización de la herida.

BIBLIOGRAFÍA

Amin A, Blazevski A. A curious case of Fournier's gangrene. Urol Case Reports. 2019; 27:101001.

Rivera-Alvarez F, George A, Ganti L. Massive necrotizing Fournier's gangrene. Urol Case Reports. 2021;38

Rodríguez-Vera A, Larios-García C, García-Casilimas G, Rodríguez-Sabogal I, López Pérez J. Gangrena de Fournier. Rev. Médica Sanitas. 2015; 18(4):212-9.

5.7. EPIDERMÓLISIS BULLOSA

Iván Durán Sáenz
Natividad Romero Haro

La Epidermólisis bullosa (EB) comprende un grupo complejo de trastornos hereditarios y poco frecuentes que se caracterizan por la excesiva susceptibilidad de la piel y de las membranas mucosas a formar ampollas o erosiones en respuesta a la fricción y a los traumatismos mínimos diarios. Se **clasifican en cuatro categorías** de afectación definidas por el nivel de escisión en la unión dermo-epidérmica. Éstas son:

- **EB simple (EBS).**
- **EB juntural (EBJ).**
- **EB distrófica (EBD).**
- **EB Kindler (EBK).**

ETIOLOGÍA

La EB se puede heredar de forma autosómica recesiva o autosómica dominante y, por lo general, las formas recesivas tienden a ser más severas. Existen 16 genes, en los cuales se han registrado más de 1.000 mutaciones, que contribuyen a las diferentes formas de EB, lo que da lugar a una gran variedad de presentaciones clínicas.

COMPLICACIONES

Todos los tipos de EB se caracterizan por una piel frágil y un grado variable de afectación cutánea como consecuencia de la formación de ampollas, principalmente en las manos y los pies. Las ampollas se producen en todos los tipos de EB tras la fricción y un traumatismo relativamente menor. No son autolimitantes y se extenderán rápidamente si no se controlan. Al igual que en otras heridas crónicas, las complicaciones observadas son:

- Alta carga biológica en la herida.
- Márgenes de la herida hiperqueratósicos.
- Presencia de tejido necrótico/esfacelos.
- Exudado mal controlado.
- Presencia de biofilm.
- Infección debida a la pérdida de la función protectora de la piel.

EPIDERMÓLISIS AMPOLLOSA

COLOQUIALMENTE LLAMADA PIEL DE MARIPOSA, HACE REFERENCIA A UN CONJUNTO DE ENFERMEDADES GENÉTICAS POCO FRECUENTES. SE INCLUYE DENTRO DE LAS GENODERMATOSIS, AUNQUE ALGUNAS VARIANTES TIENEN AFECTACIÓN DE OTROS ÓRGANOS

	EPIDERMÓLISIS AMPOLLOSA SIMPLE	EPIDERMÓLISIS AMPOLLOSA DISTRÓFICA	EPIDERMÓLISIS AMPOLLOSA JUNTURAL O DE LA UNIÓN	EPIDERMÓLISIS AMPOLLOSA TIPO KINDLER
TIPOS				
CARACTERÍSTICAS	La más común. El subtipo más leve causa ampollas en manos y pies. El más agresivo tronco, brazos cuello y mucosa oral. Las ampollas NO dejan cicatriz. Se pueden desarrollar hiperqueratosis en palmas y plantas de los pies.	La pseudosindactilia es habitual. Las ampollas SI dejan cicatrices y quistes	Placas rojas y húmedas alrededor de la boca y la región central de la cara. Las ampollas graves SI dejan cicatriz. Pueden aparecer contracturas articulares y pseudosindactilia.	Los episodios repetidos de ampollas causan a una atrofia progresiva de la piel. Fotosensibilidad Poiquilodermia habitual.

TRATAMIENTO

APÓSITOS:

Tiempo de uso:
Cambio cada 1-3 días, a menos que: la preferencia del paciente/cuidador sea diferente, el fabricante indique lo contrario o los niveles de exudado o la existencia de infección requieran cambios más frecuentes.

Retirada de los apósitos:
Mucho cuidado para evitar daños adicionales a la piel. Se puede humedecer en el baño, hidratar con agua/solución salina o usar productos que elimine los adhesivos médicos a base de silicona (SMAR). Especialmente en pacientes con Epidermólisis Bullosa Distrófica Recesiva y en apósitos con borde.

Sensibilidad:
Cualquier sensibilidad a los componentes de un apósito debe establecerse antes de su uso.

Asegurarse de que no haya pliegues o crestas en el apósito, para evitar formación de más ampollas y mayor daño a la piel.

CUIDADOS DE ENFERMERÍA:
El principio subyacente del tratamiento de la lesión es aplicar un apósito atraumático para evitar la formación de ampollas y el daño de la piel y del lecho de la herida, lo que provocaría dolor y sangrado al retirarlo.

No obviar el soporte nutricional, el tratamiento de dolor, del prurito, baño y evaluación psicológica

Pasos para la cura:
Retirada de ropa, vendajes y apósitos.
Baño de 15-20 minutos. Revisar la temperatura (35-37ºC). Por cada 15 litros de agua, añadir 6 cucharadas de sal. Usar gasa de un solo uso (a modo de esponja) y desechar tras el baño después de limpiar heridas con signos de infección.
Puncionar las ampollas.
Desbridamiento.
Aplicación de hidratante corporal
Aplicación de apósitos y realización de vendaje

CONSIDERACIONES ESPECIALES:
Asegurarse de que los apósitos y vendaje o esparadrapo de sujeción no se deslizan, podrían desgarrar la piel y provocar adherencia de las heridas a la ropa o a la ropa de cama.
La sujeción debe permitir la libertad de movimiento para evitar el desarrollo de contracturas.
Manejo del dolor con analgesia de acción rápida para los cambios de apósito o previo a las curas si precisa. También pueden usarse parches analgésicos retirándose de forma segura con SMAR

Cada tipo de Epidermólisis Bullosa tiene unos apósitos de elección dependiendo de la presentación clínica de las ampollas y de su curación que puedes consultar en nuestro blog.

Abril 2023

Más info y bibliografía en:
www.heridasenred.com

En colaboración con:
Smith&Nephew

Fuente: www.heridasenred.com

Imagen 5.44

Epidermólisis ampollosa

TRATAMIENTO

Tratamiento de las ampollas

Las ampollas intactas deben pincharse en su punto más bajo para limitar el daño tisular. Se debe usar preferiblemente una aguja hipodérmica estéril. La aguja debe pasarse a través del techo de la ampolla, de forma paralela a la piel, para crear un orificio de entrada y salida a través del cual se pueda expulsar el líquido. Se puede usar un fragmento suave de material, como una gasa, para comprimir suavemente la ampolla y estimular el vaciado completo. Si esta compresión es dolorosa, se puede colocar una jeringa en la aguja para aspirar el líquido. Algunos pacientes abogan por el uso de tijeras esterilizadas o de una hoja de bisturí para crear un orificio mayor y así evitar que la ampolla se vuelva a llenar. El **techo debe dejarse sobre la ampolla**, a menos que la preferencia personal sea evitarlo para impedir que se vuelva a llenar, o que la ampolla contenga contenido purulento; en tal caso se debe recortar con muchísimo cuidado para permitir una buena limpieza de la zona, pero el desprendimiento puede provocar dolor adicional y, si es posible, se debe desaconsejar.

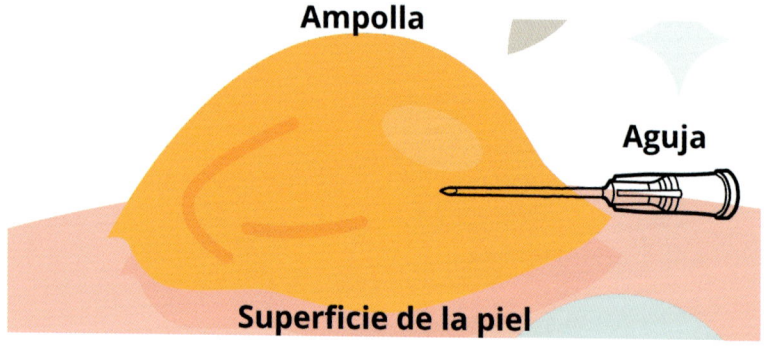

Imagen 5.45

Punción de la ampolla

Tratamiento de la piel y de las heridas. Retirada de los apósitos

Los apósitos se deben quitar con mucho cuidado para evitar daños adicionales a la piel. Si es necesario, el apósito se puede humedecer en el baño, hidratarse con agua tibia o solución salina, o se puede usar un producto que elimine los adhesivos médicos a base de silicona (SMAR). En particular, esto se aplica a pacientes con EB Distrófica recesiva (EBDR) o a aquellos que usan un apósito con borde. Los SMAR están disponibles en bolsitas estériles y se pueden usar para la cara y alrededor de las vías centrales. Las presentaciones en pulverización se pueden usar en otras zonas.

SELECCIÓN Y USO DE UN APÓSITO

* Los apósitos de las tablas se enumeran en orden de su idoneidad.

La administración del apósito en la **EB simple (EBS)** se centra en prevenir infecciones, enfriar las zonas con ampollas, y proteger la piel de los traumatismos. Sin embargo, de acuerdo a los datos recogidos por diversos autores, muchos pacientes prefieren dejar las ampollas sin cubrir con apósitos.

Apósitos recomendados para la EBS localizada y generalizada	Apósitos recomendados para los pacientes con EBS-Severa Generalizada
• Silicona blanda con doble protección frente al estiramiento. • Lámina de hidrogel. • Apósito de espuma con bordes. • Malla de silicona suave. • Lípido-coloides. • Hidrogel. • Espuma. • Cinta de sujeción de silicona suave. • Vendaje de sujeción. • Polvo.	• Silicona blanda con doble protección frente al estiramiento. • Membrana polimérica. • Lípido-coloides. • Hidrofibra. • Vendaje tubular. • Polvo.

El tratamiento de las heridas en la **EB juntural (EBJ)** se centra en las heridas crónicas y en el exceso de tejido granular.

Apósitos recomendados para los pacientes con EBJ:

- Gasa impregnada en hidrogel.
- Membrana polimérica.
- Lípido-coloides.
- Malla de silicona suave.
- Hidrofibra.
- Espuma de silicona suave.
- Espuma de silicona suave con superabsorbentes.

El tratamiento de la **EB distrófica (EBD)** debe abordar la colonización e infección críticas, ofrecer protección contra los traumatismos, evitar contracturas, y reducir el prurito.

Los apósitos suelen ser extensos y se deben buscar tamaños grandes para evitar la formación de ampollas donde se unen dos apósitos más pequeños. El exudado puede ser abundante y necesitar una contención cuidadosa para evitar la maceración y las fugas. El olor puede ser una característica y debe abordarse para evitar la vergüenza y el compromiso social, aunque la erradicación puede ser muy difícil.

Tratamiento de pseudosindactilia

Los neonatos con EB Distrófica Recesiva Severa Generalizada (EBDR-SG) suelen nacer con heridas que se extienden por sus extremidades, manos y pies, causadas por movimientos intrauterinos y los traumatismos del parto. En muchos casos, el tratamiento cuidadoso de estas heridas, prestando atención a la separación de los dedos, puede evitar la fusión temprana.

Apósitos recomendados para la EBD

- Membrana polimérica.
- Apósitos superabsorbentes.
- Malla de silicona suave.
- Lípido-coloides.
- Espuma de silicona suave.
- Espuma.
- Apósitos con borde de espuma.
- Queratina.

El nivel de desprendimiento en el **EB Kindler** es variable a nivel ultraestructural. La punción de las ampollas es importante en los lactantes y la tasa de formación de ampollas disminuye con la edad. La aplicación de protección solar de alto factor es esencial desde una edad temprana.

Apósitos recomendados para los pacientes con síndrome de EB Kindler

- Malla de silicona suave.
- Lípido-coloides.
- Membrana polimérica.
- Espuma de silicona suave.
- Apósitos con borde de espuma.

Consideraciones sobre la colocación y sujeción de apósitos en las heridas

Se debe tener mucho cuidado para asegurar que los apósitos no se deslicen, lo que podría desgarrar la piel frágil y provocar la adherencia de las heridas existentes a la ropa o a la ropa de cama.

El vendaje, vendaje tubular, prendas de vestir, vendaje cohesivo o esparadrapo de silicona suave de sujeción también puede provocar más ampollas debido al movimiento o contacto con la piel circundante. La sujeción debe permitir la libertad de movimiento para no facilitar el desarrollo de contracturas en aquellos pacientes con EBD. Existe una gama de prendas de ropa terapéutica para pieles sensibles.

CUIDADOS DE ENFERMERÍA

El principio subyacente del tratamiento de la lesión es aplicar un **apósito atraumático** para evitar la formación de ampollas y el daño de la piel y del lecho de la herida, lo que provocaría dolor y sangrado al retirarlo. No obviar el **soporte nutricional**, el **tratamiento de dolor**, **del prurito**, **baño** y **evaluación psicológica**.

SUGERENCIAS Y CONSEJOS

Pasos para la cura

1. Retirada de ropa, vendajes y apósitos.
2. Baño.
3. Puncionar las ampollas. (Este paso también puede ser previo al baño, sobre todo en ampollas de gran tamaño, para así evitar que sigan creciendo y produciendo tensión y dolor.)
4. Desbridamiento.
5. Aplicación de hidratante corporal.
6. Aplicación de apósitos y realización de vendaje.

BIBLIOGRAFÍA

Asociación DEBRA-PIEL DE MARIPOSA - Piel de mariposa [Internet]. Pieldemariposa.es. [citado el 17 de abril de 2024]. Disponible en: https://pieldemariposa.es/

Denyer J, Pillay E, Clapham J. Best practice guidelines for skin and wound care in epidermolysis bullosa. An International Consensus. Wounds International, 2017.

Snelson K. Managing wounds in patients with epidermolysis bullosa. Wounds UK. 2020;16(4):30-5.

TEMA 6. CUIDADOS BÁSICOS DE LOS ESTOMAS Y DE LA PIEL PERIESTOMAL

Raquel García Cendón
Gorka Vallejo De la Hoz

La **ostomía** se define como el procedimiento quirúrgico que permite comunicar de manera temporal o definitiva un órgano o víscera con el espacio exterior mediante un orificio llamado estoma. Por tanto, el **estoma,** es la creación quirúrgica de una apertura o boca artificial hacia el exterior. Cabe señalar que las ostomías pueden clasificarse en **tres grupos: ostomías de eliminación**, ostomías de **alimentación** y ostomías **respiratorias**. Sin embargo, las ostomías también pueden clasificarse dependiendo de la ubicación anatómica, permanencia, o duración en el/la paciente y la sección realizada durante la ostomía.

En este capítulo se van a describir las **ostomías de eliminación (digestivas y urinarias)**, sus cuidados básicos, y las posibles complicaciones de las ostomías y de la piel periostomal. En las ostomías de eliminación, una parte del aparato urinario o digestivo, temporal o definitivamente, aboca hacia el exterior con objeto de eliminar orina o heces.

Cabe destacar que, si bien en el postoperatorio un **estoma** es considerado una herida (quirúrgica), posteriormente **NO debe ser tratado como una herida.** Sin embargo, deben extremarse las medidas de prevención para evitar la aparición de complicaciones.

Los estomas (de diferentes tipos) tienen algunas **características comunes:** son de coloración rojiza, de aspecto húmedo y brillante, pueden sangrar con facilidad en caso de impacto o roce, son indoloros dado que no tienen terminaciones nerviosas, y el color puede variar temporalmente (por ejemplo, en los/as niños/as cuando lloran), cambiando a un color azulado y, en ocasiones, blanquecino.

6.1. OSTOMÍAS DE ELIMINACIÓN DIGESTIVAS

En las ostomías digestivas, una parte del intestino aboca hacia el exterior con objeto de facilitar la eliminación de las heces. El **estoma digestivo,** dependiendo de la sección o porción de intestino que aboque al exterior, se denomina **ileostomía** (íleon) o **colostomía** (colon). En el procedimiento quirúrgico que se construye un estoma, en primer lugar, se exterioriza una parte del intestino, después se evierte con objeto de poder visualizar la mucosa, y finalmente se sutura a la pared intestinal para asegurar su fijación. De hecho, como ya se indicara anteriormente, este es el único momento (postoperatorio) en el que un estoma es considerado una herida (quirúrgica).

Por otra parte, las ostomías digestivas pueden ser **temporales** o **definitivas (permanentes).** Cuando se reestablece el tránsito intestinal y se cierra el estoma, se considera una ostomía temporal. Sin embargo, cuando no existe la posibilidad de reconstrucción del estoma (debido a la patología y/o la situación del/a paciente), constituyendo la única vía de eliminación de las heces, se denomina permanente o definitiva.

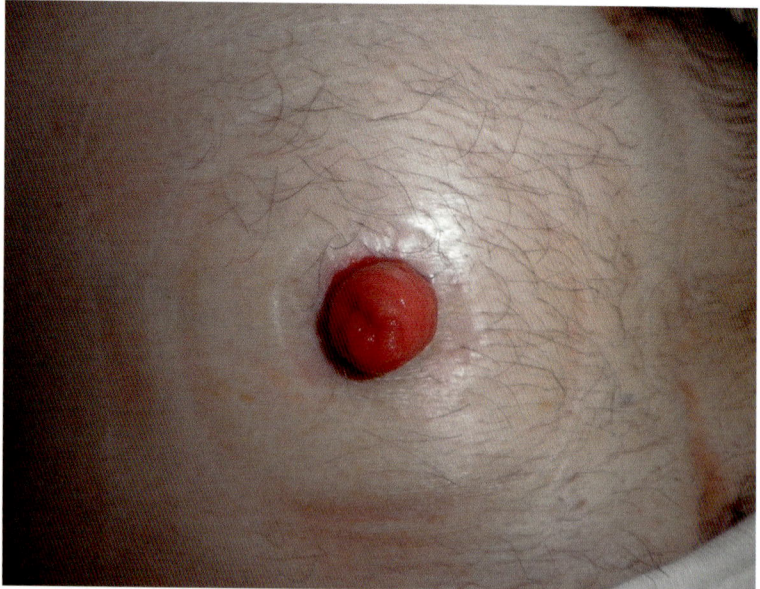

Imagen 6.1

Estoma digestivo normal

6.2. COMPLICACIONES DE LOS ESTOMAS DIGESTIVOS Y DE LA PIEL PERIESTOMAL

Las complicaciones, cuando ocurren en los primeros 30 días del postoperatorio, se denominan **inmediatas**, y si se producen a partir del primer mes (> 30 días) de la creación del estoma se definen como **tardías**.

Complicaciones INMEDIATAS (< 30 días) de mayor prevalencia

Edema, hemorragia, isquemia-necrosis, dehiscencia, hundimiento o retracción, infección o dermatológicas.

- **Hemorragia.** Puede aparecer en el postoperatorio inmediato y puede estar relacionada con la sutura o producida en la limpieza del estoma. Debe valorarse la pérdida hemática, realizar hemostasia, cauterizar con nitrato de plata y vigilar mediante dispositivo transparente.

- **Dehiscencia.** Se produce debido a la separación entre el estoma y la piel periestomal, generalmente porque se ha soltado la sutura o se han roto los puntos. La dehiscencia puede ser parcial o total. Es recomendable curar la herida colocando un apósito hidrocoloide para contener las heces. El dispositivo a emplear debe ser transparente de dos piezas.

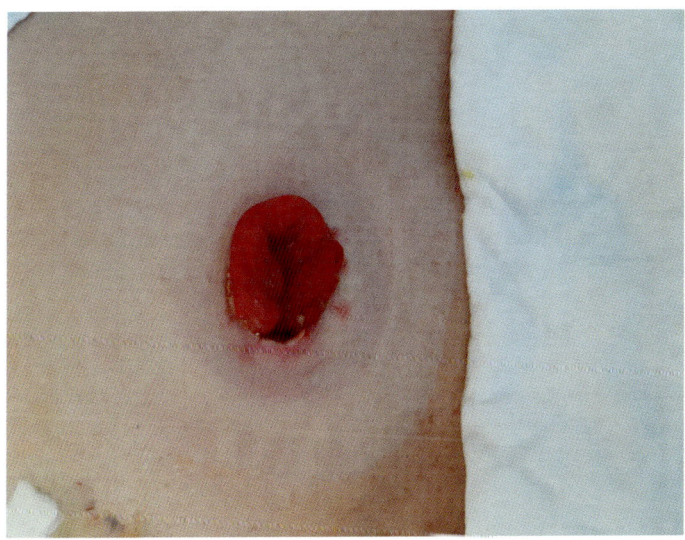

Imagen 6.2

Dehiscencia del estoma

233

- **Edema.** Se produce en el procedimiento quirúrgico debido a la movilización de la mucosa intestinal. Suele ser común en el postoperatorio inmediato y es muy importante valorar la funcionalidad y la coloración del estoma. Es recomendable aplicar la terapia osmótica (con suero hipertónico) o compresas con suero frío (tres veces al día). Vigilar que la placa del dispositivo no comprima el estoma (recortar y ampliar diámetro si precisa), con objeto de no aumentar el edema.

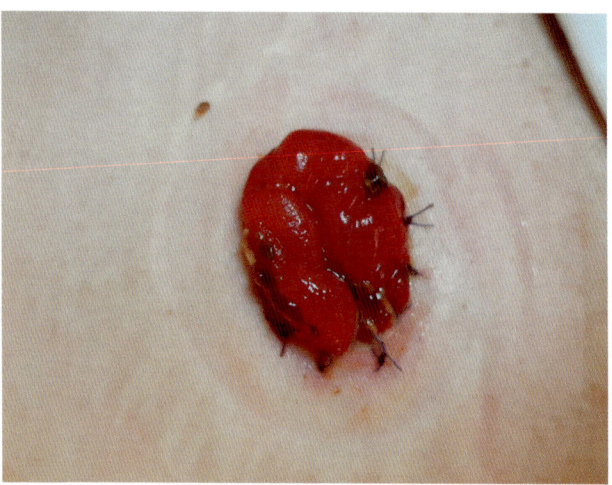

Imagen 6.3

Edema del estoma

- **Infección.** Su origen puede ser la contaminación de la herida quirúrgica o de la sutura entre la mucosa y la piel, si bien su prevalencia es baja. Puede ocasionar una retracción o hundimiento del estoma.

- **Isquemia-Necrosis.** Ocasionada por un problema de vascularización del estoma relacionado con la cirugía, o con una tensión excesiva de la sutura entre la piel y la mucosa. Se produce un cambio en la coloración del estoma pasando de rojizo a azulado y, en los casos de necrosis, cambiando a negro. Valorar funcionalidad del estoma en todo momento.

- **Hundimiento o retracción.** Suele estar relacionada con una dehiscencia de la sutura o porque existe una tensión excesiva en el interior. Puede ser parcial o total. Es importante valorar la funcionalidad y la coloración del estoma, aplicando barreras hidrocoloides en la piel para una adecuada adaptación del dispositivo.

Complicaciones TARDÍAS (> 30 días)

Prolapso, hernia periostomal, estenosis, retracción, ulceración, granulomas, malposición, obstrucción intestinal, y dermatológicas.

- **Estenosis.** Se trata de una disminución de la luz del estoma que puede comprometer el paso de las heces. Puede deberse a un aumento del volumen abdominal o a las complicaciones anteriores. La persona ostomizada debe aprender a realizarse dilataciones digitales, mediante obturadores o con tallos de Hegar. También pueden utilizarse irrigadores. Es recomendable una dieta abundante en líquidos y evitar el estreñimiento. En caso de obstrucción, puede incluso precisar cirugía.

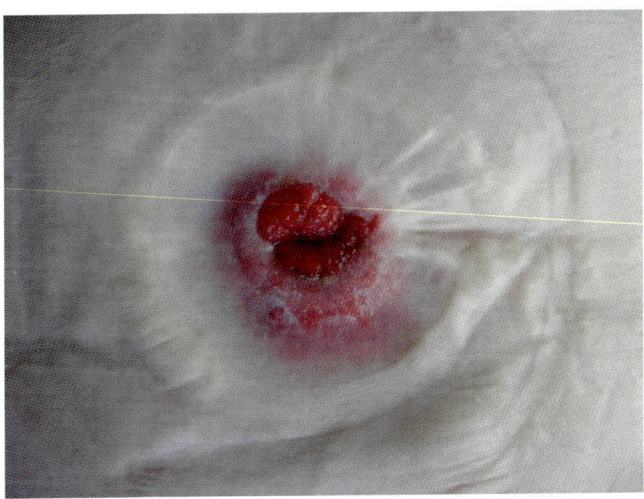

Imagen 6.4

Retracción y estenosis del estoma

- **Retracción.** Se trata del hundimiento del estoma hacia la cavidad abdominal, motivado por una mala fijación a la pared abdominal y/o por un exceso de tensión desde el interior. Importante vigilar que no se estenose.

- **Prolapso.** Es la exteriorización o protrusión súbita o progresiva del colon o íleon, debida a la debilidad de las paredes abdominales interiores o a un esfuerzo excesivo. Es recomendable cubrir la protrusión con compresas de agua fría para favorecer su contracción. La persona

235

ostomizada debe estar capacitada para reducir el prolapso de forma manual. Debe hacerse en decúbito supino, relajándose e introduciendo el estoma suave y lentamente. Es importante evitar los esfuerzos y en ocasiones puede requerir cirugía.

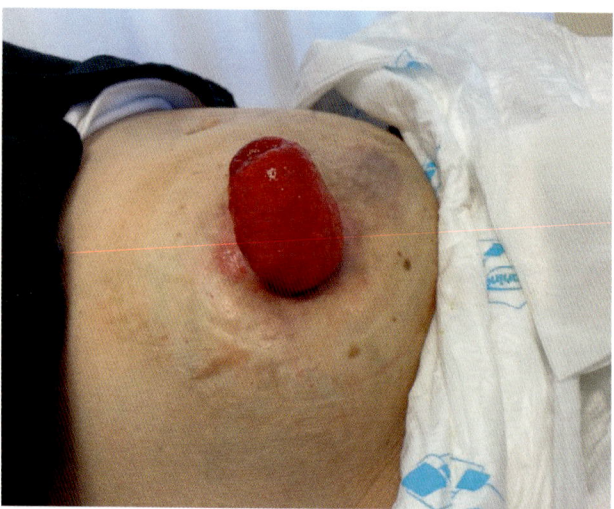

Imagen 6.5

Prolapso del estoma

- **Ulceración de la mucosa del estoma.** Este tipo de lesiones responden a infecciones bacterianas, fúngicas, o a un incorrecto uso del dispositivo. Suelen precipitar una recidiva en los pacientes con enfermedad de Crohn. Realizar limpieza con agua y jabón neutro y, después, con soluciones tipo polihexanida-betaína. En caso de sangrado utilizar nitrato de plata. También es recomendable emplear sucralfato tipo gel 3 veces diarias. Prestar atención al dispositivo empleado para la prevención de estas lesiones.

- **Hernia periostomal.** Se produce cuando las asas intestinales atraviesan el orificio aponeurótico tras la realización de un esfuerzo y se genera un abultamiento o prominencia periestomal. Puede provocar dolor y distensión abdominal. Es recomendable realizar ejercicios de fortalecimiento abdominales previos a la cirugía.

- **Granulomas.** Son lesiones en forma de nódulo, no neoplásicas, que se pueden producir en el estoma por diferentes motivos: falta de higiene, irritación del estoma por el efluente, contacto del estoma con el dispositivo, por restos de la sutura, etc. No son dolorosos, pero pueden dar problemas de adaptación del dispositivo, y pueden sangrar con facilidad. Se recomienda una correcta higiene, cauterizar con nitrato de plata (sangren o no, ya que suelen disminuir su tamaño), y adaptar correctamente el dispositivo. En ocasiones es necesaria la cirugía para su tratamiento.

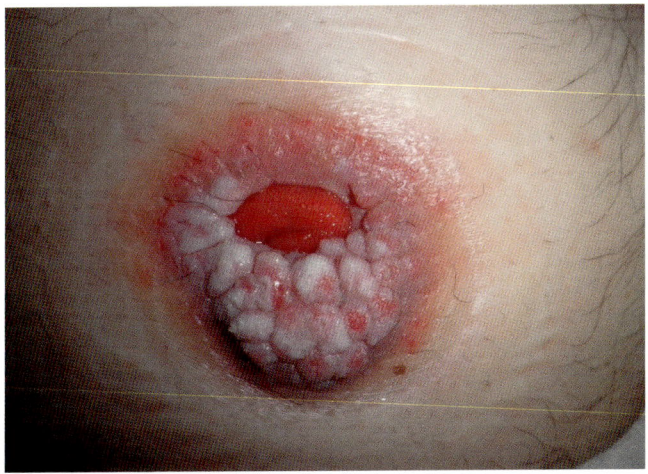

Imagen 6.6

Granuloma del estoma

- **Malposición.** Suele producirse por un incorrecto marcaje del estoma, tras una cirugía urgente, por ejemplo. Esta situación puede derivar en una incorrecta adaptación del dispositivo, riesgo de fuga del efluente, y posibilidad de irritación de la piel periestomal.

6.3. COMPLICACIONES DERMATOLÓGICAS DE LOS ESTOMAS DIGESTIVOS

La complicación con mayor prevalencia en las personas ostomizadas es la *irritación de la piel*, motivada por la presencia y la ubicación del estoma, el efluente, el empleo de sustancias irritantes, desconocimiento de los cuidados de la piel periestomal, tracción y oclusión de los dispositivos, la maceración, etc.

- **Úlcera por presión.** Se producen sobre la piel periestomal, causadas por un aumento de presión, por fricción o por movimientos de cizallamiento del dispositivo sobre la piel. Son pequeñas úlceras dolorosas que generan incomodidad y que emiten un exudado que dificulta la adhesión del dispositivo. Se aconseja realizar la limpieza con polihexanida-betaína y curar con hidrocoloide en polvo. Posteriormente cubrir con un apósito de hidrofibra de hidrocoloide y con algún accesorio de barrera.

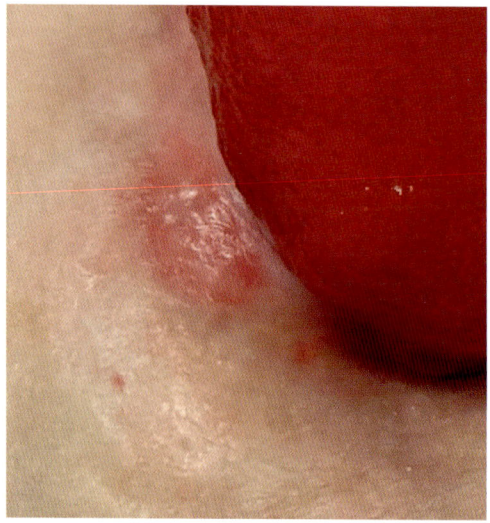

Imagen 6.7

Úlcera por presión en la piel periestomal

- **Foliculitis.** Se trata de una inflamación o infección de los folículos pilosos relacionada con un inadecuado rasurado del vello de la piel periestomal o de la retirada agresiva del dispositivo. El aspecto de la foliculitis suele ser de color rojizo; ocasiona dolor, y el exudado que a veces emite dificulta la adherencia del dispositivo. Se recomienda buena higiene local, secar correctamente las erosiones, y se puede emplear una solución tópica de manzanilla tibia. En caso de infección, puede precisar de antibioterapia local.

- **Candidiasis.** Generalmente se produce por un exceso de humedad y calor en la piel periestomal y/o por una inadecuada higiene. Produce prurito y escozor, y se pueden apreciar placas eritematosas exudativas y brillantes, con pequeñas máculas. Para su prevención se recomienda una adecuada higiene, manteniendo la piel seca y evitando la maceración. Puede realizarse la higiene de la piel con solución de ácido acético y agua al 50 %. Algunos casos precisan tratamiento tópico y/u oral. Se debe valorar el dispositivo y pueden utilizarse barreras cutáneas.

- **Dermatitis irritativa química.** Puede deberse a diversas causas: maceración, higiene inadecuada, contacto continuo con el efluente, adhesivo del dispositivo (placa), jabones abrasivos, etc. Frecuentemente aparece eritema, erosiones, edema en la epidermis, y puede existir la presencia de eritema. En caso de aparición se recomienda correcta higiene de la piel periestomal y la aplicación de una solución antiinflamatoria en la epidermis. También puede aplicarse polvo de hidrocoloide (eliminando previamente el exceso). Podría ser necesario el uso de cremas barrera y se estima fundamental seleccionar el dispositivo adecuado.

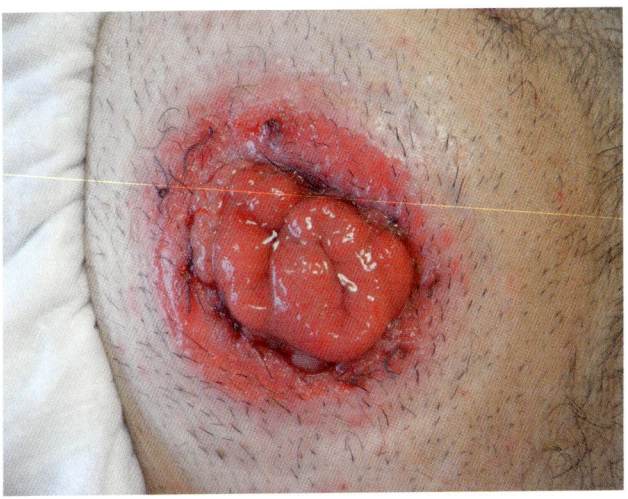

Imagen 6.8

Dermatitis del estoma

- **Dermatitis mecánica.** Se trata de lesiones cuya aparición están relacionadas con una higiene muy abrasiva, retirada del dispositivo (adhesivo) de manera brusca o secundaria a traumatismos sobre la epidermis debidos al uso inadecuado de un dispositivo (cambios demasiado frecuentes). Puede ocasionar dolor, malestar, y complicaciones en la fijación del dispositivo. Es importante realizar la higiene de la piel periestomal de manera suave, utilizando agua y jabón u otros productos tipo polihexanida-betaína, etc.

239

- **Dermatitis alérgica.** Ocasionada por una reacción alérgica al dispositivo (algún accesorio o material del mismo). Pueden aparecer vesículas exudativas y eritema. Produce importante malestar y la piel queda marcada con la forma del dispositivo. En estos casos se estima imprescindible identificar el factor causante y retirar el dispositivo lo antes posible. Debe seleccionarse el dispositivo más adecuado para cada paciente. Puede aplicarse tratamiento local, siendo aconsejables las barreras cutáneas para que el efluente no entre en contacto con la piel irritada.

- **Maceración y lesiones pseudoverrugosas.** Se trata de la aparición de una superficie blanquecina o grisácea (nodular o papular) alrededor del estoma, que produce prurito e incomodidad. Su origen principalmente es la humedad o la exposición excesiva al efluente. Para su limpieza se recomienda el ácido acético con agua al 50 %, y posteriormente intentar mantener la zona seca. También puede emplearse hidrocoloide en polvo y barreras cutáneas.

- **Pioderma gangrenoso.** Son lesiones tipo ulcerosas de causa desconocida, asociadas a procesos inflamatorios intestinales autoinmunes. Son pequeñas úlceras de bordes irregulares y de coloración rojiza o violácea. Se pueden emplear productos tópicos con acetato de aluminio, ungüento de tacrolimus al 0,1 %, etc.

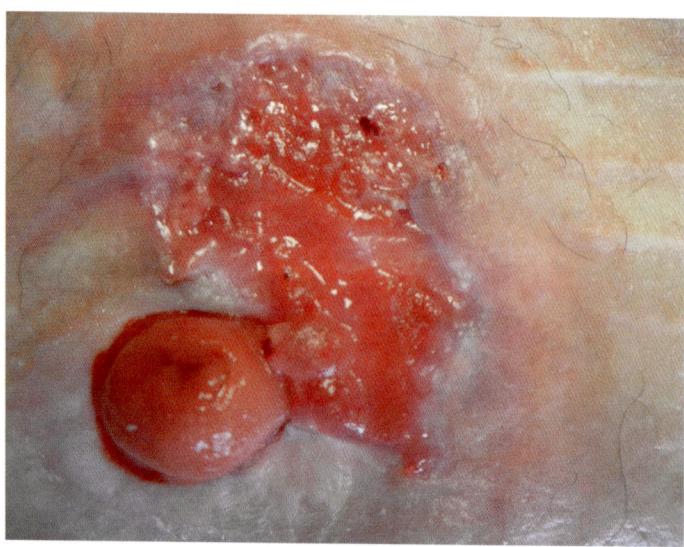

Imagen 6.9

Pioderma gangrenoso

- **Hiperplasia epitelial.** Ocasionada por el continuo contacto con el efluente, la piel periestomal adquiere aspecto verrugoso, de coloración grisácea. Rodea al estoma, como si de un depósito de cristales se tratase, pudiendo incluso generar una estenosis. También es típico de las urostomías, cuando la orina contiene residuos alcalinos. Es fundamental secar y reblandecer el área hiperplásica, con objeto de poder retirarla posteriormente. Se recomienda limpiar la piel con ácido acético y agua al 2 %, y después aplicar polvos hidrocoloides. El dispositivo debe cambiarse diariamente.

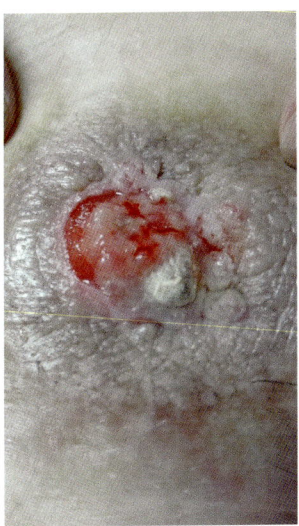

Imagen 6.10

Hiperplasia epitelial

- **Trasplante mucoso.** Se trata del crecimiento de la mucosa del estoma en la piel periestomal, fundamentalmente en la sutura entre la piel y la mucosa, apareciendo un tejido do coloración rojizo y húmedo. Provoca escozor, picor y bastante incomodidad. Realizar correcta higiene, mantener la zona seca, y se puede emplear polvo de hidrocoloide. Únicamente en los casos que sea imprescindible se introducirá este tejido dentro del diámetro del dispositivo.

- **Psoriasis.** Aparecen habitualmente en pacientes con antecedentes de psoriasis. Son lesiones rojizas con una descamación blanquecina que pueden empeorar con la presión y el adhesivo del dispositivo. Es aconsejable utilizar un dispositivo de dos piezas, evitando productos

241

que aumenten la adherencia del dispositivo. En ocasiones se utiliza solución de corticoide o incluso los fármacos que se hayan utilizado para el tratamiento de las placas de psoriasis.

- **Caput Medusae.** Es la aparición de una superficie de color morado alrededor del estoma que puede limitar la adhesión del dispositivo. Existe riesgo de sangrado. Es recomendable emplear un dispositivo de dos piezas. Si sangrara, utilizar algún hemostático local o emplear compresas de suero frío. También se puede cauterizar con nitrato de plata. Extremar la precaución durante la limpieza y los cambios de dispositivos.

6.4. OSTOMÍAS DE ELIMINACIÓN URINARIAS

En las ostomías de eliminación urinarias se comunica el sistema urinario con el exterior, y puede realizarse mediante un catéter, un reservorio, o una vejiga de nueva creación (neovejiga). Las **ostomías de eliminación urinarias** se denominan **urostomías** y pueden clasificarse en dos grandes grupos:

- **Heterotópicas.** La orina es almacenada en neovejigas o reservorios, pero se elimina por un orificio diferente al de la uretra. Las urostomías heterotópicas pueden ser **no continentes** (nefrostomía-pielostomía, cistostomía/talla vesical, vesicostomía, ureterostomía, urostomía tipo Bricker y uretrostomía), y **continentes** (por vía mucocutánea: Mitrofanoff y bolsa de Kock, y por vía digestiva: ureterosigmoidostomía).

- **Ortotópicas.** La orina es almacenada en la vejiga y se elimina a través de la uretra al exterior.

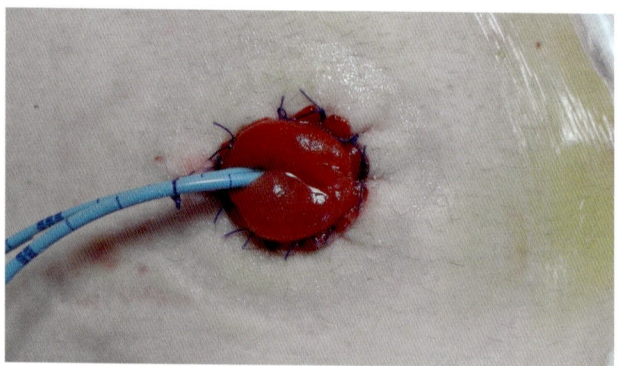

Imagen 6.11

Urostomía con catéter

Las ostomías urinarias también pueden clasificarse dependiendo de su permanencia en: **temporales** (son provisionales hasta la reconstrucción de la continuidad urinaria en un segundo periodo), y **definitivas** (son permanentes y no existe la posibilidad de reconstrucción).

Las ostomías de eliminación urinarias pueden tener diferentes **indicaciones**: neoplásicas (vejiga, uretra y próstata), inflamatorias (cistitis intersticial), u otras causas (fístulas, traumatismos, paraplejia, litiasis urinaria, etc.).

Las **COMPLICACIONES** de los estomas y de la piel periestomal pueden ser inmediatas o tardías:

Complicaciones de las urostomías con catéter

- **Inmediatas**: hematuria, infección, anuria o lesiones de órganos adyacentes.
- **Tardías**: obstrucción del catéter, extracción del catéter, descolocación, calcificación del catéter, infección urinaria y dermatológicas.

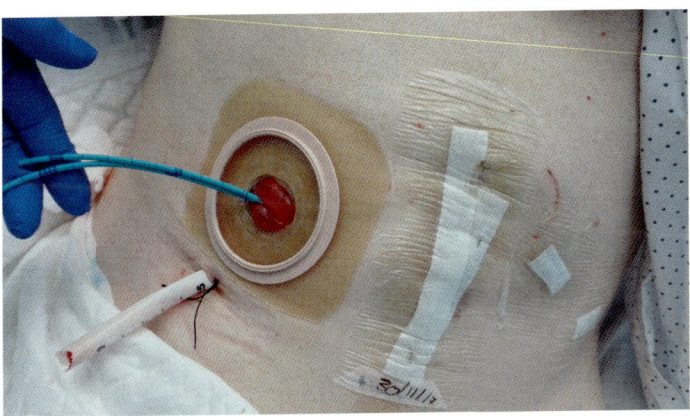

Imagen 6.12

Urostomía con catéter y disco

Complicaciones de las urostomías sin catéter

- **Inmediatas:** hemorragia, isquemia, edema, dehiscencia y retracción.
- **Tardías**: estenosis, granulomas, prolapso, hernia paraestomal, hundimiento del estoma, infección urinaria, malposición del estoma, o formación de cristales.

Complicaciones dermatológicas de los estomas urinarios

Dermatitis irritativa (química, alérgica, infecciosa o mecánica), *caput medusae*, úlcera por presión, candidiasis, hiperplasia epitelial, maceración, lesiones pseudoverrugosas, foliculitis, transplante mucoso, psoriasis, etc.

6.5. CUIDADOS DE LOS ESTOMAS DE ELIMINACIÓN

La persona portadora de una ostomía precisa unos cuidados específicos, adaptados y basados en la última evidencia científica, que ofrezcan una adecuada calidad de vida y autonomía, tanto a la persona ostomizada como a sus cuidadores/as principales.

El **principal objetivo** de los cuidados es que la persona ostomizada acepte su nueva situación y pueda adaptarse a la misma. Además, con objeto de favorecer su autonomía, se debe favorecer el autocuidado. Los cuidados básicos del estoma deben ser conocidos por la persona ostomizada, así como por su cuidador/a principal. Es importante que conozcan los cuidados, los dispositivos, y las posibles complicaciones.

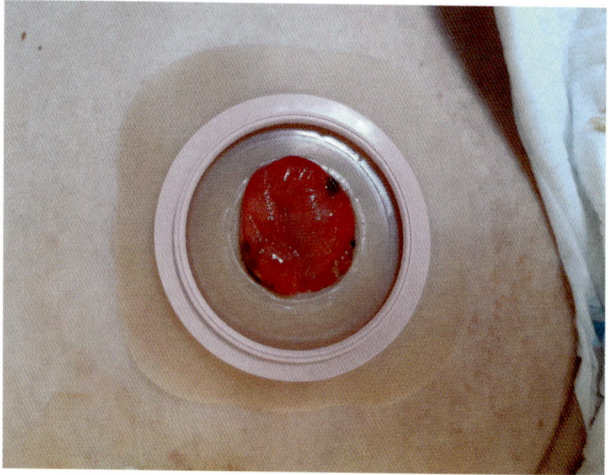

Imagen 6.13

Disco ajustado al estoma

Un aspecto básico de los cuidados es mantener la **integridad de la piel periestomal**, ya que es de vital importancia prevenir complicaciones, favorecer el sellado y evitar fugas del efluente. En todo momento debe mantenerse una adecuada higiene y, como se ha citado con anterioridad, el estoma no debe ser tratado como una herida, salvo en el postoperatorio inmediato. Por otra parte, cabe destacar que las complicaciones de la piel siempre es mejor prevenirlas que tratarlas.

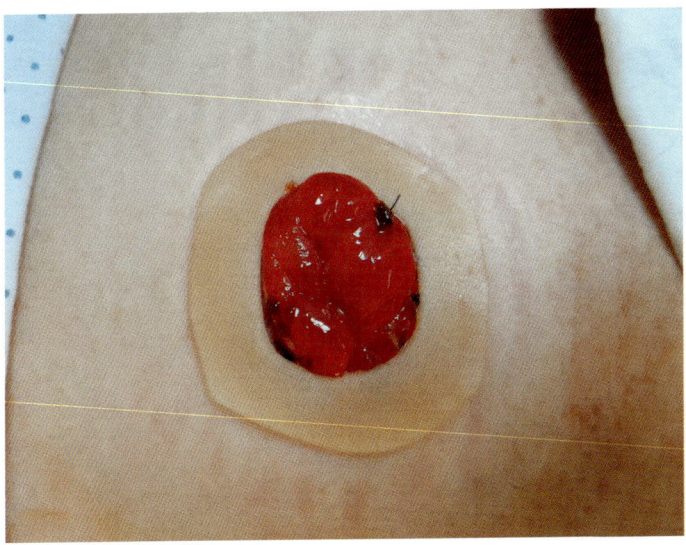

Imagen 6.14

Anillo moldeable en estoma

El **material necesario para realizar la higiene del estoma** es el siguiente: esponja, jabón neutro, agua tibia, papel absorbente, toalla, bolsa de residuos y dispositivo de elección.

El estoma debe lavarse con agua tibia y jabón neutro. Posteriormente, debe secarse con una toalla o con papel de celulosa, mediante suaves toques. Es preciso mencionar que para el secado del estoma no debe emplearse el secador. Además, la higiene del estoma debe hacerse de manera suave. En ocasiones, puede producirse un leve sangrado.

En lo que al **cambio de dispositivo** hace referencia, debe cambiarse retirándolo desde abajo hacia arriba con mucha suavidad y separando poco a poco la piel, evitando tirones que irriten la piel periestomal. Primero debe realizarse la higiene, posteriormente se verifica el diámetro, y finalmente se coloca de abajo hacia arriba.

245

Por otra parte, la frecuencia de los **cambios de los dispositivos** cambia en relación a varios factores. Si se trata de un dispositivo de una pieza en una urostomía o ileostomía, se recomienda el cambio diario; mientras que en las colostomías debe cambiarse cada vez que se haga una deposición. Si el dispositivo es de dos piezas, en cambio, la placa puede durar entre 2 y 4 días, dependiendo de la época del año.

En las personas portadoras de urostomías, en caso de utilizarse bolsa de pierna, debe cambiarse diariamente. La de noche, sin embargo, puede cambiarse cada 2 o 3 noches. Es importante la limpieza diaria de las conexiones del dispositivo de la ostomía con la bolsa nocturna, empleando agua y jabón, o dejándola sumergida en ácido acético.

BIBLIOGRAFÍA

Apoyo a adultos que esperan o viven con una ostomía (2.ª edición). Registered Nurses' Association of Ontario (RNAO). www.bpso.es - https://estomaterapia.es/biblioteca-sede/guias-clinicas

Artola-Etxeberría M, García-Manzanares ME, García-Moreno E, Martín-Fernández M. *Guía de recomendaciones prácticas. Ostomía en Atención Primaria.* García Moreno E. Coordinadora. Madrid: IM&C; 2023.

Guía para nuevos pacientes con ostomías (New Ostomy Patient Guide), 2020. www.ostomy.org

Manejo y cuidados de las Ostomías Digestivas y Urinarias: Guía para profesionales. Osakidetza, 2020.

Panattoni N, Mariani R, Spano A, Leo A, Iacorossi L, Petrone F, Simone ED. *Enfermera especialista y paciente de ostomía: Competencia y habilidades en el itinerario asistencial. Una revisión exploratoria.* J Clin Nurs. septiembre de 2023; 32(17-18):5959-5973. doi: 10.1111/jocn.16722. Epub 19 de abril de 2023. PMID: 37073684.

TEMA 7. TRATAMIENTO DE LAS HERIDAS COMPLEJAS

Iván Durán Sáenz

7.1. CUIDADO INTEGRAL DEL PACIENTE CON LESIONES CUTÁNEAS

7.1.1. Preparación del lecho de la herida (PLH)

La manera de obtener los máximos beneficios de los productos más avanzados en la curación de heridas incluye la eliminación de barreras para acelerar la cicatrización o facilitar la actuación de otras medidas terapéuticas.

La **PLH** se define como *«el proceso por el cual se retiran las barreras locales para facilitar la cicatrización y proporcionar medios más eficaces para el tratamiento de heridas».* En estos momentos el paradigma propuesto por Gary Sibbald y Vincent Falanga de la PLH entra en su tercera década de uso generalizado; se publicó por primera vez en el año 2000, con actualizaciones periódicas en 2003, 2006, 2011, 2015, y recientemente en 2021.

Sibbald *et al.* (2021) describen **10 declaraciones finales** como guía de tratamiento para preparar el lecho:

PREPARACIÓN DEL LECHO PARA HERIDAS 2021: 10 DECLARACIONES FINALES
Identificar / Tratar la causa
Valoración integral del paciente y su familia
Determinar la capacidad de curar (Curable / Estancada / No curable-Paliativo)
Cuidado local de heridas: monitorear el historial de heridas y el examen clínico
Cuando sea apropiado, desbridar
Evaluar y tratar las heridas infección / inflamación
Control de la humedad
Evaluar la tasa de curación
Efecto de borde: use terapias activas para heridas estancadas pero curables
Apoyo organizacional

247

TIPOS DE TEJIDO EN EL LECHO
de las lesiones

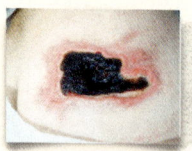

NECRÓTICO ESCARA SECA

De aspecto grueso, duras, compactas, secas (deshidratadas), de color negro /marrón oscuro, es una necrosis con gran cantidad de colágeno y fibrina. Doloroso a la presión.

NECRÓTICO ESFACELOS

De aspecto viscoso, de color amarillo / blanquecino/grisáceo. Es una necrosis húmeda con gran cantidad de fibrina que puede ir acompañada de pus, y es maloliente. Doloroso al estiramiento.

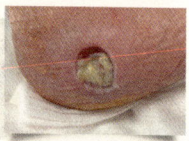

FIBRINOSO FIBRINA DESNATURALIZADA

Amarillo mate o gris pardo, duro al tacto, doloroso (+), 1 mm de espesor, fijación al lecho (forma parte de él), no es tejido necrótico, es el denominado tejido fibrinoso

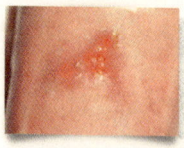

GRANULACIÓN

Rojo vivo y brillante, aspecto granuloso, compacto, al tacto es blando y no doloroso. Matriz extracelular formada

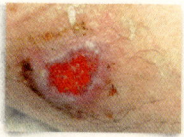

EPITELIAL

La existencia del nuevo epitelio comienza desde los bordes de la herida, es una piel fina y translúcida, en su consistencia es seca y fibrosa por déficit de elastina

BIOFILM BACTERIANO

Amarillo mate e incluso amarillo verdoso-gris (dependiendo de la flora colonizante), doloroso al tacto, de 1-2 mm de espesor con fijación en el lecho. Requiere de confirmación por microbiología

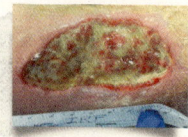

El biofilm no es visible de forma macroscópica. Por tanto, solo contamos con datos clínicos para llegar a su diagnóstico. Los predictores más importantes de la presencia de un biofilm en una herida son el aumento del dolor, aumento del tamaño y/o la no evolución de la lesión

MÁS INFO EN:
WWW.HERIDASENRED.COM
ABR2022

En colaboración con:
Smith&Nephew

Fuente: www.heridasenred.com

Imagen 7.1

Infografía «Tipos de tejido en el lecho»

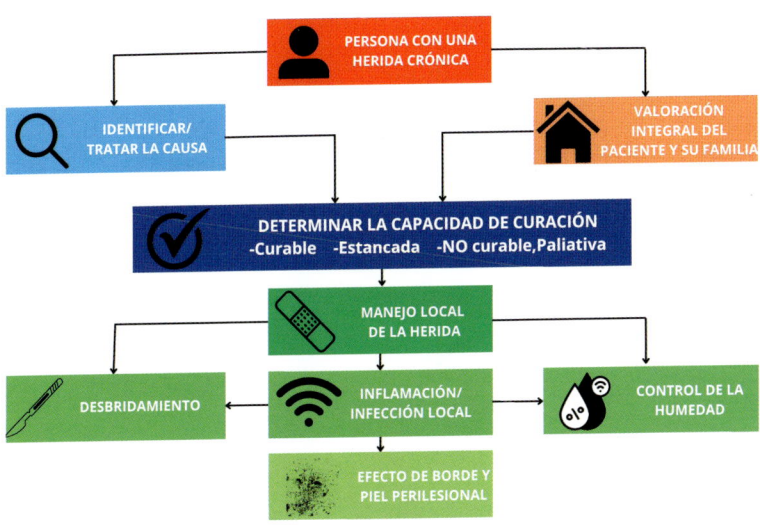

Adaptada de: Sibbald *et al.* Wound Bed Preparation 2021. Adv Skin Wound Care. 2021 Apr 1;34(4):183-195.

Imagen 7.2

Algoritmo preparación del lecho de la herida

Para **optimizar el lecho de la herida**, el primer paso es hacer frente a los **factores** del paciente que impiden la curación. Panuncialman y Falanga citan algunos ejemplos de correcciones a posibles problemas de los pacientes:

- Control del edema en los pacientes con úlceras de etiología venosa.

- Control del componente arterial en los pacientes con úlceras de la extremidad inferior.

- Control estricto de la glucemia en los pacientes con diabetes.

- Uso de descargas en los pacientes con úlceras neuropáticas.

- Mejorar el estado nutricional de todos los pacientes con heridas crónicas.

- Considerar la etiología inflamatoria en las úlceras con signos o síntomas sugestivos de enfermedad del tejido conectivo.

- Dejar de fumar debería ser siempre parte importante del abordaje general.

Los factores que influyen en la complejidad y en la dificultad de la cicatrización son:

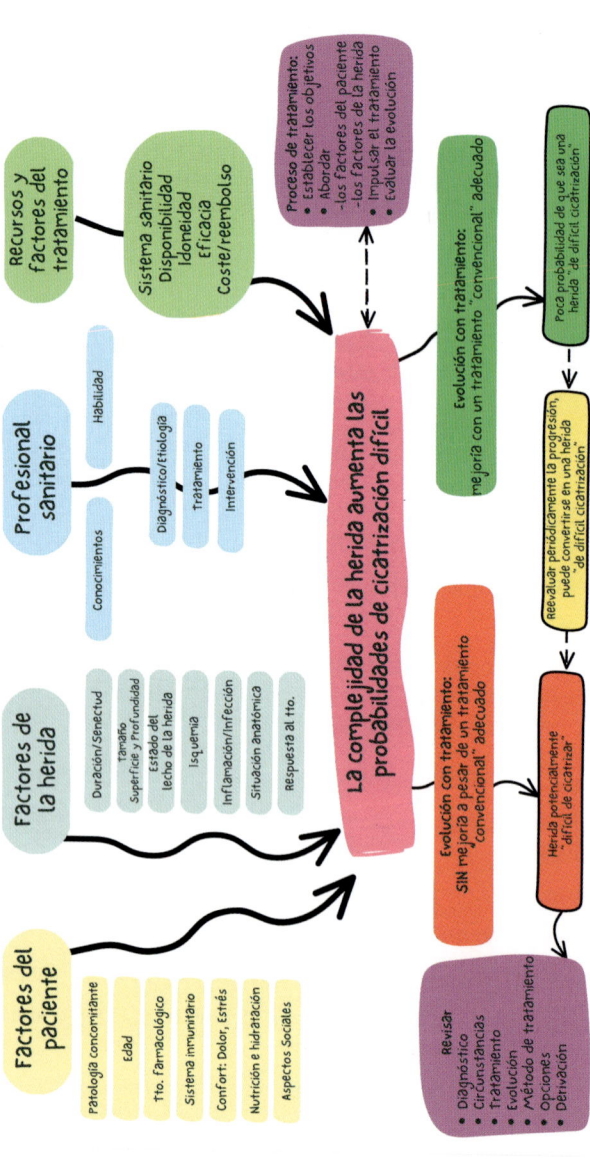

Imagen 7.3

Factores que influyen en la complejidad y en la dificultad de cicatrización

Adaptado de: European Wound Management Association (EWMA). Documento de Posicionamiento: *Heridas de difícil cicatrización: un enfoque integral.* Londres: MEP Ltd, 2008.

7.1.2. Valoración integral

Para llevar a cabo el cuidado integral de una persona con lesiones cutáneas se debe realizar una **valoración integral**. El acrónimo **«PERSONA»**, ayudará a tener en cuenta todos los aspectos a valorar.

Patología concomitante (Persona)

La diabetes, disfunción renal, la enfermedad vascular periférica, y las enfermedades autoinmunes, tienen un impacto negativo significativo en la cicatrización.

Edad (pErsona)

Sobre todo, debe tenerse en cuenta si la persona se encuentra en una edad avanzada (mayor de 60 años): al envejecer la densidad del colágeno decrece, se produce un menor número de fibroblastos y mastocitos, y las fibras de elastina comienzan a fragmentarse. Por tanto, el ritmo de regeneración disminuye.

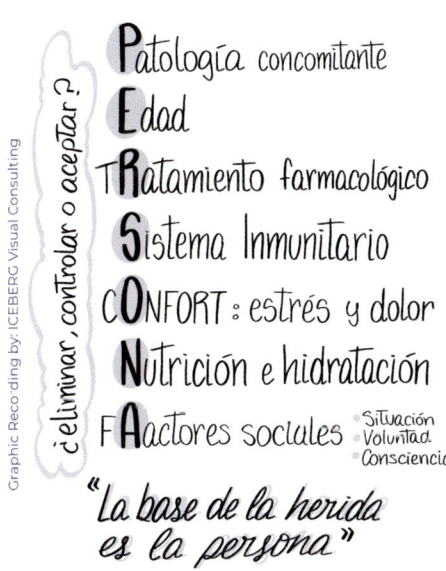

Fuente: ICEBERG Visual Consulting.

Imagen 7.4

Valoración integral PERSONA

251

tRatamiento farmacológico (peRsona)

Los antiinflamatorios no esteroideos (AINES) atenúan la fase inflamatoria del proceso de cicatrización, al igual que los corticosteroides que la inhiben totalmente.

Los agentes inmunosupresores disminuyen la respuesta inmunitaria del paciente con lesiones cutáneas, exponiéndolo a mayor posibilidad de infección.

Los citostáticos también pueden afectar al proceso de cicatrización.

Los anticoagulantes orales han demostrado alterar el proceso normal de cicatrización, ya que alteran la fase de coagulación.

Sistema inmunitario (perSona)

El estado del sistema inmunitario del paciente, y su interacción con las bacterias (teniendo en cuenta el tipo, el número y la patogenicidad de las mismas) presentes en la herida determinarán la capacidad de resistencia del organismo ante agresiones relacionadas con el *continuum* de la infección.

cOnfort: estrés y dolor (persOna)

Ambos factores estimulan el **sistema nervioso simpático**, liberando un exceso de sustancias vasoactivas que originan una vasoconstricción periférica (cortisol).

En las heridas crónicas es importante identificar si el dolor:

- Aparece en situaciones de reposo, de actividad, o en ambos contextos (dolor persistente).
- Está ligado a determinadas intervenciones que se realizan sobre la herida, tales como la retirada del apósito, la limpieza de la herida, el desbridamiento, etc.
- Está condicionado por determinados elementos o situaciones que lo aumentan o disminuyen cuando están presentes (por ejemplo, elevar las piernas para evitar el edema secundario a la colocación de la extremidad en declive que adoptan estos pacientes, etc.).

En el **manejo del dolor,** los fármacos más empleados son:

- Paracetamol.
- AINES.
- Opiáceos.
- Anestésicos locales tópicos.
- Gases con una concentración: 50 % óxido nitroso (N_2O) y oxígeno (O_2).
- Sevoflurano tópico.

Estado Nutricional e hidratación (persoNa)

Una persona estará bien nutrida si presenta valores normales de: reserva de grasa, masa muscular, proteínas funcionales, estado vitamínico, estado mineral, respuesta inmunitaria o capacidad de síntesis de anticuerpos, etc., ante un antígeno. Una piel hidratada tiene menos riesgo de romperse por su mayor capacidad de resistencia a las diferentes fuerzas mecánicas.

Debe valorarse:

- Cribado nutricional.
- Valores antropométricos: peso, talla, IMC.
- Pliegues cutáneos.
- Valores bioquímicos.
- Encuestas dietéticas.

253

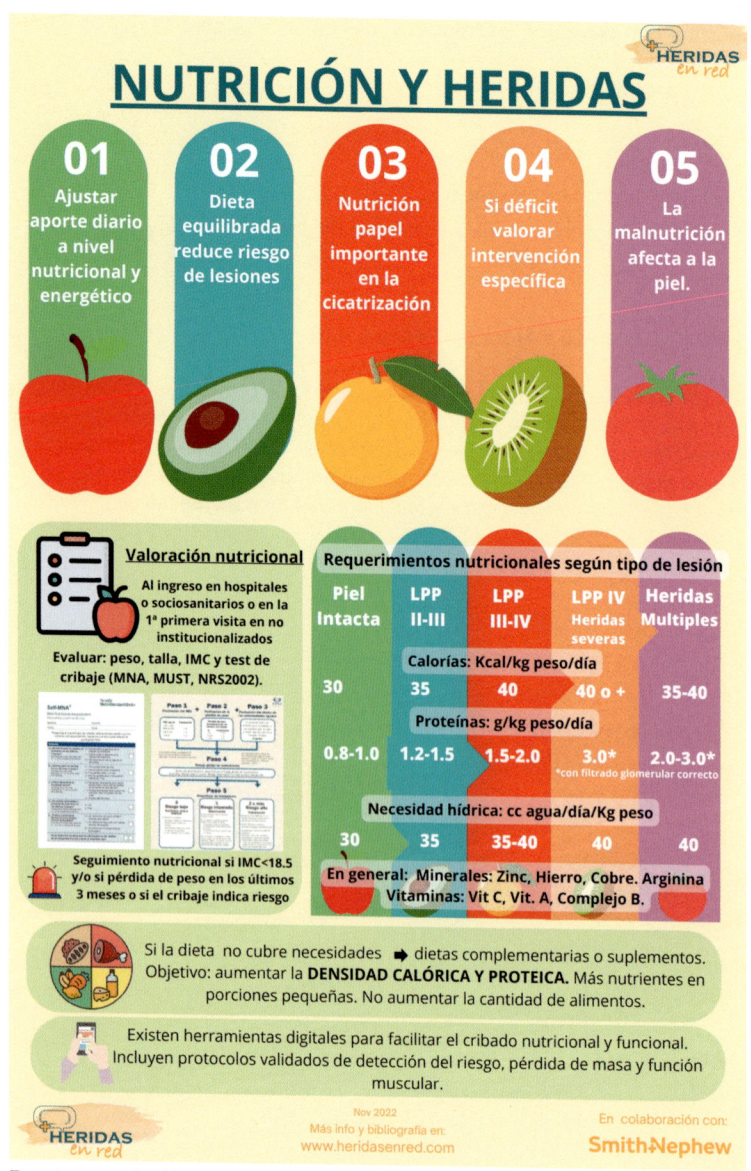

Fuente: www.heridasenred.com

Imagen 7.5

Infografía «Nutrición y heridas»

Para el cribado de desnutrición, se pueden utilizar distintas **escalas**:

Malnutrition Universal Screening Tool	Mini-Nutritional Assesment Scale (MNA)	Nutritional Risk Screeening (NRS-2002)
Principalmente enfocada para personas adultas en la comunidad. Valora el IMC, la pérdida de peso involuntaria en los últimos 3-6 meses y el efecto de las enfermedades agudas. El resultado puede ser: riesgo bajo (0 puntos), riesgo intermedio (1 punto) o riesgo alto (2 o más puntos). En base a la puntuación, existen directrices de tratamiento.	Dirigida especialmente a población anciana. El resultado puede ser: estado nutricional normal (de 24 a 30 puntos), riesgo de malnutrición (de 17 a 23,5 puntos) y malnutrición (menos de 17 puntos).	Dirigida a la población adulta hospitalizada. Valora el estado nutricional y la severidad de la enfermedad. El resultado puede ser: desnutrición leve (puntuación 1), desnutrición moderada (puntuación 2) o desnutrición grave (puntuación 3).

HERRAMIENTAS DE CRIBADO NUTRICIONAL

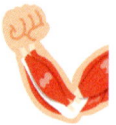

Dirigida especialmente a población anciana

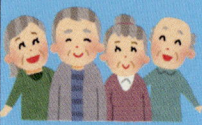

Formulario abreviado, 6 preguntas
si resultado ≤ 11, realizar
Versión larga, 12 preguntas más

MNA
Mini
Nutritional
Assesment

Interpretación:
Estado nutricional normal (de 24 a 30 puntos)
Riesgo de malnutrición (de 17 a 23,5 puntos)
Malnutrición (menos de 17 puntos)

https://www.mna-elderly.com

MUST
Malnutrition
Universal
Screening
Tool

Para personas adultas en la comunidad

Valora el IMC, la pérdida de peso involuntaria en
los últimos 3-6 meses y el efecto de las
enfermedades agudas

Interpretación:
Riesgo bajo (0 puntos)
Riesgo intermedio (1 punto)
Riesgo alto (2 o más puntos)

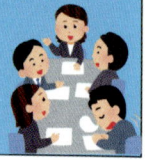

https://www.bapen.org.uk/images/pdfs/must/spanish/must-toolkit.pdf

Dirigida a la población adulta hospitalizada

Analiza el IMC, la reducción de la ingesta en la última
semana, la pérdida de peso del paciente y la gravedad de
la enfermedad.

Interpretación:
Desnutrición leve (puntuación 1)
Desnutrición moderada (puntuación 2)
Desnutrición grave (puntuación 3)

NRS-2002
Nutritional
Risk
Screeening

Kondrup J, Rasmussen HH, Hamberg O et al. Nutritional risk screening (NRS 2002): a new method based on an analysis of controlled clinical trials. Clin Nutr 2003; 22: 321-336

Imagen 7.6

Herramientas de cribado nutricional

Para la valoración del estado nutricional además de las mediciones antropo-métricas y los cuestionarios estructurados, también se puede recurrir a **estudios bioquímicos**:

Controlling Nutritional Status (CONUT)

Es un sistema de cribado para el **CON**trol **NUT**ricional que permite valorar la situación nutricional de los/as pacientes ingresados a los que se les realizan análisis de rutina. CONUT es una herramienta eficaz, útil tanto para la detección precoz como para el control continuo de la desnutrición en el ámbito hospitalario.

Controlling Nutritional Status → CONUT

PARÁMETROS	SIN DÉFICIT	CON DÉFICIT		
		LEVE	MODERADO	SEVERO
Albúmina sérica *(g/dl)*	≥ 3,50	3,00-3,49	2,50-2,99	< 2,50
Puntuación	0	2	4	6
Linfocitos totales *(/mm³)*	≥ 1.600	1.200-1.599	800-1.199	< 800
Puntuación	0	1	2	3
Colesterol total *(mg/dl)*	≥ 180	140-179	100-139	< 100
Puntuación	0	1	2	3
INTERPRETACIÓN				
Total	0	1-4	5-8	9-12
Desnutrición	No	Baja	Moderada	Alta

Parámetros bioquímicos

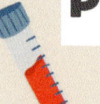

PROTEÍNAS PLASMÁTICAS
PROTEINOGRAMA

ALBÚMINA	PREALBÚMINA	TRANSFERRINA SÉRICA	PROTEÍNA LIGADA AL RETINOL
Vida media 20 días	Vida media 2 días	Vida media 8 días	Vida media 10 h
Valores normales:	Valores normales:	Valores normales:	Valores normales:
3,5-4,5 g/dl	18-29 mg/dl	2,5-3,5 g/dl	2,6-7 mg/dl
Desnutrición:	Desnutrición:	Desnutrición:	Desnutrición:
Leve	Leve	Leve	Leve
2,8-3,4 g/dl	15-18 mg/dl	1,5-2,5 g/dl	2-2,6 mg/dl
Moderada	Moderada	Moderada	Moderada
2,1-2,7 g/dl	10-15 mg/dl	1-1,5 g/dl	1,5-2 mg/dl
Grave	Grave	Grave	Grave
< 2,1 g/dl	< 10 mg/dl	< 1,5 g/dl	< 1,5 mg/dl
No refleja estado actual Influido por hidratación		Mide Hierro y proteínas	

La mejor proteína para la evaluación del estado nutricional y el mejor marcador para cambios agudos es la PREALBÚMINA

ÍNDICE CREATININA-ALTURA

Relaciona la creatinina excretada en orina en 24h con la altura de la persona, en ausencia de fallo renal. Valora las reservas proteicas.

BALANCE NITROGENADO

Diferencia entre el nitrógeno ingerido y el excretado. Determina los requerimientos proteicos.

ESTUDIO INMUNITARIO

Desnutrición: leve   1200-2000 linfocitos/mm3
moderada 800-1200 linfocitos/mm3
grave   <800 linfocitos/mm3

Imagen 7.7

Parámetros bioquímicos

Una piel hidratada tiene menos riesgo de romperse por su mayor capacidad de resistencia a las diferentes fuerzas mecánicas.

fActores sociales relacionados con la persona (personA)

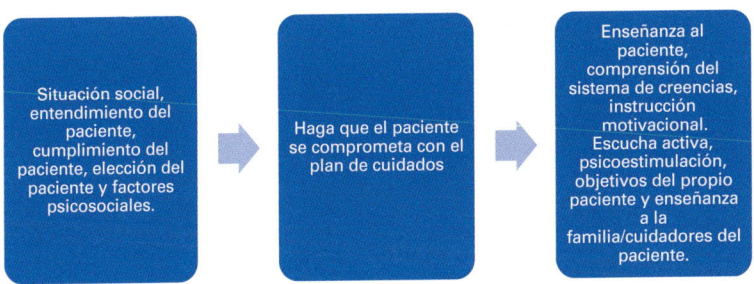

Fuente: Atkin L, Bućko Z, Conde Montero E, Cutting K, Moffatt C, Probst A, *et al.* Implementing TIMERS: the race against hard-to-heal wounds. J Wound Care. 2019;28(3 suppl 3): S1-49.

Factores sociales relacionados con la persona

Determinar la capacidad de curar (Curable/Estancada/No curable-Paliativa)

7.2. CUIDADOS BÁSICOS DE LAS HERIDAS COMPLEJAS

7.2.1. Monitorización. Evaluación y registro de las lesiones

Es aconsejable el uso de un sistema validado que permita medir la evolución de las heridas a nivel general como, por ejemplo, el **RESVECH 2.0**, o aquellos instrumentos disponibles diseñados específicamente para monitorizar la evolución de cada tipo de entidad clínica.

Existen distintos métodos para valorar el tamaño de una lesión, como utilizar una regla, la planimetría y métodos digitales (*apps*).

La monitorización se puede llevar a cabo mediante la **fotografía** científica de las heridas crónicas.

Algunas recomendaciones para realizarlas son:

1. Fondo apropiado	• Blanco • Azul
2. Ajustar enfoque y luz	• El flash no debería ser necesario, puede oscurecer los detalles en superficies húmedas
3. Fotografiar en difentes ocasiones durante el tratamiento	• Inicio, por semana, cambio significativo, cuando se considere clínicamente necesario, cuando se considere cicatrizada o resuelta.
4. Fotografiar al menos 3 imágenes	• Corta distancia (20 cm) • Media distancia (45 cm) • Distante (90 cm/parte del cuerpo)
5. Tener en cuenta en los diferentes momentos	• Misma posición, distancia y ángulo (preferible 90°). • Misma cámara y ajustes. • Use una fuente luminosa (luz de día o luz blanca).

Adaptada de: https://gneaupp.info/wp-content/uploads/2021/11/protocolo-toma-foto-grafica-infografia.pdf

Protocolo toma fotográfica

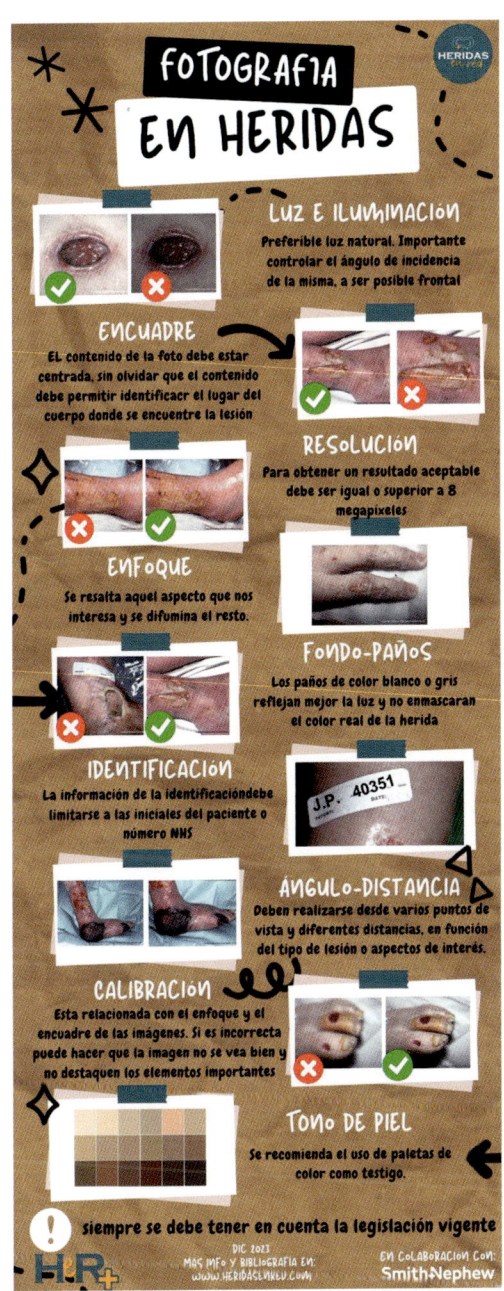

Fuente: www.heridasenred.com

Imagen 7.8

Infografía «Fotografía en heridas»

7.2.2. Técnica de limpieza

Se debe aplicar una presión de lavado efectiva, que arrastre detritus, bacterias y restos de la cura anterior; pero sin producir traumatismos en el tejido sano. No existe un consenso general en cuanto al producto a utilizar; sin embargo, la recomendación más aceptada está en la utilización de suero salino isotónico con mínima fuerza mecánica entre 4 y 15 libras por pulgada, lo que sería el equivalente de 0,0703 kg/cm^2 y 1,0546 kg/cm^2.

El **lavado de las heridas** se realizará con mayor o menor frecuencia, dependiendo del exudado de las lesiones, la vida media del producto utilizado en la cura, y la presencia de suciedad y tejido necrótico. Tras la misma, se tarda 40 minutos en volver a la temperatura normal y 3 horas para comenzar de nuevo la división celular mitótica. El acto de retirar o cambiar el apósito y dejar temporalmente la lesión al aire supone la pérdida de líquido por evaporación y el descenso de la temperatura de la herida (entre 5 y 10 °C). Produce descenso relativamente prolongado de la actividad leucocitaria y mitótica, y la eliminación de neovasos del tejido de granulación y del neoepitelio.

CONSIDERACIONES CLAVE EN ALGUNOS AGENTES COMUNES DE IRRIGACIÓN DE HERIDAS	
Suero Salino Fisiológico (SSF)	Reduce poco la carga bacteriana.
	Baja toxicidad.
	El crecimiento bacteriano puede ocurrir en un recipiente abierto dentro de las 24 horas.
Agua estéril	Reduce poco la carga bacteriana.
	La absorbe los tejidos. Se contamina.
Agua	Reduce poco la carga bacteriana.
	Usar si no hay SSF o agua estéril.
	Se colonizan los grifos con Pseudomonas aeruginosa.
Productos disponibles comercialmente (espumas, jabones, toallitas, y soluciones con tensioactivos)	Elimina bacterias con menos fuerza requerida debido al contenido de surfactante.
	Puede ser más adecuado para heridas con restos celulares adherentes y biofilm.
	Contienen conservantes para prolongar la vida útil de almacenamiento.
	Puede ser altamente citotóxico (evaluar).

CONSIDERACIONES CLAVE EN ALGUNOS AGENTES COMUNES DE IRRIGACIÓN DE HERIDAS	
Povidona yodada	Actividad antimicrobiana de amplio espectro.
	Citotóxica para las células sanas y tejido de granulación en concentración de mayor porcentaje.
	Puede irritar la piel periulceral.
Peróxido de oxígeno	Puede ser citotóxico para las células sanas y tejidos de granulación.
	Inefectivo en la reducción de los recuentos bacterianos.
Polyhexamethylene biguanide (PHMB) 0,1 %	Contiene betaína, un surfactante para levantar microbios y escombros, y suspenderlos en solución para prevenir la recontaminación de heridas.
	Mayor capacidad de penetración en el biofilm de la herida.
	Amplio espectro de actividad contra bacterias, virus y hongos.
	No hay evidencia de resistencia.
Octenidine HCL (octenidina dihidrocloruro)	Despegar los vendajes incrustados, además de irrigar los desechos y los microbios del lecho de la herida.
	Tensoactivo que es eficaz en las heridas y que es menos irritante.
	Prevención y eliminación del crecimiento de biofilms bacterianos.
Acido hipocloroso 0,01 %	Actividad antimicrobiana de amplio espectro.
	No irritante, no sensibilizante, no tóxico.
	Se puede utilizar para aflojar vendajes incrustados además de irrigar residuos sueltos y bacterias del lecho de la herida.
	Actividad antimicrobiana rápida a concentraciones seguras.

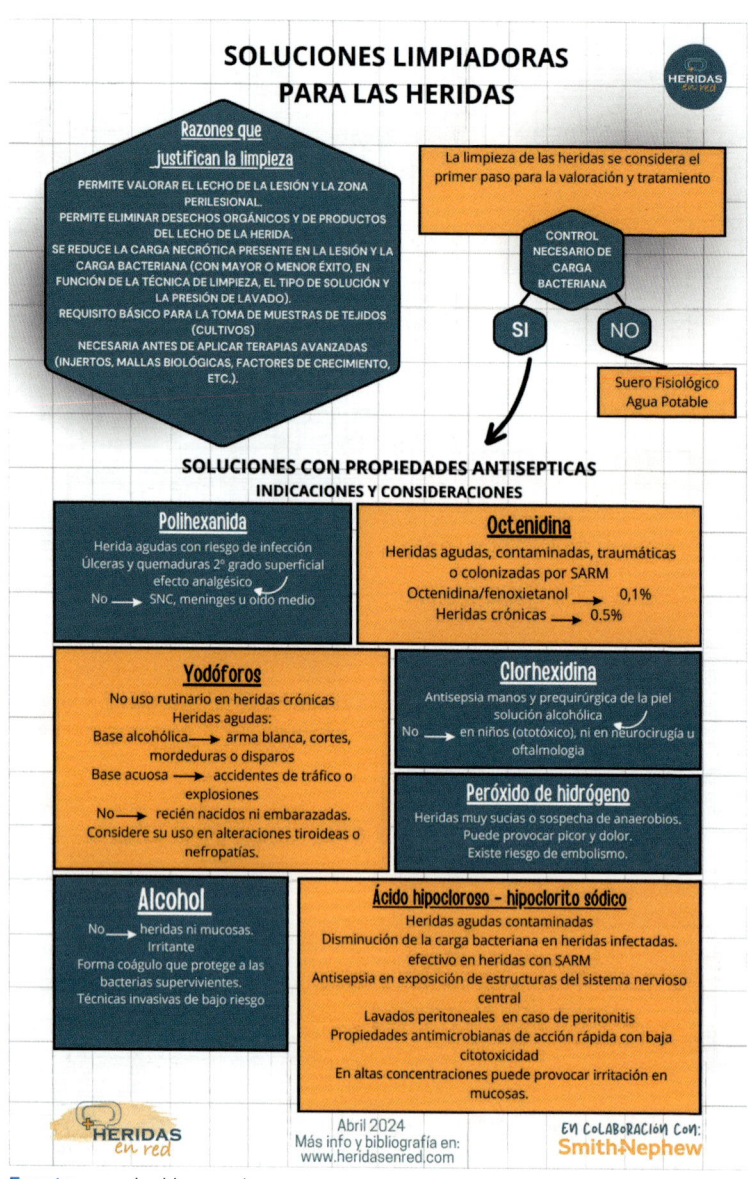

Fuente: www.heridasenred.com

Imagen 7.9

Infografía «Soluciones limpiadoras para las heridas»

7.2.3. Manejo local: aspectos a tratar en la preparación del lecho de la herida

En el abordaje de las lesiones pueden utilizarse herramientas de apoyo en la toma de decisiones clínicas:

TIMERS	DOMINATE	TRIÁNGULO DE EVALUACIÓN DE HERIDAS
Tissue Inflammation/infection Moisture Edge Regeneration Social factors	Debridement Offloading Moisture Malignant Medication Mental Health Inflammation/infection Nutrition Arterial Insufficiency Technical Advance Edema Education	**Lecho** de la Herida **Bordes** de la Herida **Piel perilesional**

7.2.4. Control del tejido desvitalizado. Desbridamiento

El **desbridamiento** es el **conjunto de mecanismos** (*fisiológicos* o *externos*), dirigido a la **retirada de tejidos necróticos, exudados, colecciones serosas o purulentas, y/o cuerpos extraños asociados**, es decir, todos los tejidos y materiales no viables presentes en el lecho de la herida.

El desbridamiento puede realizarse sobre:

- Tejido **necrótico**: *tejido muerto, células muertas y debris,* que son la consecuencia de la fragmentación de células no viables.

- **Esfacelo**: tejido amarillo-fibrinoso compuesto por *fibrina, pus y material proteico.*

- **Carga necrótica**: describe en su globalidad el tejido necrótico, el exceso de exudado, y los elevados niveles de bacterias presentes en el tejido desvitalizado.

265

CARACTERÍSTICAS	ELEMENTOS CLAVE DE DECISIÓN SOBRE EL MÉTODO DE DESBRIDAMIENTO			
	AUTOLÍTICO	QUIRÚRGICO	ENZIMÁTICO	MECÁNICO
Rapidez	4	1	2	3
Selección del tejido	3	2	1	4
Herida dolorosa	1	4	2	3
Exudado	3	1	4	2
Infección	4	1	3	2
Coste	1	4	2	3

Teniendo en cuenta que: 1 (más apropiada) y 4 (menos apropiada)

Tipos de desbridamiento

Quirúrgico o cortante

El **desbridamiento quirúrgico (radical)** es un método muy rápido y completo de desbridamiento, que se realiza en el quirófano bajo anestesia por el equipo de cirugía. En este desbridamiento, el tejido necrótico se elimina con un escalpelo y tijeras, aunque también se retira algo de tejido sano. Sin embargo, generalmente solo se usa si hay un daño severo del tejido y si existe riesgo de envenenamiento de la sangre.

El **desbridamiento cortante (parcial)** se realiza a pie de cama retirando de forma selectiva el tejido necrótico. Implica el uso del *bisturí, tijeras u otros instrumentos afilados* para retirar el tejido desvitalizado.

ESTÁ CONTRAINDICADO EN	SE DEBE INTERRUMPIR LA RESECCIÓN CUANDO
• Pacientes con trastornos de la coagulación. • Pacientes con tratamiento anticoagulante.	• Provoque *mucho* dolor. • Presencia hemorragia importante. • Aparezca alguna estructura ósea, tendones, etc.

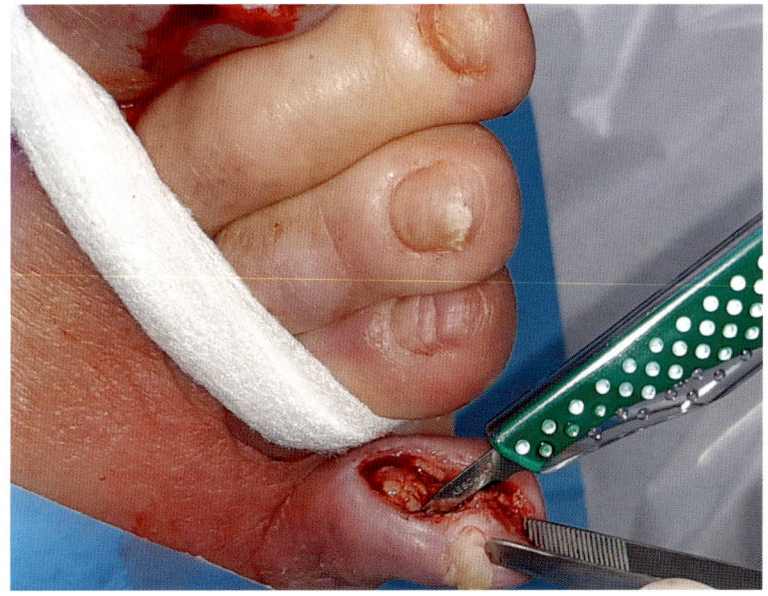

Imagen 7.10

Desbridamiento cortante

Enzimático

Utiliza *enzimas proteolíticas naturales* elaboradas por la industria farmacéu-tica, como colagenasa bacteriana *(clostridiopeptidasa A* derivada del *Clostri-dium histolyticum* o *vibrio alginolyticus)*, papaína/urea, fibrinolisina, etc.

La utilización de la colagenasa no debe asociarse a otros preparados enzi-máticos ni a ciertos antibióticos tópicos, ya que la inactivan, así como tam-poco a antisépticos, metales pesados y detergentes. La **colagenasa**, deri-vada del *Clostridium histolyticum,* es la **enzima desbridante** más conocida de entre todos los agentes desbridantes enzimáticos. Digiere específica-mente el colágeno de triple hélice y no degrada ninguna otra proteína que no tenga esta triple hélice. Esta *característica* es única de la colagenasa bacte-riana, ya que ninguna de las otras *proteasas* disponibles puede digerir el co-lágeno.

267

Ha sido utilizada durante más de 30 años y tiene un gran número de ventajas clínicas, incluyendo su selectividad a la hora de retirar el *tejido muerto*. Es indolora y causa la mínima pérdida de sangre.

Autolítico

Es un proceso *natural* y altamente selectivo por el que las *enzimas proteolíticas endógenas* descomponen el *tejido necrótico* y la escara del tejido sano. Están producidas principalmente por neutrófilos e incluyen *elastasa, colagenasa* y *enzimas lisosomales.*

Osmótico

Se obtiene a través de un proceso de ósmosis fruto del intercambio de fluidos de distinta densidad, mediante la aplicación de diferentes productos como los apósitos de poliacrilato, productos a base de soluciones hiperosmolares como la miel de Manuka, apósito de fibras hidrodetersivas de poliacrilato, hidrogeles salinos con concentraciones iónicas superiores al 12 %, o soluciones de Ringer Lactato con altas concentraciones de calcio y potasio.

Mecánico

Diferentes técnicas traumáticas y no selectivas que eliminan los restos de la herida utilizando la abrasión mecánica:

- Apósitos de húmedo a seco.
- Hidrodetersivo.
- Hidroterapia.
- Por láser.
- Por ultrasonidos.

Biológico-Terapia larval

En esta terapia se utilizan larvas estériles de mosca de la especie **Lucilia Sericata** (mosca verde botella). Rompen y licúan el tejido muerto utilizando potentes enzimas proteolíticas. Se alimentan del tejido necrótico no viable, por lo que constituyen un producto altamente selectivo al no retirar tejido sano.

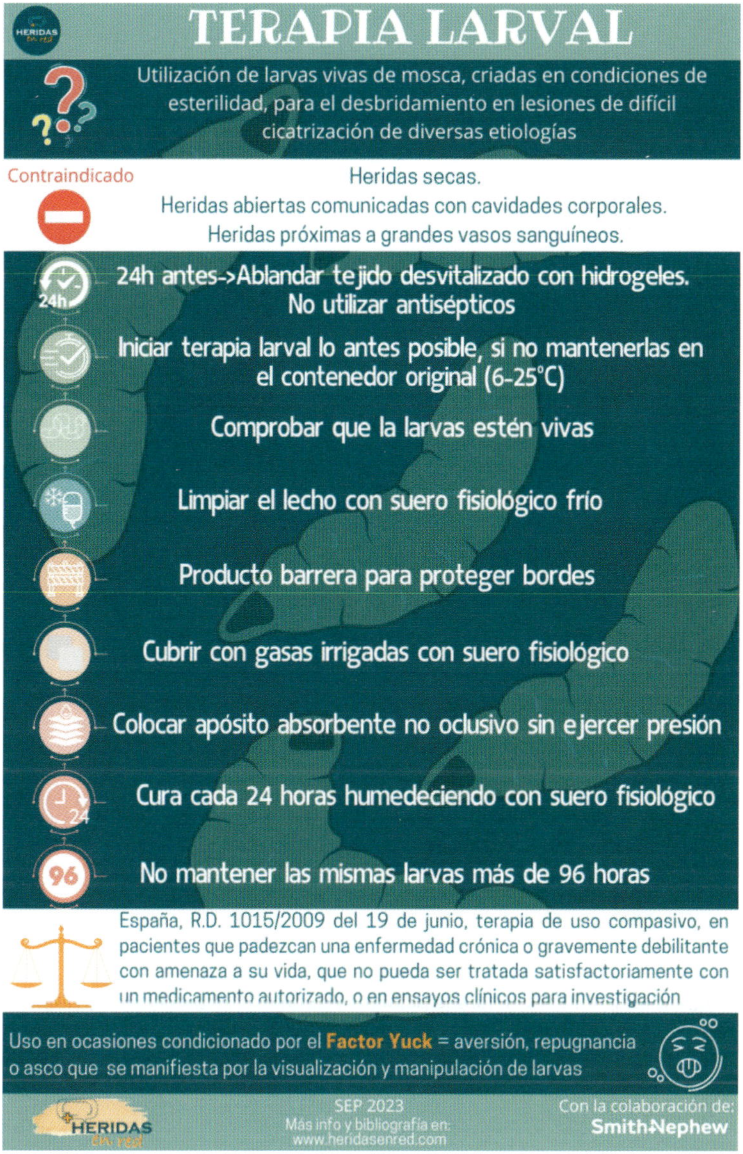

TERAPIA LARVAL

 Utilización de larvas vivas de mosca, criadas en condiciones de esterilidad, para el desbridamiento en lesiones de difícil cicatrización de diversas etiologías

Contraindicado Heridas secas.
Heridas abiertas comunicadas con cavidades corporales.
Heridas próximas a grandes vasos sanguíneos.

 24h antes->Ablandar tejido desvitalizado con hidrogeles. No utilizar antisépticos

 Iniciar terapia larval lo antes posible, si no mantenerlas en el contenedor original (6-25°C)

 Comprobar que la larvas estén vivas

 Limpiar el lecho con suero fisiológico frío

 Producto barrera para proteger bordes

 Cubrir con gasas irrigadas con suero fisiológico

 Colocar apósito absorbente no oclusivo sin ejercer presión

 Cura cada 24 horas humedeciendo con suero fisiológico

 No mantener las mismas larvas más de 96 horas

 España, R.D. 1015/2009 del 19 de junio, terapia de uso compasivo, en pacientes que padezcan una enfermedad crónica o gravemente debilitante con amenaza a su vida, que no pueda ser tratada satisfactoriamente con un medicamento autorizado, o en ensayos clínicos para investigación

Uso en ocasiones condicionado por el **Factor Yuck** = aversión, repugnancia o asco que se manifiesta por la visualización y manipulación de larvas

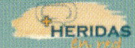 **HERIDAS**

SEP 2023
Más info y bibliografía en:
www.heridasenred.com

Con la colaboración de:
Smith Nephew

Fuente: www.heridasenred.com

Imagen 7.11

Infografía «Terapia larval»

DESBRIDAMIENTO EN HERIDAS CRÓNICAS

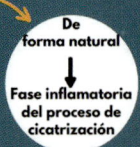

DESBRIDAMIENTO

Conjunto de mecanismos dirigidos a la retirada de tejidos necróticos, exudados, colecciones serosas o purulentas y/o cuerpos extraños asociados, es decir, todos los tejidos y materiales no viables presentes en el lecho de la herida

De forma natural

↓

Fase inflamatoria del proceso de cicatrización

TEJIDOS A DESBRIDAR

TEJIDO NECRÓTICO
ESFACELOS
BIOFILM
COLECCIONES SEROSAS O PURULENTAS

OBJETIVOS DEL DESBRIDAMIENTO

| Eliminar tejido necrótico y biopelícula | Evaluar y visibilizar el lecho de la herida | Aliviar carga metabólica y estrés psicológico | Facilitar cicatrización, mejorar remodelado tisular | Mejorar función estructural y restauración de la piel | Controlar exudado y olor | Mejorar Calidad de Vida |

MÉTODOS DE DESBRIDAMIENTO

ENZIMÁTICO
AUTOLÍTICO

OSMÓTICO   MECÁNICO

¡¡CONTROL DEL DOLOR!!

TERAPIA LARVAL
CORTANTE
QUIRÚRGICO

PUNTOS CLAVE

La limpieza y desbridamiento son esenciales para potenciar la efectividad de otros tratamientos.

La evaluación integral del paciente y la lesión guía la elección del desbridamiento más adecuado.

La elección del método dependerá de la formación del profesional, el entorno sanitario donde se realice y las características particulares del paciente y la herida.

El desbridamiento elimina tejido necrótico, carga microbiana y células senescentes, facilitando la cicatrización.

Combinar métodos de desbridamiento optimiza resultados y acelera la cicatrización

Debe obtenerse el consentimiento informado, especialmente en desbridamientos quirúrgicos o cortantes.

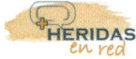

JUL 2024
Más info y bibliografía en:
www.heridasenred.com

Con la colaboración de:
Smith+Nephew

Fuente: www.heridasenred.com

Imagen 7.12

Infografía «Desbridamiento en heridas crónicas»

7.2.5. Manejo de la carga microbiana

En la piel coexisten numerosos microorganismos, denominados en conjunto, como microbiota de la piel. La mayoría son bacterias no patógenas, pudiendo englobar a aquellas de tipo comensal (se alimentan en la piel, pero no la dañan) o mutualistas (se alimentan y ofrecen algún beneficio) denominadas microbiota residente. Pero también se encuentra la microbiota transitoria, la que no se establece de forma permanente.

MICROBIOTA RESIDENTE (más usuales)	MICROBIOTA TRANSITORIA (más usuales)
Bacterias corineformes. Estafilococos: • *Staphylococcus aureus*. • *Staphylococcus epidermidis*. *Micrococcus*. *Acinetobacter* spp.	Bacterias Gram-positivas: • Estreptococos del grupo A. • *S. aureus*. • Cocos del género Neisseria.

La **toma de muestras** no está recomendada de forma rutinaria para el diagnóstico de infección, éste debe ser clínico. En caso de precisar un diagnóstico microbiológico, el orden de prioridad de los métodos de recogida de muestras es:

271

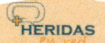

RECOGIDA DE MUESTRAS
EN HERIDAS

BIOPSIA PERCUTÁNEA DE TEJIDO.

- Gold standard para la toma de muestras.
- Muy elevada su precisión para determinar la infección, esta técnica no se realiza de forma común al ser un procedimiento invasivo y que requiere un conjunto de habilidades específicas.

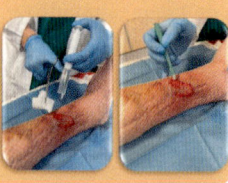

PUNCIÓN-ASPIRACIÓN PERCUTÁNEA.

- Muy recomendable por su relativa sencillez, valores cuantitativos y evita contaminaciones.

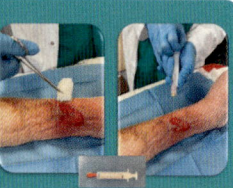

RECOGIDA POR HISOPO.

- Cuando no sea posible la recogida de muestra por otro método.
- Las muestras así recogidas en general son de escasa rentabilidad por tener escaso contenido y deficiente recuperación de microorganismos anaerobios.

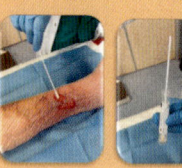

CONSERVACIÓN DE LAS MUESTRAS.

- Las muestras se podrán transportar a temperatura ambiente en las siguientes dos horas de su toma.
- En caso de no poder ser procesadas inmediatamente (máximo dos horas) se pueden mantener refrigeradas (2-8ºC) un máximo de 24 h hasta su procesamiento, aunque ello suponga perder viabilidad de los microorganismos anaerobios.

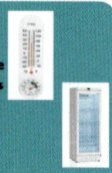

 MÁS INFO SOBRE LAS TÉCNICAS EN QR. En colaboración con: Smith+Nephew

Fuente: www.heridasenred.com

Imagen 7.13

Infografía «Recogida de muestras en heridas»

Se debe hablar de un concepto más dinámico: el **Continuum de la infección**, donde, en función de las variables críticas que afectan a la herida: cantidad de tejido necrótico, número de microorganismos, virulencia bacteriana, y respuesta inmune de la persona, puede variar el tratamiento de la persona y su herida a través de la higiene, desbridamiento y/o tratamiento antimicrobiano adecuado, si lo precisa. Este concepto de *Continuum de la infección* ha sido revisado y actualizado por el *International Wound Infection Institute (IWII)*.

Cabe destacar que es muy importante tratar la higiene de la herida y preparar el lecho de la herida de una forma precoz y utilizar, si es preciso, el desbridamiento y/o la limpieza con el antiséptico más idóneo, o el tratamiento con antimicrobianos tópicos o sistémicos según el estado de infección que presente la herida. Se desaconseja de forma rutinaria el uso de antisépticos para la higiene de la herida.

Dentro del **Continuum de la infección**, en la infección local es donde mayores cambios se han producido y, por tanto, donde mayores dificultades se presentan a los profesionales. Identificar los signos clásicos (más asociados a heridas agudas) y signos sutiles (más asociados a heridas de difícil cicatrización) es el paradigma actual. Existen algoritmos de decisión clínica en el manejo de la infección.

El continuum de la infección

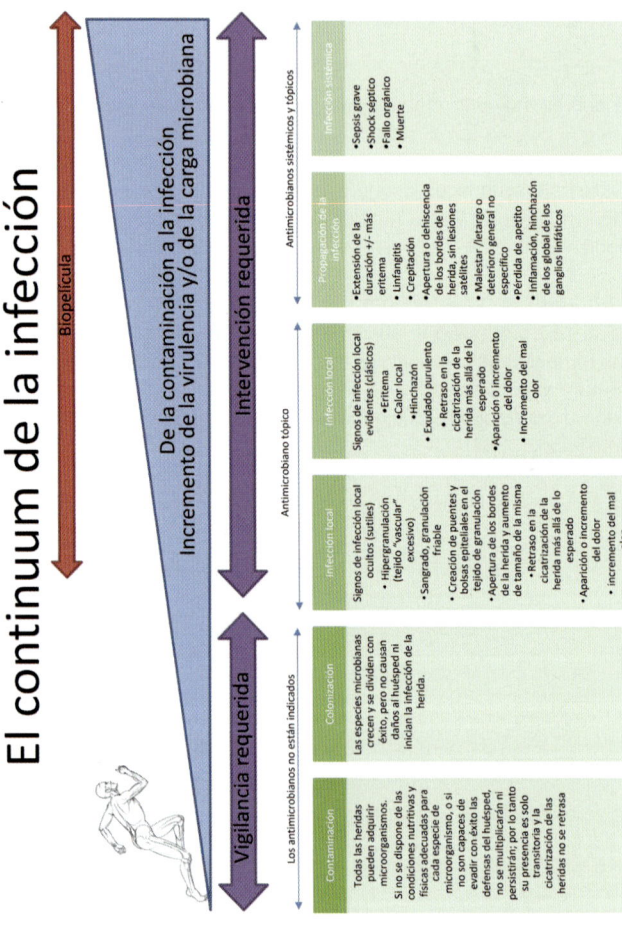

De la contaminación a la infección
Incremento de la virulencia y/o de la carga microbiana

Contaminación	Colonización	Infección local	Infección local	Propagación de la infección	Infección sistémica
Todas las heridas pueden adquirir microorganismos. Si no se dispone de las condiciones nutritivas y físicas adecuadas para cada especie de microorganismo, o si no son capaces de evadir las defensas del huésped, no se multiplicarán ni persistirán; por lo tanto su presencia es solo transitoria y la cicatrización de las heridas no se retrasa	Las especies microbianas crecen y se dividen con éxito, pero no causan daños al huésped ni inician la infección de la herida.	Signos de infección local ocultos (sutiles) (tejido "vascular" excesivo) • Hipergranulación • Sangrado, granulación friable • Creación de puentes y bolsas epiteliales en el tejido de granulación • Apertura de los bordes de la herida y aumento de tamaño de la misma • Retraso en la cicatrización de la herida más allá de lo esperado • Aparición o incremento del dolor • incremento del mal olor	Signos de infección local evidentes (clásicos) • Eritema • Calor local • Hinchazón • Exudado purulento • Retraso en la cicatrización de la herida más allá de lo esperado • Aparición o incremento del mal olor • Incremento del mal olor	• Extensión de la duración +/- más eritema • Linfangitis • Crepitación • Apertura o dehiscencia de los bordes de la herida, sin lesiones satélites • Malestar /letargo o deterioro general no específico • Pérdida de apetito • Inflamación, hinchazón de los gglobal de los ganglios linfáticos	• Sepsis grave • Shock séptico • Fallo orgánico • Muerte

Los antimicrobianos no están indicados | Antimicrobiano tópico | Antimicrobianos sistémicos y tópicos

Vigilancia requerida | **Intervención requerida**

Biopelícula

Signos y síntomas relacionados con el continuo de la infección

Imagen 7.14

El *Continuum* de la infección

Adaptado de: International Wound Infection Institute (IWII) La infección de heridas en la práctica clínica. Wounds International. 2022.

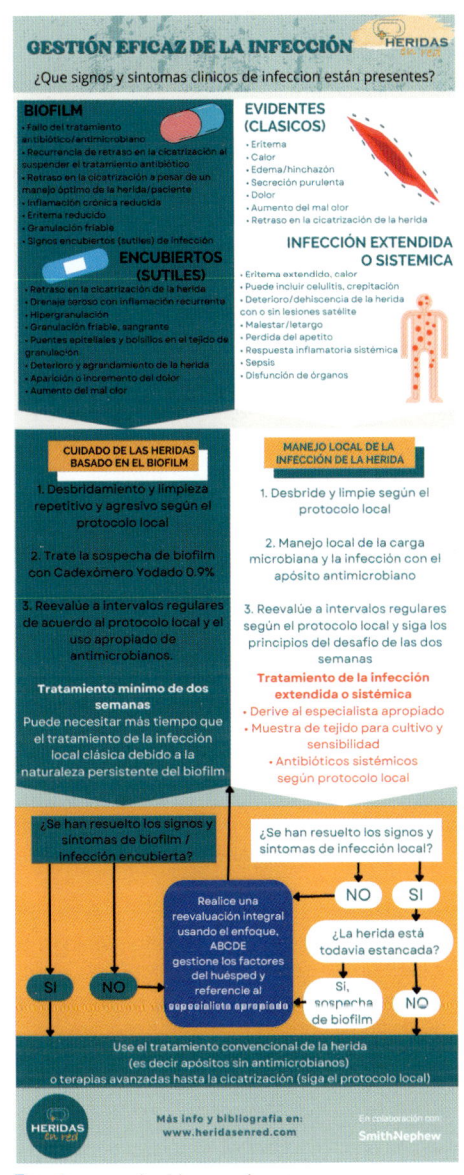

Imagen 7.15

Infografía «Gestión eficaz de la infección»

7.2.6. Manejo de la humedad

En 1962, *George D. Winter* publicó en la revista *Nature* su trabajo sobre cicatrización en el que *demostraba* que las heridas cicatrizaban *más rápidamente* en un ambiente húmedo *(cubiertas por un polímero que mantenía la humedad en la herida)* en comparación con la cura seca tradicional *(expuestas al aire o cubiertas por una gasa estéril)*. Este hecho *supuso* la incorporación de un <u>nuevo concepto</u> en el *tratamiento* de heridas, la **cura en ambiente húmedo (CAH)**.

Exudado

SITUACIÓN	INDICADORES
Seco	El lecho de la herida está seco; no hay humedad visible y el apósito primario no está manchado. El apósito puede estar *adherido* a la herida. Es posible que éste sea el ambiente de elección para las heridas isquémicas.
Húmedo	Hay *pequeñas* cantidades de líquido visibles cuando se retira el apósito. El apósito primario puede estar *ligeramente* marcado y la *frecuencia* de cambio del apósito resulta adecuada para el tipo de apósito. En muchos casos, éste es el objetivo de *tratamiento* del exudado.
Mojado	Hay *pequeñas* cantidades de líquido visibles cuando se retira el apósito. El apósito primario se encuentra muy manchado, pero no hay paso de exudado. La *frecuencia* de cambio del apósito resulta adecuada para el tipo de apósito.
Saturado	El apósito primario se encuentra mojado y hay *traspaso* de exudado. Se requiere una *frecuencia* de cambio del apósito *mayor* de la habitual para este tipo de apósito. La piel perilesional puede encontrarse macerada.
Con fuga de exudado	Los apósitos se encuentran saturados y hay fugas de exudado de los apósitos primario y secundario hacia las ropas o más allá. Se requiere una *frecuencia* de cambio del apósito mucho *mayor* de la habitual para este tipo de apósito.

7.2.7. Definición de apósito

Los diferentes productos que se pueden utilizar para cubrir, proteger, mejorar y cicatrizar una herida.

La NORMA europea BS EN 13726 establece los métodos de ensayo en apósitos. Aspectos de la absorbencia, velocidad de transmisión de vapor de humedad (MVTR) de los apósitos de película permeable al vapor, impermeabilidad (Resistencia al agua), y conformabilidad (adaptabilidad).

El **apósito elegido debe *proporcionar*** un equilibrio entre:

*   Cantidad de exudado absorbido *(ml/cm^2)*.

*   Velocidad de absorción *(ml/h)*.

*   Resistencia al agua *(impermeable en secundarios)*.

*   Evapotranspiración *(WVTR de 2028,3+/– 237,8 g/m^2 en 24 h)*.

*   Temperatura *(37 °C)*.

Los **APÓSITOS** pueden ser:

*   **Primarios**: tienen capacidad de *incidir* en el entorno del lecho y *aportan* elementos o sustancias en el entorno del lecho.

*   **Secundarios**: protegen al apósito primario o tienen funciones de absorción.

*   **Pasivos**: materiales simples, cuya función es *proteger, aislar* y *taponar* las heridas.

*   **Activos**: tienen la capacidad de *crear* y *mantener* un ambiente húmedo alrededor de la herida, *favoreciendo* la cicatrización.

Tipos de apósitos

Según la composición y características del apósito:

ALGINATOS	
Componente	**Sales de ácido algínico** (sales de calcio y sodio), un polisacárido natural formado por la unión de los ácidos glucurónico y manurónico. Alta capacidad de absorción que puede alcanzar de 15 a 20 veces su propio peso.
Mecanismo de acción	Forman un gel hidrofílico que mantiene un ambiente húmedo, limita la secreción de la herida y reduce la contaminación bacteriana.
Tipo de apósito	Primarios o de contacto. No sobrepasar los bordes de la lesión.
Combinaciones	Algunos están combinados con carboximetil celulosa sódica (CMC) y/o plata (Ag).

HIDROCOLOIDES	
Componente	**Moléculas coloidales** (carboximetil celulosa sódica (CMC), pectina o gelatina) combinados con otros materiales, tales como elastómeros o adhesivos. Lesiones de bajo a medio exudado. En contacto con la piel se transforma en un gel con aspecto y olor característico.
Mecanismo de acción	Absorben exudado a través del intercambio iónico del ion sodio. Su capacidad de absorción es de baja a moderada. Es semioclusivo, favorece la neoangiogénesis.
Tipo de apósito	Puede ser utilizado como primario o secundario de otros. Debe retirarse correctamente.
Combinaciones	No presenta.

HIDROFIBRA DE HIDROCOLOIDE GELIFICANTE (HCH)	
Componente	**Tejido adaptable de CMC sódica**. Permite usarlo en cavidades, heridas infectadas y heridas de moderada a altamente exudativas.
Mecanismo de acción	En presencia de humedad, las fibras absorben líquido rápidamente en su interior e inmediatamente se convierte en un gel cohesivo. Las hidrofibras siguen absorbiendo y retienen el exudado, suministrando un medio húmedo cicatrizante para la herida.
Tipo de apósito	Primario o de contacto. Recortable.
Combinaciones	Existen con plata y se pueden utilizar conjuntamente con platas en lesiones infectadas, con biofilm y elevado riesgo de infección.

HIDROGELES	
Componente	Son insolubles en agua y se obtienen mediante el entrecruzamiento de **polímeros hidrofílicos**, como polimetacrilatos y polivinilpirrolidina. Estos apósitos pueden ser aplicados como un gel amorfo o como una lámina.
Mecanismo de acción	Contienen aproximadamente entre un 70-90 % de agua y, por ello, carecen de alta capacidad de absorción. Puede dar lugar a la maceración y proliferación bacteriana en la herida. Favorece el desbridamiento autolítico, permitiendo la eliminación de tejido necrótico.
Tipo de apósito	Primarios o de contacto.
Combinaciones	No presenta.

279

PELÍCULAS DE POLIURETANO	
Componente	Son películas de **poliuretano** flexibles, impermeables a fluidos y bacterias, y carecen de capacidad para absorber exudado.
Mecanismo de acción	Permite crear un ambiente húmedo en la herida, y puede ocasionar la maceración de los tejidos debido al exceso de humedad en heridas escasamente exudativas que se encuentran en fase de epitelización. Los actuales apósitos de poliuretano tienen una porosidad y permeabilidad variables al vapor de agua, a los gases, y a los exudados, lo que permite su utilización en diversos tipos de lesiones.
Tipo de apósito	Secundario o de fijación.
Combinaciones	Alginatos, HCH, espumas, hidrocoloides.

ESPUMAS DE MATERIALES HIDROFÍLICOS (poliuretano)	Adhesivos NO adhesivos Formas anatómicas: sacro o talón Reborde extrafino
Componente	Productos **derivados del poliuretano** con estructura de espuma o foam. Presentan una capa hidrofílica absorbente en contacto con la herida, y una lámina exterior de poliuretano que puede ser permeable o semipermeable, manteniendo el ambiente húmedo y proporcionando un aislamiento térmico. Son productos que no dejan residuo. La propiedad de adhesión es variable mediante sistemas adhesivos a base de: siliconas, acrilatos, poliacrilatos, hidrogeles, hidrocoloides, etc. Alta capacidad de absorción, incluso en condiciones de presión, y reducen el número de cambios de apósitos. Utilización indicada en el tratamiento de heridas con un exceso de tejido de granulación, debido a su capacidad para limitar la formación de cicatrices queloides.
Mecanismo de acción	Mantienen las condiciones óptimas de humedad (MTWR). Tienen efecto de aislamiento térmico y biológico (semipermeable). Mejora las condiciones del tejido para la regeneración, manteniendo un pH adecuado para la angiogénesis y regulando la concentración de O_2. Regulan los niveles de citoquinas proinflamatorias. Mejoran la proliferación de fibroblastos y síntesis de colágeno. No se fijan al lecho de la herida, evitando sangrados y maceración periulceral. Efecto de desbridamiento autolítico mediante fibrinólisis y acción enzimática. Sirven como protección local en personas de riesgo de lesiones por presión y fricción.
Tipo de apósito	Primario.
Combinaciones	Con plata y sulfadiazina argéntica les provee de propiedades antibióticas. Estructuras de poliacrilato o similares mejoran su capacidad de absorción y retención. Con hidrofibra de hidrocoloide, así como con una base de contacto de hidrogel, permite aportar humedad al lecho de la herida.

281

APÓSITOS DE CARBÓN ACTIVADO	
Componente	Carbón activado en apósitos o mallas de nylon.
Mecanismo de acción	Neutraliza el olor de las heridas a través del filtrado o retención del exudado en la estructura del apósito.
Tipo de apósito	Primarios, pueden estar en una estructura de mallas (rayón, poliéster, poliamida, etc.) o combinados con alginato.
Combinaciones	Con plata. No se recomienda recortarlos, pueden desprender polvo de carbón.

APÓSITOS IMPREGNADOS (tules grasos)	
Componente	Malla impregnada cuyo objetivo es evitar la adherencia del apósito secundario. Es una **trama de poliéster** adaptable e impregnada de partículas de hidrocoloide/ vaselina/partículas de polímeros, sulfadiazina argéntica o plata.
Mecanismo de acción	Las sustancias que la impregnan determinan la anti-adherencia, y la permanencia en la lesión, impidiendo el crecimiento del tejido de granulación entre sus fibras, la capacidad para evitar la maceración y la disminución del dolor a la retirada.
Tipo de apósito	Primario, precisan de secundario. Indicados en lesiones superficiales, traumáticas y erosivas, quemaduras, y zonas donantes.
Combinaciones	Agentes antibacterianos.

APÓSITOS DE SILICONA	
Componente	Compuestos **sintéticos e inertes**. Las siliconas blandas son pegajosas y moldeables, además de poco tóxicas para el organismo.
Mecanismo de acción	Son hidrófobos.
	Propiedades de adhesión a la piel circundante seca y NO al lecho.
	Retirada atraumática, sin dejar restos.
	Mantienen ambiente húmedo y hacen sellado de la lesión.
	Evitan y minimizan cicatrices hipertróficas.
Tipo de apósito	Primarios.
Combinaciones	Asociados a matrices de espumas poliméricas.

FIBRAS HIDRODETERSIVAS	
Componente	Fibras hidrodetersivas de **poliacrilato** con núcleo acrílico, absorbente y microadherente.
Mecanismo de acción	Electroestático.
	En contacto con el exudado, las fibras hidrodetersivas de poliacrilato gelifican, se expanden y se unen a los restos necróticos, que absorben y drenan para contribuir a su eliminación (desbridamiento autolítico). La creación de este gel permite mantener un ambiente húmedo en contacto con la herida, hecho que favorece la cicatrización de las áreas desbridadas y atrapa los exudados para prevenir su difusión lateral.
Tipo de apósito	Primario.
Combinaciones	Fibras poliabsorbentes con plata.

283

REGULADOR DE MMP (Metaloproteinasas de la matriz)	
Componente	La tecnología o modalidad del apósito varía en función del producto. Uno de los apósitos moduladores del pH se compone de una matriz a base de **almidón** que es capaz de modular el pH local de la herida; otros comprenden un apósito de tipo fibroso que proporciona una acción de bloqueo de gel, o un **polímero superabsorbente** o colágeno/celulosa secados al aire libre que forman un gel blando cuando entran en contacto con el exudado de la herida. Otra forma de apósito modulador de proteasas contiene un gel **coloide hidroactivo**.
Mecanismo de acción	Estas modalidades impiden la transferencia de proteasas corrosivas al tejido de granulación o epitelizante. Un posible modo de acción de los productos a base de colágeno es que actúan como una proteína de sacrificio. Las partículas con factor nanooligosacárido (NOSF) neutralizan el exceso de metaloproteasas presentes en heridas crónicas, restableciendo el equilibrio de la herida y promoviendo la aceleración de la cicatrización. La **Tecnología Lípido Coloide** crea un ambiente húmedo que promueve la **proliferación de los fibroblastos** y ofrece una retirada indolora.
Tipo de apósito	Primario.
Combinaciones	Con plata o colágeno.

PROPIEDADES ANTIOXIDANTES	
Componentes	LBG (galactomanano), cúrcuma, acetilcisteína, licopeno, α-tocoferol, ácido ascórbico.
Mecanismo de acción	Cura húmeda para gestión del exudado y neutralización del exceso de radicales libres, consiguiendo así la reactivación de la herida.
Tipo de apósito	Primario.
Combinaciones	Para fijarlo a la herida y conservar sus propiedades necesita un apósito secundario apropiado a la localización y carácter exudativo de la herida.

MIEL	
Componente	«**Gelam**» de la planta Malaleuca y «**Tualang**» del árbol *Koompassia excelsa* procedentes de Malasia. «**Manuka**» y «**Jellybush**», ambas del arbusto *leptospermum* presente en Nueva Zelanda y en Australia, tienen un efecto antibacteriano mayor que el resto de las mieles. «**Jambhul**», originaria del a India.
Mecanismo de acción	Generan un medio húmedo. Contiene enzimas conocidas como glucosa oxidasa (GOX). Cataliza la glucosa transformándola en peróxido de oxígeno y ácido glucónico y permite inhibir el crecimiento de patógenos. El pH de la miel es de 3,6, estos niveles de hidrogeniones están asociados a su efecto antiinflamatorio al regular la concentración de radicales libres de oxígeno (RLO) y su efecto desodorizante.
Tipo de apósito	Primario.
Combinaciones	Podemos encontrarlos en mallas de viscosas, alginatos e hidrogeles.

PROPIEDADES SUPERABSORBENTES. Poliacrilato de sodio	
Componente	Base de **celulosa** central libre de adhesivos. Lámina externa transpirable, de silicona libre de látex.
Mecanismo de acción	Los líquidos quedan ligados en el interior del núcleo absorbente, sin gotear ni derramarse. La herida recibe unas condiciones aptas que sirven de apoyo para que el tejido de granulación intrínseco vaya fluyendo. El tiempo de aplicación del apósito está limitado a 7 días como máximo.
Tipo de apósito	Primario.
Combinaciones	No presenta.

*Atendiendo al **efecto biológico de los apósitos***

- **Efecto desbridante**:

  —El desbridamiento *inducido* por apósitos activos puede ser autolítico o enzimático.

  —Los apósitos ¨son capaces de *mantener* un alto grado de humedad en la zona de la lesión.

  —Los apósitos activos pueden *liberar* de manera controlada dichas *enzimas proteolíticas* en el lecho de la herida.

- **Efecto antimicrobiano**:

  —Utilizan *antisépticos* de amplio espectro de absorción.

  —El *nitrato de plata* es el más utilizado, también se utilizan otras moléculas como la *clorhexidina, la polihexametileno biguanida o miel.*

  —En algunos casos se utilizan *antibióticos* (tetraciclina, ofloxacina) incorporados.

- **Efecto analgésico**: liberan *localmente analgésicos* en el lecho de la herida, como *ibuprofeno* o *morfina*.

- **Apósitos activadores de la matriz extracelular**:

  —Se *caracterizan* por actuar directamente sobre la síntesis de nueva matriz extracelular dérmica, *aportando* componentes propios de dicha matriz, como colágeno o ácido hialurónico; o *limitando* la degradación de ésta, como los que inhiben la actividad de las metaloproteinasas de la matriz (MMP).

  —Indicados en la fase proliferativa.

Algunos ejemplos son:

- ***Colágeno***: los apósitos de colágeno presentan las siguientes propiedades:

  —Estimulador del proceso de curación fisiológica.

  —Propiedades hemostáticas.

  —Es adecuado para el *tratamiento* de las heridas por segunda intención libres de tejidos necróticos.

- ***Ácido hialurónico***: es un componente esencial en la regeneración celular. Se utiliza *mayoritariamente* en forma de pomada, *aplicándola* en la fase de granulación.

- **Apósitos que incorporan factores de crecimiento**:

  —Actúan en el proceso de cicatrización activando la angiogénesis y la proliferación celular, que afectan a la producción y degradación de la matriz extracelular, y desempeñan un papel importante en la *actividad* de los *fibroblastos* y en las *células inflamatorias*.

—Se ha descrito la síntesis de apósitos para administración tópica de factores de crecimiento implicados en la cicatrización como el *TGFβ1, PDGF, EGF* o el *FGF*.

7.2.8. Bordes y piel perilesional de la herida

Los bordes de la lesión cutánea pueden precisar una reactivación mediante desbridamiento cortante, si presentan epibole (bordes deformados).

La **piel perilesional** es el área que rodea a una lesión. Es una zona susceptible de recibir daño directo como resultado de la propia herida. Se debe proteger con productos barrera no irritantes para evitar su maceración. Las cremas a base de oxido de zinc son de primera elección.

La piel perilesional puede presentar:

Maceración

Saturación de la piel por fluidos durante un espacio de tiempo prolongado. Genera denudación, rotura y posterior infección.

Escoriaciones

Es una irritación cutánea que se presenta donde la piel roza contra ella misma, la ropa u otro material. Por ejemplo, por rascado en la dermatosis pruriginosa. No suelen exceder de 2-4 mm de diámetro.

Descamación

Es el desprendimiento de elementos epiteliales en forma de escamas o membranas transparentes o traslúcidas.

Vesículas

Pueden responder a despegado no uniforme en el reborde del apósito. Si su expansión sobrepasa el límite del apósito, pueden deberse al vendaje.

Edema

Si afecta a las extremidades inferiores puede estar causado por enfermedades orgánicas.

287

Si es perilesional:

- Signos de infección.
- Inadecuado grosor del apósito y su fijación.
- Problema de terapia compresiva.

Picor

Se define como una desazón que causa algo que pica. Suele deberse al envejecimiento de la piel, que provoca que la piel esté muy seca. Es una manifestación de un problema de contacto.

7.3. PROMOCIÓN DE LOS TEJIDOS HACIA LA EPITELIZACIÓN

7.3.1. Terapia de presión negativa (TPN)

Es una tecnología no invasiva que favorece la cicatrización. El objetivo de esta terapia es conseguir un gradiente de presión que disminuye desde que sale de la bomba generadora de la presión hasta que llega a la herida.

Existen múltiples mecanismos de acción responsables de los beneficios terapéuticos de la **terapia de presión negativa**:

- Favorecer la contracción de la herida.
- Eliminar el exudado y el tejido no viable.
- Mejorar el aporte sanguíneo (perfusión).
- Promover la formación del tejido de granulación (capilares y tejido conectivo).
- Estimular físicamente la mitosis.
- Aliviar el edema.
- Eliminar la carga bacteriana.

Indicaciones de la TPN:

- Heridas resistentes a tratamiento convencional (tras 4-6 semanas).
- Heridas que se prevé que sean de larga duración.
- Heridas profundas y/o con gran cantidad de exudado.
- Como tratamiento coadyuvante a otras intervenciones o técnicas.
- Preparación del lecho de la herida para otras intervenciones.

PRECAUCIONES DE LA TPN	CONTRAINDICACIONES DE LA TPN:
• Pacientes con tratamiento anticoagulante. • Pacientes con control de la hemostasia deficiente. • Pacientes no colaboradores. • Pacientes con malnutrición sin tratar.	• Osteomielitis sin tratamiento. • Heridas cubiertas de escaras. • Órganos o vasos expuestos. • Heridas malignas. • Fístulas no exploradas.

Consideraciones:

- La TPN tiene multitud de aplicaciones en el ámbito del tratamiento de heridas.

- Establecer claramente el objetivo es fundamental.

- Este objetivo marcará el tipo de TPN a elegir, las opciones de material, niveles de presión, programación de curas, tiempo de tratamiento, resultados esperados, etc.

- La terapia de presión negativa debe usarse hasta que la herida progrese.

- Algunas medidas de progreso de la herida son:

   —Disminución del tamaño de la herida.
   —Disminución del exudado.
   —Alivio del dolor.

Dispositivos. Diferencias en sistemas de TPN:

- No hay un único nivel óptimo de presión.

- Existe un rango terapéuticamente eficaz que oscila entre **–40 mmHg y –150 mmHg.**

- Dentro de este rango, se aplicará una presión u otra dependiendo del objetivo del tratamiento.

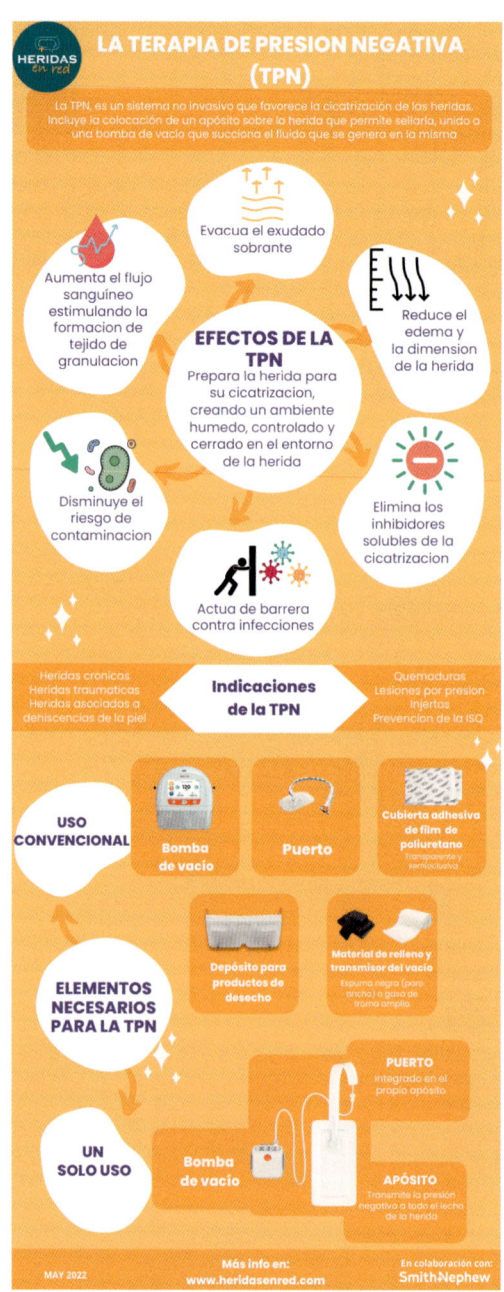

Imagen 7.16

Infografía «Terapia Presión Negativa (TPN)»

7.3.2. Factores de crecimiento plaquetario

Factor de crecimiento epidérmico (FCE):

Uno de ellos es el **plasma rico en plaquetas** (PRP), un péptido que promueve el crecimiento, coagulación, proliferación y diferenciación celular, constituyendo el inicio de la reparación tisular.

Es una terapia mínimamente invasiva, que permite una rápida cicatrización y reparación de tejidos sin ingreso hospitalario ni intervención quirúrgica. Se conocen dos tipos: autólogo y heterólogo.

7.3.3. Sustitutos dérmicos

Son coberturas cutáneas definitivas que reemplazan la función de la dermis y que deben cubrirse con epidermis para completar la cobertura.

En el mercado existen sustitutos de piel artificial, membranas de colágeno acelular, membranas de dermis humana heteróloga, preparados laminares completamente sintéticos, y cultivos celulares por explantación.

Según su *composición* pueden ser:

- Epidérmicos (contienen solo queratinocitos).
- Dérmicos (solo dermis).
- Compuestos (aportan epidermis y dermis).

Si atendemos a su *procedencia*:

- Biológicos (injertos autólogos, homoinjertos, xenoinjertos).
- Sintéticos (son productos sintetizados por distintos laboratorios).

Si atendemos a la *durabilidad*:

- Permanentes.
- Temporales.

Piel de Tilapia

Esta piel del **pez Tilapia** acelera la epitelización al favorecer la angiogénesis y el desarrollo de la epidermis y componentes de la dermis.

- Es reabsorbible y se aplica una sola vez.

- Se produce a partir de un copolímero totalmente sintético en una membrana porosa con un 70 % de ácido láctico; indicado en pacientes con quemaduras de segundo grado superficial y profundo.

291

7.3.4. Apósitos bioactivos

La perpetuación de la fase inflamatoria hace que la lesión tenga hiperproducción de citoquinas y enzimas proteolíticas, fundamentalmente de las metaloproteinasas de la matriz (MMP), disminuyendo la producción de inhibidores de proteasas (TIMP). Esto origina destrucción de la matriz extracelular y la inactivación de factores de crecimiento.

Se indican para heridas crónicas recalcitrantes o «**Hard to heal**» (heridas de difícil cicatrización). Son materiales que no deben ser el primer escalón terapéutico.

Tipos:

- Apósitos de colágeno (bovino/porcino).

- Apósitos reguladores de la proteasa:

    —Apósitos de colágeno con celulosa oxidada y regenerada (COR).
    —Apósitos impregnados de factores de nanoolisacáridos (NOSF).
    —Apósitos de ionógenos polihidratados.

- Apósitos reguladores de radicales libres.

7.3.5. Injertos de piel

Según la procedencia del **injerto cutáneo** se pueden clasificar en:

- Injerto autógeno o autólogo: cuando la zona donante y receptora pertenece al mismo individuo.

- Isoinjerto: cuando el receptor y el donante son gemelos univitelinos.

- Aloinjerto u homoinjerto: cuando el receptor y el donante pertenecen a la misma especie.

- Xenoinjerto o heteroinjerto: cuando el receptor y el donante son de distinta especie.

- Injerto aloplástico: también son denominados apósitos biológicos artificiales.

Injertos en sello

El injerto en sello es un procedimiento sencillo y económico que se puede realizar de manera ambulatoria. Además de la cobertura de la herida, tiene un llamativo efecto analgésico en las heridas dolorosas.

Los fragmentos que se obtienen de la zona dadora (dermis papilar generalmente del muslo) se colocan con una pinza sobre el lecho de la herida, separados unos milímetros.

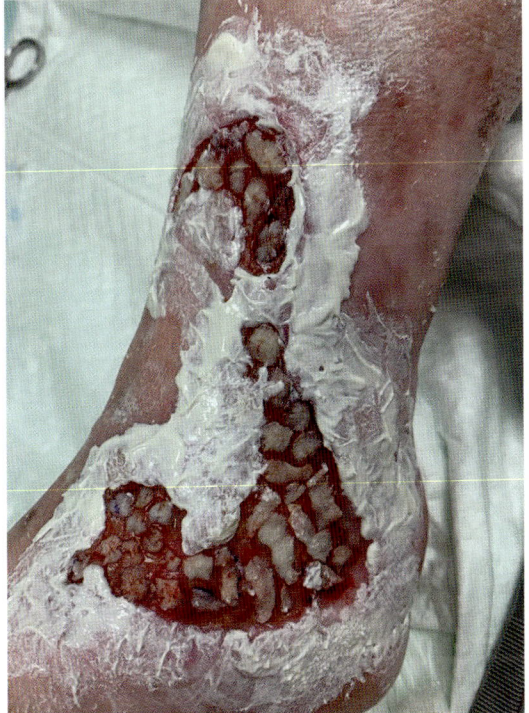

Imagen: Pilar Mir.

Imagen 7.17

Injerto en sello

La cicatrización do las zonas se produce de la siguiente forma:

- La zona donante cicatriza por segunda intención. Las primeras 48-72 horas, teniendo en cuenta el sangrado, es recomendable la cobertura con alginato.
- La zona injertada se cubre con un apósito interfase no adherente, un apósito secundario y vendaje compresivo o descarga, en función de la etiología.

293

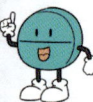

MICROINJERTOS EN SELLO

¿QUE ES?

Técnica alternativa al tratamiento convencional de las heridas crónicas. Suele emplearse en heridas de difícil cicatrización. Los microinjertos en sello son injertos de espesor parcial con fragmentos circulares y ovalados obtenidos sin profundizar más allá de la dermis papilar

MATERIAL

Se llevará a cabo mediante técnica estéril y como instrumental básico necesitaremos una pinza, un bisturí y una cureta dermatológica o un sacabocados (punch).

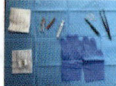

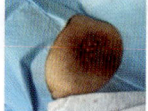

TÉCNICA

- Previo a la realización de esta técnica, debe realizarse una adecuada valoración y preparación del lecho de la herida
- Elección de la zona donante
- Aplicación de anestesia local
- Marcar la superficie cutánea con el sacabocados dejando una separación entre ellos de 2 mm a 5 mm
- Extraer los fragmentos de piel con pinza y bisturí y colocar sobre la herida a modo de mosaico
- Cubrir la lesión injertada con apósito no adherente + apósito absorbente
- Cubrir la zona donante con apósito de alginato cálcico

CUIDADOS

Espaciar al máximo las curas evitando manipulación innecesaria
Piel perilesional: pomadas con óxido de zinc
1ª cura: entre los 3 y 7 días tras la intervención, siendo especialmente cuidadosos para evitar que los microinjertos se despeguen del lecho de la herida
Evitar la modificación del microambiente
Cuidados dirigidos a la limpieza y manejo del exudado

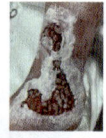

*Fotos cedidas por: PILAR MIR CORTES

RIESGOS/COMPLICACIONES

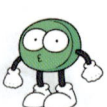

Reacción a la anestesia local
Hemorragia
Dolor crónico (muy poco frecuente)
Infección
Pérdida de piel injertada
Reducción, pérdida o aumento de sensibilidad cutánea
Cicatriz desigual o atrófica, cambios en la color de piel

CONCLUSIONES

Técnica costo efectiva
Efecto beneficioso para el control del dolor y la liberación de factores de crecimiento al lecho de la herida
Técnica y materiales económicos
Régimen ambulatorio
Aplicable a cualquier lesión, exceptuando el pioderma gangrenoso
Los microinjertos son combinables con terapia de presión negativa (TPN)

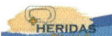

Más info y bibliografía en:
www.heridasenred.com

En colaboración con:
Smith&Nephew

Fuente: www.heridasenred.com

Imagen 7.18

Infografía «Microinjertos en sello»

7.3.6. Estudios moleculares (Molecu Light®)

Es un dispositivo que presenta luz fluorescente, capaz de detectar la carga microbacteriana de la lesión. La **imagenología por fluorescencia** en tiempo real ayuda a marcar la pauta de:

- Regímenes personalizados de tratamiento basados en la carga bacteriana.

- Una selección de tratamientos de herida por presión negativa con o sin instilación de limpiadores de heridas.

- El alcance y la zona de limpieza de las heridas durante los cambios de apósito. La capacidad de visualizar la fluorescencia emitida por las bacterias antes de retirar los apósitos facilita el cambio de apósito acelerado cuando se detecta una carga bacteriana elevada.

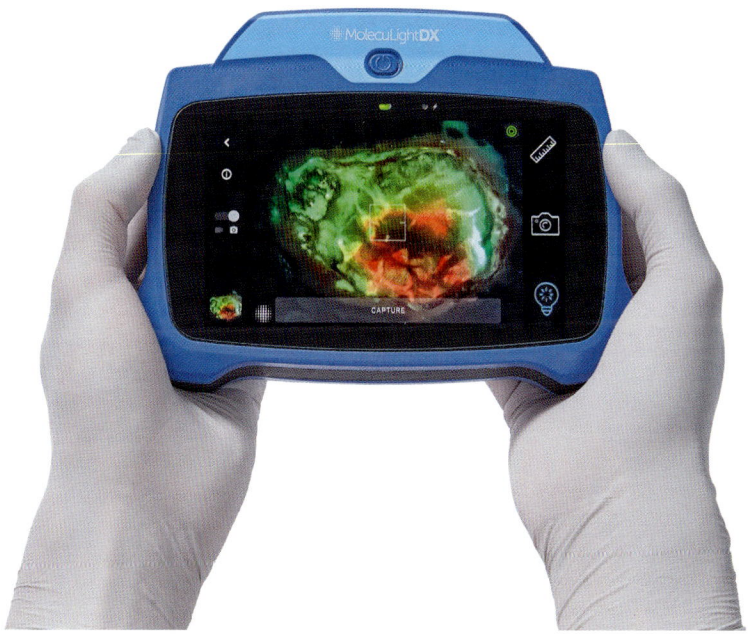

Imagen 7.19

Molecu Light®

BIBLIOGRAFÍA

Atkin L, Bućko Z, Conde Montero E, Cutting K, Moffatt C, Probst A, *et al.* Implementing TIMERS: the race against hard-to-heal wounds. J Wound Care. 2019;28(3 suppl 3): S1-49.

Dowsett C, von Hallern B. The Triangle of Wound Assessment: a holistic framework from wound assessment to management goals and treatments. Wounds International. 2017;8(4):34-9.

European Wound Management Association (EWMA). Documento de Posicionamiento: Heridas de difícil cicatrización: un enforque integral. Londres: MEP Ltd, 2008

Fuentes-Agúndez A, Esparza-Imas G, Morales-Pasamar M, Crespo-Villazán L, Nova Rodríguez J. «Dominate». Acrónimo de apoyo en la valoración de heridas. Enfermería Dermatológica. 2016;10(29):7-11.

Gale SS, Lurie F, Treadwell T, Vazquez JA, Carman T, Partsch H, *et al.* DOMINATE wounds. Wounds. 2014; 26(1):1-12.

García-Fernández FP, Soldevilla-Agreda JJ, Torra i Bou JE . Atención integral de las heridas crónicas (2.ª ed.). Fundación Sergio Juán Jordán para la investigación y el estudio de las heridas crónicas y Grupo Nacional para el Estudio y Asesoramiento en Úlceras por Presión y Heridas Crónicas; 2016. 273-304 p.

International Wound Infection Institute (IWII) La infección de heridas en la práctica clínica. Wounds International. 2022.

Murphy C, Atkin L, Swanson T, Tachi M, Tan YK, Vega de Ceniga M, Weir D, Wolcott R. International consensus document. Defying hard-to-heal wounds with an early antibiofilm intervention strategy: wound hygiene. J Wound Care 2020; 29(Suppl 3b):S1-28.

Paniagua-Asensio M, Hidalgo-Doniga C, Merino-Perera S, Domínguez-Paniagua A. M. Monografía: Nutrición y heridas. [Internet]. Álava: HeridasenRed; 2022 [citado *2 de junio de 2023»*]. Disponible en: https://www.heridasenred.com/monografia-nutricion-y-heridas

Panuncialman J, Falanga V. Abordaje básico de las úlceras inflamatorias. Terapia Dermatológica, 2006: 19: 365-376. https://doi.org/10.1111/j.1529-8019.2006.00097.x

Panuncialman J, Falanga V. La ciencia de la preparación del lecho de la herida. Surg Clin North Am. Junio de 2009; 89(3):611-26. doi: 10.1016/j.suc.2009.03.009. PMID: 19465200.

Rueda-López J; Navarro-Picó M; Álvarez-Hernández A; Blanco-Blanco J; Blasco-Gil S; Chaverri Fierro D; Martínez-Cuervo F; Miguel-Puigbarraca P, Sánchez-García MJ; Segovia-Gómez T. Limpieza de las heridas, soluciones, presión y técnicas. Serie de documentos de técnicos GNEAUPP no XVII. Grupo Nacional para el Estudio y Asesoramiento en Úlceras por Presión y Heridas Crónicas. Logroño. 2023.

Sibbald RG, Elliott JA, Persaud-Jaimangal R, Goodman L, Armstrong DG, Harley C, *et al*. Wound Bed Preparation 2021. Adv Skin Wound Care. 2021;34(4):183-95.

Torra-Bou JE, Segovia-Gómez T, Jiménez-García JF, Soldevilla-Agreda JJ, Blasco-García C, Rueda-López J. Desbridamiento de heridas crónicas complejas. Serie Documentos Técnicos GNEAUPP no IX. 2a ed. Grupo Nacional para el Estudio y Asesoramiento en Úlceras por Presión y Heridas Crónicas. Logroño.2021.

Verdú Soriano, J; López-Casanova, P; Sánchez Romero. I; Segovia Gómez, T. Toma de muestras para el laboratorio de microbiología. Procedimientos y recomendaciones. Serie Documentos Técnicos GNEAUPP no IV. Grupo Nacional para el Estudio y Asesoramiento en Úlceras por Presión y Heridas Crónicas. Logroño. 2018.

Verdú-Soriano, J; Segura-Jordá G. López-Casanova, P; Berenguer-Pérez, M.Latrech L Monitorización y fotografía científica de las heridas. Serie Documentos Técnicos GNEAUPP no VII. Grupo Nacional para el Estudio y Asesoramiento en Úlceras por Presión y Heridas Crónicas. Logroño. 2022 (2.ª edición).

EPÍLOGO

Si has llegado hasta aquí es porque te ha gustado el libro (no me extraña), eres muy curiosa/o, tienes muchas ganas de aprender, o todo lo anterior junto, así que enhorabuena por ello.

Recuerdo cuando estaba haciendo las prácticas en el último año de la carrera, allá por el año 1999, un día en el que estábamos curando las heridas de la planta de traumatología y le pregunté a la enfermera por qué las curábamos todas con nitrofural. Su respuesta seguro que te suena: «Porque aquí siempre lo hemos hecho así». A mí, que por aquel entonces era un chaval curioso y tenía muchas ganas de aprender, la respuesta no me convenció para nada y fue el acicate para que estudiara mi primer postgrado de úlceras por presión y venosas (por aquel entonces llamábamos así a las lesiones relacionadas con la dependencia; es lo que tiene ser un «viejoven»), y me metiera de cabeza en el mundillo de las heridas.

No me voy a centrar en el dispendio monetario que las heridas suponen al sistema sanitario español ni en la disminución de la calidad de vida de las personas que las sufren y de sus cuidadores (no voy a entrar, pero dejo la cuñita para que no se nos olvide nunca). Tampoco me voy a meter en el «pues a mí esto me funciona», que a día de hoy es el método que se sigue utilizando a la hora de curar heridas en demasiadas ocasiones y que deberíamos desterrar de una vez por todas.

Todos sabemos que la mejor forma (y la más barata) de curar una lesión relacionada con la dependencia es evitar que aparezca, aunque a veces esto no es posible o nos encontramos con un paciente con cualquier otro tipo de heridas (ostomía, gangrena de Fournier, quemadura, etc.), así que es necesario saber cómo actuar cuando aparece cualquiera de ellas.

Muchas compañeras, al ver una herida, te preguntan «¿Qué le puedo poner aquí?», a la espera de una pomada o un apósito mágico capaz de curar cualquier tipo do lesión, esté en la fase que esté. Pues bien, después de haber leído este libro sabrás que esto no funciona así. La pregunta no es «¿Qué le pongo?» sino «¿Qué tengo aquí y qué hago?».

Ya que has llegado hasta el final del libro, te voy a contar cuál es el secreto que va a hacer que seas capaz de actuar correctamente ante cualquier tipo de herida. Así que, aquí va la receta mágica:

- mucho conocimiento;

- una pizca de buena actitud...

- y toda la evidencia científica más actual que admita.

Si te fijas, los ingredientes de la receta anterior son todos los que las autoras y autores de este libro han ido desgranando de forma magistral y amena a lo largo de los temas de esta maravillosa obra que tienes entre manos. Desde el primer capítulo, en el que veíamos lo que sucede durante todo el proceso de cicatrización, hasta el último capítulo, con las lesiones complejas, has podido observar cómo se afrontan todos estos temas de una forma muy práctica y nada farragosa, así que te recomiendo que tengas este libro siempre a mano porque seguro que lo vas a consultar infinidad de veces.

Para acabar este epílogo me gustaría recalcar algo, y es que, a veces, algo tan sencillo como presentarnos al entrar a una habitación, mucha empatía, una correcta analgesia, o una sonrisa, pueden funcionar igual o mejor que cualquier pomada, ya que en algunas ocasiones nuestra misión no es la de curar la herida al precio que sea sino aportar calidad de vida a la persona que sufre esa lesión y/o a sus cuidadores, como en el caso de pacientes con patologías terminales.

Debemos ser capaces de ver más allá de los bordes de las lesiones y hacer un abordaje holístico a la hora de enfrentarnos a ellas, ya que, **como enfermeras/os, no curamos heridas, cuidamos a personas con heridas.**

Pablo Sánchez Ballesteros (@paumatalap)

Enfermero de la Unidad de Críticos
del Consorcio Hospitalario Provincial de Castellón

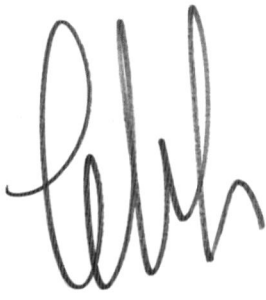

AGRADECIMIENTOS

Quisiera aprovechar estas líneas para dar mi más sincero agradecimiento a todas las personas que han participado en la elaboración de este manual.

En primer lugar, quiero referirme a todos/as y cada uno/a de los/as **autores/as de este libro;** profesionales expertos/as en heridas que diariamente desempeñan su actividad asistencial en diferentes unidades (hospitalización, atención primaria (AP), quirófano, unidad de grandes quemados, unidad de heridas, etc.), así como profesores/as que ejercen su labor docente e investigadora en la universidad. En la elaboración de los diferentes capítulos han aportado todo su conocimiento, experiencia y la evidencia científica más actualizada.

Por otra parte, también quiero agradecer al **Dr. Luis Arantón Areosa** (Servicio Gallego de Salud-Universidad de A Coruña) y a **Pablo Sánchez Ballesteros** (Unidad de Críticos del Consorcio Hospitalario Provincial de Castellón, www.enfermeriatecnologica.com) la brillante y original redacción del prólogo y del epílogo, respectivamente.

De igual forma quisiera mostrar mi agradecimiento al **Dr. José Javier Soldevilla Agreda** (director de la GNEAUPP), por su apoyo en la publicación de este manual, por su entusiasmo, y por su magistral definición de una enfermera cautivada por las heridas.

Cabe destacar que este manual ha sido ilustrado con las infografías de **Silvia Sánchez** (www.enfermeriacreativa.com), **Francisco José Clemente** (www.enfermeriarespira.es), y con las del equipo de **Heridas en red** (www.heridasenred.com); a los/as que quiero dar las gracias por ceder sus imágenes desinteresadamente para hacer más visuales y comprensibles los capítulos de este libro.

No puedo olvidarme de **Paz Beaskoetxea Gómez** (Supervisora de la Unidad Multidisciplinar de Heridas Complejas de la OSI Barrualde-Galdakao), del **Dr. Iván Durán Sáenz** (enfermero y profesor en la Escuela Universitaria de Enfermería de Vitoria-Gasteiz), y de **Ibon Artetxe Ferrero** (enfermero del PAC de Lekeitio. OSI Barrualde-Galdakao), por la cesión de imágenes y contenidos para la elaboración de varios capítulos de este manual.

De igual manera, quisiera agradecer al **profesorado de la Facultad de Medicina y Enfermería** (Sección Enfermería. Campus de Bizkaia. UPV/EHU), su apoyo para la edición de este libro.

Por otra parte, quisiera hacer especial mención a los/as **profesores/as del Experto Universitario: Cuidado Integral de Personas con Heridas Complejas, Crónicas y de Difícil Cicatrización** de la Universidad del País Vasco (UPV/EHU), por el apoyo brindado y la ayuda ofrecida en la elaboración de este manual.

Tampoco puedo olvidar a mis compañeros de viaje profesional, el **Dr. Irrintzi Fernández** y el **Dr. Sendoa Ballesteros**, con los que comparto proyectos de investigación y publicaciones, pero sobre todo una gran amistad.

Y, por último, quisiera agradecer a mi **mujer e hijas** su ayuda, su infinita paciencia, y el apoyo incondicional mostrado durante la elaboración de este libro. Eskerrik asko, bihotzez.

Gorka Vallejo De la Hoz
Coordinador del Manual Práctico
sobre Heridas